21 世纪高职高专规划教材·旅游酒店类系列

食品营养与酒店配餐

主　编　侯丽平　李明宇
副主编　张雪松　牟　昆

清华大学出版社
北京交通大学出版社
·北京·

内容简介

本书共六章，内容包括：营养学基础、食品原料的营养价值、不同人群的营养膳食与饮食风俗、酒店营养配餐设计、酒店营养菜肴的制作、酒店食品安全与卫生管理。旨在普及基本营养卫生安全知识和提高酒店餐饮从业人员的营养配餐技能及卫生管理能力。主要特点是集营养基础理论、食品营养理论、人群营养理论于一体，并在此基础上详细介绍如何根据不同人群的营养膳食与饮食风俗设计酒店营养配餐及制作酒店营养菜肴。

书中收录了大量国内外餐饮营养卫生的实际案例，语言通俗易懂，接近实际生活饮食，喜欢学习营养卫生知识的非专业人士也能读懂并从中受益。

本书既适合高等学校尤其是职业院校酒店管理专业和烹饪专业学生学习，也可以作为酒店在职厨师和服务员提高营养卫生知识和技能的主要参考书，还可以作为公共营养师和营养配餐员培训的辅助教材。

图书在版编目（CIP）数据

食品营养与酒店配餐／侯丽平，李明宇主编. —北京：北京交通大学出版社：清华大学出版社，2017.11

（21世纪高职高专规划教材. 旅游酒店类系列）

ISBN 978-7-5121-3349-5

Ⅰ. ① 食…　Ⅱ. ① 侯…　② 李…　Ⅲ. ① 膳食营养-高等职业教育-教材　Ⅳ. ① R151.3

中国版本图书馆 CIP 数据核字（2017）第 213865 号

食品营养与酒店配餐
SHIPIN YINGYANG YU JIUDIAN PEICAN

策划编辑：吴嫦娥　　责任编辑：郭东青　　助理编辑：崔　明
出版发行：清华大学出版社　邮编：100084　电话：010-62776969　http://www.tup.com.cn
　　　　　北京交通大学出版社　邮编：100044　电话：010-51686414　http://www.bjtup.com.cn
印刷者：北京鑫海金澳胶印有限公司
经　销：全国新华书店
开　本：185 mm×260 mm　印张：18.5　字数：462 千字
版　次：2017 年 11 月第 1 版　　2017 年 11 月第 1 次印刷
书　号：ISBN 978-7-5121-3349-5/R·17
印　数：1～2 000 册　定价：39.00 元

本书如有质量问题，请向北京交通大学出版社质监组反映。对您的意见和批评，我们表示欢迎和感谢。
投诉电话：010-51686043，51686008；传真：010-62225406；E-mail：press@bjtu.edu.cn。

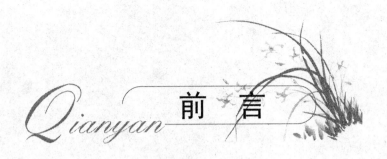

前言

常言道"国以民为本，民以食为天"，饮食是老百姓生活的第一要事。随着生活水平的不断提高，我们对饮食的要求已经由曾经的"吃饱"过渡到了现在的"吃好"。随着社会的不断发展，科学的不断进步，饮食水平的不断提高，越来越多的人意识到只是"吃好"还不够，还要讲究"吃得科学、吃得合理、吃得健康"。

随着我国旅游业和餐饮业突飞猛进的发展，人们逐渐到各式酒店、饭店进餐。但是，由于经济发展的不平衡和人民营养知识的欠缺，致使许多人错误地认为，到了酒店、饭店就应该"大口吃肉，大碗喝酒"。不合理的就餐反而导致了许多慢性疾病的多发，并且成为人们丧失劳动能力和死亡的重要原因。同时，多数酒店缺少专业营养人员的指导和监督，缺少懂得营养卫生安全知识的厨师和服务人员。所以，无论对于家庭还是酒店，提倡营养配餐都是迫在眉睫的问题。

本书由侯丽平老师和李明宇老师担任主编，张雪松老师和牟昆老师担任副主编。具体分工如下：侯丽平负责第一章和第三章的编写；牟昆负责第二章的编写；李明宇负责第四章和第六章的编写；张雪松负责第五章的编写；全书由侯丽平和李明宇负责统稿。

由于时间仓促，编者水平有限，加之有些理念还不太成熟，错误在所难免，诚请各位前辈、专家、同人及广大读者批评指正。在本书编写过程中，引用了一些书籍中的部分原文，大部分已列入参考文献，但难免有疏漏，敬请原文编者谅解，并在此向所有原文编者表示深深的谢意。

编者

2017 年 8 月

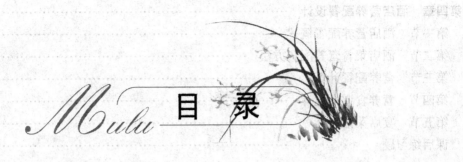

目录

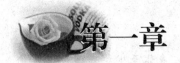

第一章

营养学基础

重点掌握各类营养素的种类、性质、在人体内的生理功能、缺乏症及食物来源。

具备科学评价各类营养素的能力。

人类的食物是多种多样的，各种食物所含的营养成分也不完全相同，每种食物都至少可提供一种营养物质。每一种营养物质在人体内也分别担任着各不相同的角色。本章主要讲解营养、营养素的定义；目前人类必需的营养素种类；各类营养素的种类、性质、在人体内的生理功能、缺乏症及食物来源。

所谓营养，原意指"谋求养生"，"营"即为谋求，"养"即为养分。营养是指人体为了维持正常生理、生化、免疫功能及生长发育、代谢、修补组织等生命活动而摄取和利用食物中营养素的综合过程。

营养素是指食物中能够供给人体能量，维持机体正常生理功能和生长发育等生命活动的有效成分。

目前已证实人类必需的营养素多达四十余种（见表1-1）。这些营养素必须通过食物摄入来满足人体需要。一般可分为蛋白质、脂类、碳水化合物、矿物质、维生素、膳食纤维、水七大类。其中，蛋白质、脂类、碳水化合物能够产生能量，被称为生热性营养素；矿物质、维生素、膳食纤维、水不能产生能量，被称为非生热性营养素。

表1-1 人体必需的营养素

氨基酸	脂肪酸	糖类	常量元素	微量元素	维生素
赖氨酸、色氨酸、甲硫氨酸（蛋氨酸）、苯丙氨酸、苏氨酸、异亮氨酸、亮氨酸、缬氨酸、组氨酸	亚油酸 亚麻酸	葡萄糖 淀粉	钙、磷 钾、钠 镁、硫、氯	铁、锌 碘、硒 铜、铬 钼、钴	维生素 A、维生素 D 维生素 E、维生素 K 维生素 B_1、维生素 B_2、维生素 B_6、烟酸、泛酸、叶酸、维生素 B_{12}、生物素、胆碱、维生素 C

案例导入

如果一个人能活到 70 岁以上，就至少要吃 76 000 多顿饭，身体至少要处理 21 t 食物。选择吃何种食物对身体将会产生累加性的作用，到 65 岁时效果就会显现出来。身体在持续不断地进行着自身结构的更新，每天都会制造出新的组织细胞（如肌肉、骨骼、皮肤、血液等）用以替换旧的组织细胞。

案例分析：

人体每天都要通过食物来提供充足的能量和营养素，包括糖类、脂类、蛋白质、矿物质、维生素和水。如果摄入的能量过多，身体内的脂肪就会增多；反之，身体内的脂肪就会减少。如果食物中某种营养素过多或者不足就会对人体健康产生不利影响，这样日复一日，年复一年，到年老的时候就可能患上某种严重的疾病。因此要精心选择和合理搭配食物，以避免营养素缺乏、不均衡或过剩，因为任何一种形式的营养不良都会随着时间的推移对健康产生深远的不良影响。

第一节 蛋 白 质

蛋白质是生命存在的形式，也是生命的物质基础。复杂的生命活动，是由组成生物的无数蛋白质分子活动来体现的。如果人体对蛋白质长期摄入不足，机体就会受到一定的损害。蛋白质摄入严重不足，可引起营养性水肿，所以食品中的蛋白质是人体最需要的一种营养素。

一、蛋白质的组成

（一）构成元素

蛋白质是一种化学结构非常复杂的含氮高分子有机化合物。组成蛋白质的元素主要有碳、氢、氧、氮四种，有的蛋白质还含有硫、磷、铁、镁、碘等其他元素，组成了复杂的结合蛋白。

（二）基本单位

蛋白质虽然是相对分子量很大的有机物质，但各种蛋白质的基本结构单元都是氨基酸。构成食物蛋白质的氨基酸主要有二十几种，人体内各种不同类别的蛋白质均由这二十多种氨基酸组合而成。

（三）必需氨基酸

二十多种氨基酸中，一部分可以在人体内合成，或者可由其他氨基酸转化而成，可以不必由食物供给，这些氨基酸称为非必需氨基酸。另一部分氨基酸在人体内不能合成，或者合成速度不能满足机体的需要，必须由食物蛋白质供给，这些氨基酸称为必需氨基酸。

人体必需的氨基酸有 8 种，即赖氨酸、色氨酸、甲硫氨酸（蛋氨酸）、苯丙氨酸、苏氨酸、异亮氨酸、亮氨酸、缬氨酸。对婴儿来说，组氨酸也是必需氨基酸。其余氨基酸皆为非必需氨基酸。

另外，胱氨酸可节约蛋氨酸，酪氨酸可节约苯丙氨酸，人们亦称为半必需氨基酸。近年来研究发现牛磺酸、精氨酸、谷氨酰胺亦是人体的必需氨基酸，对机体各器官系统有着广泛而重要的作用。

（四）限制氨基酸

被吸收到人体内的必需氨基酸中，能够限制其他氨基酸利用程度的氨基酸，称为限制氨基酸。即食物蛋白质中，按照人体的需要及其比例关系相对不足的氨基酸。限制氨基酸中缺乏最多的称第一限制氨基酸。一般赖氨酸是谷类蛋白质的第一限制氨基酸，而甲硫氨酸是大豆、花生、牛奶和肉类蛋白质的第一限制氨基酸。

此外，小麦、大麦、燕麦和大米还缺乏苏氨酸，玉米缺乏色氨酸，二者分别是它们的第二限制氨基酸。所以，通过将不同种类食物互相搭配，添加赖氨酸、甲硫氨酸等，均可提高限制氨基酸的比值，从而改进必需氨基酸的平衡和提高蛋白质的利用率。如果在膳食中含有30%～40%动物蛋白质，那么就能达到氨基酸的平衡。

二、蛋白质的分类

组成蛋白质的基本单位是氨基酸。由于各种食物蛋白质的氨基酸组成（种类、数量、比例）不同，其营养价值也各不相同。在营养学上一般可将蛋白质分为3大类。

（一）完全蛋白质

完全蛋白质是一种优质蛋白质，含必需氨基酸种类齐全，数量充足，相互间比例也适当，近似于人体蛋白质的氨基酸模式。用此类蛋白质作为膳食蛋白质唯一来源时，不但能维持人体的生命健康，还能够促进生长与发育。如乳类中的酪蛋白、乳蛋白，蛋类中的卵清蛋白及卵黄磷蛋白，肉类中的白蛋白和肌蛋白，鱼类中的蛋白质，大豆中的大豆蛋白，小麦中的麦谷蛋白和玉米中的谷蛋白等，都属于完全蛋白质。

（二）半完全蛋白质

半完全蛋白质所含必需氨基酸种类齐全，但相互间比例不合适，有的过多，有的过少。氨基酸组成不平衡，如在膳食中作为唯一蛋白质来源时，只能维持生命，却不能促进生长。小麦、大麦中的麦胶蛋白属此类蛋白质。

（三）不完全蛋白质

不完全蛋白质是一类所含必需氨基酸种类不全的蛋白质，若将此类蛋白质作为唯一膳食蛋白质来源，既不能维持机体健康也不能促进其生长，而且还会使正常生长的机体出现日趋消瘦的现象。如动物骨、皮中的胶蛋白，它们缺少胱氨酸、酪氨酸与色氨酸，玉米中的胶蛋白，也缺少色氨酸与赖氨酸，它们均属于不完全蛋白质。

一般来说，动物性食物中的蛋白质营养价值高。植物蛋白质由于与人体蛋白质的氨基酸组成差异很大，且大多缺乏赖氨酸、甲硫氨酸、苏氨酸和色氨酸中的一种或几种，即便是大豆蛋白，其甲硫氨酸含量也不足，因此营养价值低。

三、蛋白质的生理功能

蛋白质在人体内的主要生理功能是：构成和修补机体组织，为组织生长发育和更新提供原料；构成酶和激素；构成抗体和干扰素；运输功能；供给能量等。

参考资料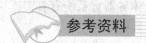

大头娃娃——蛋白质缺乏的危害

安徽阜阳劣质奶粉事件中，年仅6个月的明明已经离开了人世。至今，明明的妈妈一看到他的照片，就会发出一阵阵揪心的哭声。照片上的明明头部水肿，脸色变得像泥膏似的闪闪发光，脸"胖胖"的，呈现出"大头"模样。这是由于缺乏蛋白质所导致的营养缺乏症，主要见于以蛋白质供应不足为主的水肿型的3岁以下婴幼儿。

从对一些劣质奶粉的检验结果看，其蛋白质含量大多数只有2%～3%，有的甚至只有0.37%。按照国家卫生标准，婴儿一段奶粉蛋白质含量应是12%～18%，二段、三段应该不低于18%。这是保障婴儿生长发育所必需的。劣质奶粉仅用几乎不含蛋白的麦芽糊精，产品除了含较多的碳水化合物外，蛋白质、脂肪含量极少，能量严重不足。可怜的明明就是这样，每次似乎吃得"饱饱"的，但却是喝了一肚子"糖水"，六个月下来，不会说话不会要吃的，他再也坚持不下去了。

蛋白质是孩子出生后需要的非常重要的营养素，蛋白质是供给人体组织器官生长发育的重要原料，如果蛋白质缺乏，孩子器官将无法正常发育。在营养不良的早期，婴儿逐渐消瘦，体重不增。重度营养不良有精神萎靡、反应差、体温偏低等症状。这时，婴儿的心脏、肝、肾等各个器官的发育和功能受损，从而导致肝脏功能障碍，合成的白蛋白减少，降低了血浆渗透压，造成水分在细胞和组织中积聚，以致出现水肿。由于人类头部组织比较疏松，水分更加容易积聚，所以蛋白质缺乏的婴儿头部看起来特别大。同时，由于钙的缺乏或吸收不好，导致骨骼钙化障碍，这时婴儿极有可能出现佝偻病并发症。这样的孩子头部肿大更明显，成为畸形"大头娃娃"。和明明一样的受害婴儿常见的并发症还有营养性贫血、多种维生素缺乏。由于免疫功能低下，所以极易感染，加上婴儿腹泻常迁延不愈，更加重了营养不良，形成了恶性循环。营养不良的婴儿还会并发自发性低血糖，若不及时诊治，也会导致死亡。对于侥幸活下来的婴儿，由于在其生长发育的关键时期营养不良，孩子的大脑发育已经受损，之后再怎么补充营养，也无济于事，同时会留下很多后遗症。

什么是酶？

生物体由细胞构成，每个细胞由于酶的存在才表现出种种生命活动，体内的新陈代谢才能进行。酶是人体内新陈代谢的催化剂，只有酶存在，人体内才能进行各项生化反应。人体内酶越多，越完整，其生命就越健康。当人体内没有了活性酶，生命也就结束了。人类的疾病，大多数均与酶缺乏或合成障碍有关。酶使人体所进食的食物得到消化和吸收，并且维持内脏所有功能，具体包括：细胞修复，消炎排毒，新陈代谢，提高免疫力，产生能量，促进血液循环。

酶（enzyme，源于希腊语 ενζυμον，意为"在酵里面"），指具有生物催化功能的高分子物质。1773 年，斯帕兰扎尼设计了一个巧妙的实验：将肉块放入小巧的金属笼中，然后让鹰吞下去。过一段时间他将小笼取出，发现肉块消失了。于是，他推断胃液中一定含有消化肉块的物质。1833 年，法国的培安和培洛里将磨碎麦芽的液体作用于淀粉，结果发现淀粉被分解，于是将这个分解淀粉的物质命名为 Diastase，也就是现在所谓的淀粉酶。

在酶的催化反应体系中，反应物分子被称为底物，底物通过酶的催化转化为另一种分子。几乎所有的细胞活动进程都需要酶的参与，以提高效率。与其他非生物催化剂相似，大多数的酶可以将其催化的反应速率提高上百万倍。酶作为催化剂，本身在反应过程中不被消耗，也不影响反应的化学平衡。酶有正催化作用也有负催化作用，不只能加快反应速率，也能降低反应速率。与其他非生物催化剂不同的是，酶具有高度的专一性，只催化特定的反应或产生特定的构型。

人体和哺乳动物体内含有 5 000 种酶，它们或溶解于细胞质中，或与各种膜结构结合在一起，或位于细胞内其他结构的特定位置上（是细胞的一种产物），只有在被需要时才被激活，这些酶统称胞内酶。另外，还有一些在细胞内合成后再分泌至细胞外的酶——胞外酶。没有酶的参与，新陈代谢几乎不能完成，生命活动就根本无法维持。酶催化化学反应的能力叫酶活力（或称酶活性）。抑制剂是可以降低酶活性的分子，激活剂则是可以增加酶活性的分子。有许多药物和毒药就是酶的抑制剂。酶的活性还可以被温度、化学环境（如 pH 值）、底物浓度及电磁波（如微波）等许多因素所影响。酶活力可受多种因素的调节控制，从而使生物体能适应外界条件的变化，维持生命活动。

酶的这些性质使细胞内错综复杂的物质代谢过程能有条不紊地进行，使物质代谢与正常的生理机能互相适应。若因遗传缺陷造成某个酶缺损，或其他原因造成酶的活性减弱，均可导致该酶催化的反应异常，使物质代谢紊乱，甚至发生疾病，因此酶与人体健康的关系十分密切。

资料来源：百度百科"酶"词条。

四、蛋白质营养价值的影响因素

食物蛋白质的营养价值在于它能满足机体对氨基酸需求，以保证机体组织正常的新陈代谢和机体良好地生长发育。

（一）蛋白质的含量

食物中蛋白质含量的多少是影响食物蛋白质营养价值高低的基本因素。如某些蛋白质含量低的食物，即使其蛋白质营养价值很高，也无法满足人体的需要。

一些食物的蛋白质含量见表 1-2。

（二）蛋白质的消化率

蛋白质的消化和氨基酸的吸收可能是不完全的，因而存在于食物蛋白质中的氨基酸未必完全是有效的。人们常用蛋白质的消化率来表示食物蛋白质被消化酶分解、吸收的程度，蛋白质的消化率越高，其营养价值也就越高。

在一般烹调加工条件下，乳类蛋白质的消化率为 97% ～98%，肉类蛋白质为 92% ～94%，蛋类蛋白质为 98%，米饭和面食蛋白质为 80% 左右，马铃薯蛋白质为 74%。

表1-2 一些食物的蛋白质含量　　　　　　　　单位：g/100 g

食物	蛋白质含量	食物	蛋白质含量	食物	蛋白质含量
小麦粉（标准粉）	11.2	马铃薯	2.0	猪肝（卤煮）	26.4
小麦粉（特二粉）	10.4	青豆（青大豆）	34.6	猪肉（肥瘦）	13.2
小麦粉（富强粉）	10.3	黄豆（大豆）	35.1	猪肉（瘦）	20.3
大米	7.7	豆腐干	16.2	猪肉（里脊）	20.0
玉米（白）	8.8	牛肉（肥瘦）	18.1	猪肉松	23.4
玉米（黄）	8.7	牛肉（瘦）	20.5	猪蹄筋	35.3
玉米（鲜）	4.0	牛肉干	45.6	豆腐	8.1
小米	9.0	羊肉（肥瘦）	19.0	豆浆	1.8
甘薯（红心）	1.1	羊肉（瘦）	20.5	豌豆	23.0
甘薯（白心）	1.4	猪肝	19.3	蚕豆（去皮）	25.4
荞麦	9.3	草鱼（白鲩）	16.6	鸡蛋（红皮）	12.8
芝麻（白）	18.4	鲢鱼（鲢仔鱼）	17.8	松花蛋（皮蛋）	14.2
芝麻（黑）	19.1	鳙鱼（胖头鱼）	15.3	鸭蛋	12.6
花生（炒）	21.9	大黄花鱼	17.7	武昌鱼	18.3
花生（生）	25.0	小黄花鱼	17.9	鳜鱼	19.9
核桃（干）	14.9	带鱼	17.7	黄鳝	18.0
白果（银杏）	13.2	大白菜	1.7	鱿鱼（干）	60.0
木耳（黑木耳）	12.1	小白菜	1.5	鱿鱼（水浸）	18.3
银耳（白木耳）	10.0	番茄（西红柿）	0.9	海参（水浸）	6.0
发菜	22.8	柿子椒	1.0	海参	50.2
鸡肉	20.3	苦瓜	0.9	虾米（海米）	43.7
鸭肉	15.5	南瓜	1.0	甲鱼	17.8
牛乳	3.0	丝瓜	1.0	蛇	15.7
牛乳（原料奶）	4.1	南瓜子（炒）	36.0	燕窝	49.9
羊乳粉（全脂）	18.8	苹果	0.2	紫菜	26.7
鲫鱼	17.1	梨（鸭梨）	0.2	黄花菜	19.4
鲤鱼	17.6	鸡蛋（白皮）	12.7		

（三）蛋白质的利用率

蛋白质的利用率是指食物蛋白质被消化吸收后在体内被利用的程度。测定蛋白质利用率的指标和方法很多，一般常用的指标有蛋白质的生物价、蛋白质的净利用率等。

蛋白质的生物价，又叫蛋白质的生理价值，

$$蛋白质的生物价（BV）=\frac{吸收氮量-（尿中含氮量-尿内源氮量）}{吸收氮量}×100 \qquad （1-1）$$

式（1-1）中：尿内源氮是机体不摄入蛋白质时尿中所含的氮，是来自组织蛋白质分解的。

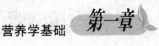

蛋白质生物价是表示蛋白质营养价值最常用的方法，常见食物蛋白质的生理价值见表1-3。

表1-3　常见食物蛋白质的生理价值

食物名称	生理价值	食物名称	生理价值	食物名称	生理价值
大米	77	大豆（熟）	64	鸡蛋（整）	94
小麦	67	大豆（生）	57	鸡蛋白	83
白面粉	52	蚕豆	58	鸡蛋黄	96
大麦	64	绿豆	58	脱脂牛乳	85
小米	57	花生（熟）	59	乳清蛋白	84
玉米	60	豌豆（生）	48	牛肉	76
高粱	56	豆腐	65	牛肝	77
马铃薯	67	核桃	56	猪肉	74
红薯	72	白菜	76	白鲢鱼	76
芝麻	71	西瓜子	73	虾	77

（四）蛋白质的互补作用

当几种氨基酸模式不同的食物蛋白质混合食用时，其中相对不足的必需氨基酸可以相互补充，从而更接近人体所需的氨基酸模式，提高蛋白质的营养价值，这就是蛋白质的互补作用。事实上，这种提高食物营养价值的方法早已被人们采用，如粮、豆混食，动、植物食品混食等（见表1-4）。

表1-4　几种食物混合后蛋白质的生理价值

蛋白质来源	混合食用所占比例/%	生理价值	
		单独食用	混合食用
玉米	3	60	76
大豆（熟）	1	64	
小麦	7	67	74
玉米	6	57	
大豆	3	64	
豌豆	3	33	
玉米	2	60	73
小米	2	57	
大豆	1	64	
小麦	4	67	89
小米	6	57	
牛肉（干）	2	76	
大豆	1	64	

第二节 脂 类

一、脂类的组成和分类

脂类是脂肪和类脂的总称。

脂肪是由一分子的甘油与三分子的脂肪酸组成的，称为甘油三酯，也称中性脂肪。日常生活中食用的动植物油，其主要成分是脂肪。脂肪中的脂肪酸根据其分子中是否含有双键而分为饱和脂肪酸和不饱和脂肪酸。分子中不含双键的称为饱和脂肪酸，含有双键的称为不饱和脂肪酸。含饱和脂肪酸较多的在常温下呈固态，称为"脂"，如动物脂肪——猪油、牛油、羊油；含不饱和脂肪酸较多的在常温下呈液态，称为"油"，如植物油——菜籽油、花生油、豆油、芝麻油等。

类脂包括糖脂、磷脂、固醇和脂蛋白。食物中所含的磷脂主要是卵磷脂和脑磷脂。卵磷脂主要存在于脑、肾、肝、心、蛋黄、大豆、花生、核桃、蘑菇等之中；脑磷脂主要存在于脑、骨髓和血液中。由于卵磷脂可转变为神经递质乙酰胆碱，是人类大脑必需的营养成分，儿童和老人都要特别注意选择富含卵磷脂的食物，以促进大脑的发育或延缓脑功能的衰老。

固醇可分为动物固醇和植物固醇。胆固醇就是最重要的动物固醇，而类固醇则属于植物固醇。胆固醇是脑、神经、肝、肾、皮肤、血细胞膜的重要构筑成分，是合成类固醇激素和胆汁酸的必需物质，对人体健康非常重要。主要合成胆固醇的器官是肝脏。人体每天合成胆固醇约 1 g 左右，其中 75% 由人体自行合成，为内源性胆固醇；25% 来自食物，为外源性胆固醇。人体血液中胆固醇浓度过高，可能有引起心脑血管疾病的危险，这也是人们惧怕胆固醇的原因。一般血清总胆固醇正常值在 230 mg/100 g 以下，增高则表示脂类代谢紊乱。所以冠心病、高血压、动脉硬化等疾病要检查血胆固醇的变化。常见食物中胆固醇含量见表 1-5。

表 1-5 常见食物中胆固醇的含量 单位：mg/100 g

品名	胆固醇	品名	胆固醇	品名	胆固醇	品名	胆固醇
羊脑	2 004	猪肝	288	猪耳	92	牛乳	9
羊肝	349	猪脑	2 571	鸡	106	鸡蛋黄	2 850
羊肉（瘦）	60	猪肉（肥瘦）	80	鸡翅	113	鸭蛋	1 576
羊肉（肥）	148	猪舌	158	鸡腿	162	鸡蛋	585
羊肉串（烤）	109	猪小排	146	鸭	112	鲳鱼	77
带鱼	76	炸鸡	198	烤鸭	91	鲳鱼子	1 070

二、脂类的生理功能

（1）储存和供给热能。1 g 脂肪可产生 9 kcal（1 kcal≈4.2 kJ）的能量，是食物中提供能量最多的营养素。从食物中得到的脂肪，一部分储存在体内。当人体的能量消耗多于摄入时，就动用储存的脂肪来补充热能。所以储存脂肪是储备能量的一种方式。当人体处于饥饿状态时或手术后有85%的热能来源于储存脂肪。

（2）构成人体组织。脂肪是构成人体细胞的主要成分，在维持细胞结构、功能中起着重要作用。

（3）维持体温，保护脏器。

（4）提供脂溶性维生素并促进消化吸收。

（5）提供必需脂肪酸。必需脂肪酸是指人体生命活动所必需的脂肪酸，它不能在人体内合成或合成不足，而必须从食物脂肪中摄取。亚油酸就是必需脂肪酸的一种。

（6）改善食品风味，增加饱腹感。脂类能改善食品感官性状，增加食品的风味，促进食欲。食品中的脂类还能增加饱腹感，因为脂肪在胃内停留时间较长，吃脂肪含量高的食物不易饥饿。

三、食用脂肪的营养价值评估

1. 脂肪的消化率

食用脂肪的消化率与其熔点有密切的关系。熔点在50℃以上的食用脂肪比较不容易被消化吸收，而熔点接近体温或低于体温的，其消化率较高。一般油脂中含不饱和脂肪酸较多的，熔点较低，反之则较高（见表1-6）。

表1-6　食用脂肪的熔点及消化率

名称	熔点/℃	消化率/%	名称	熔点（常温）	消化率/%
羊脂	44～55	81	棉籽油	常温下呈液态	98
牛脂	42～50	89	豆油	常温下呈液态	98
猪脂	36～50	94	芝麻油	常温下呈液态	98
乳脂	28～36	98	茶籽油	常温下呈液态	91
椰子油	28～33	98	橄榄油	常温下呈液态	98
花生油	常温下呈液态	98	玉米油	常温下呈液态	97
菜籽油	常温下呈液态	99	鱼油	常温下呈液态	98
			葵花子油	常温下呈液态	96.5

2. 必需脂肪酸的含量

必需脂肪酸的最好来源是植物油类。动物脂肪中必需脂肪酸的含量一般比植物油低。关于人体必需脂肪酸的供给量，一般认为至少应占每日供给总能量的2%，即每日至少8g左右。常见脂肪的必需脂肪酸含量见表1-7。

表1-7　常见脂肪的必需脂肪酸含量　　　　单位：%

油脂名称	亚油酸	油脂名称	亚油酸	油脂名称	亚油酸
豆油	52.2	菜籽油	14.2	猪脂	8.3
棉籽油	50.0	玉米油	47.8	牛脂	3.9
芝麻油	43.7	鸡油	24.7	羊脂	2.0
花生油	37.6	鸭油	19.5	黄油	3.5

此外，脂溶性维生素的含量也是衡量脂肪营养价值的重要因素之一。

3. 脂溶性维生素的含量

脂溶性维生素主要是维生素 A、维生素 D、维生素 E、维生素 K，其中维生素 A 和维生素 E 在动物脂肪中含量极少，肝脏中含有维生素 A、维生素 D，而植物油中含有丰富的维生素 E。因为肝油、乳、蛋黄的脂肪中维生素 A、维生素 D 含量极多，其脂肪呈分散细小微粒状，很容易被消化吸收，所以它们的营养价值较高。

四、膳食中脂肪的食物来源及供给量

膳食中的脂肪主要来自植物性和动物性两类食物。植物性脂肪的来源，如菜籽油、花生油、大豆油、芝麻油、玉米油、棉籽油等，以及核桃等其他果仁、麦胚、米糠等；动物性脂肪的来源，如猪油、牛油、羊油、鱼油、奶油、蛋黄油和禽类油（如鸡油、鸭油）等。

中国居民膳食营养素参考摄入量建议，不同年龄人群每日膳食中脂肪的参考摄入量如下：

脂类占总能量的百分比为：婴儿 0～6 个月末为 45%～50%；6 个月后为 35%～40%；幼儿不超过 30%；少年、儿童为 25%～30%；成年人为 20%～30%（胆固醇摄入量不超过 300 mg/d）；老年人为 20%～30%，其中饱和脂肪酸应低于 10%（胆固醇摄入量不超过 300 mg/d）。

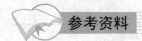

参考资料

橄榄油——"植物油中的皇后"

著名科学家安瑟尔·肯斯教授曾主持了一个名扬四海的研究，探讨七个国家的饮食与健康关系。结果发现：居住在希腊克里特岛的土著居民克里特人，其寿命比其他国家的人长 10～15 年。奇怪的是，尽管在克里特人饮食中脂肪高达 40% 左右，但他们患心脏病、癌症和糖尿病的比例却很小，这个结果让大家很吃惊，因为它是不合常规的。

科学家一致认为，脂肪摄入量过高，人们患心脏病、癌症和糖尿病的危险性越高，可克里特人脂肪摄入量高，为什么心脏病发病率却非常低，甚至比以素食为主的日本人还低呢？同处欧洲的芬兰人，他们心脏病发病率却是克里特人的 30 倍。同时，克里特人消化系统疾病、肥胖症、白内障、老年痴呆症、风湿与类风湿性关节炎等的发病率也极低。为此感到兴奋且不解的科学家们，一次又一次对其进行了一系列的研究，终于发现原来这一切都归功于神奇的橄榄油。

橄榄油是这个岛上的特产，有数千年的食用历史。它是一种果油，也是一种纯天然的果汁，是世界上唯一以天然状态被食用的植物油。特制橄榄油是唯一从天然新鲜果实中用物理方法直接榨出的油，不经任何热处理和化学处理，完全保存了各种天然营养成分及其活性，含有丰富的单不饱和脂肪酸、维生素 E、天然抗氧化剂。在人类食用油中，单不饱和脂肪酸含量最高的是橄榄油和花生油。单不饱和脂肪酸有降低血脂的作用，维生素 E 具有抗氧化、抗动脉粥样硬化、延缓衰老和维持正常的免疫功能等作用。单不饱和脂肪酸与多不饱和脂肪酸不同的地方是，其在降低总胆固醇、有害胆固醇时，不降低高密度脂蛋白胆固醇（有益胆固醇）。由于橄榄油独特的食用保健和美容价值，被世界医学界和营养学界誉为"液体黄金""植物油中的皇后"。

大家知道地中海地区的人的健康秘诀可能就在于其独特的饮食习惯，这就是专家所说的"地中海式饮食"，其中最主要的代表就是橄榄油，它是地中海地区的人长寿的秘诀。

第三节　糖　类

糖类主要是由碳、氢、氧3种元素组成的一大类化合物。其中氢和氧的比例为 $2:1$，与水相同，故也称为碳水化合物。它是绿色植物经光合作用的产物。糖类是自然界中最丰富的有机物质，如日常食用最多的淀粉类食品（大米、面粉、玉米、红薯、马铃薯等）、食糖（蔗糖、葡萄糖、蜂蜜等）和膳食纤维都属于这类化合物。它在人们每日膳食中的摄入量远远超过了蛋白质和脂肪，是人体供给热能的重要物质，约占人体每日所需总热能的 $60\% \sim 70\%$。

一、糖类的组成和分类

糖类根据其分子结构和组成的不同，可分为单糖、双糖、低聚糖、多糖、糖醇等几大类（见表1-8）。

表1-8　糖类的分类

分　类	种　类
单糖	葡萄糖、果糖、半乳糖
双糖	蔗糖、麦芽糖、乳糖
低聚糖（寡糖）	低聚果糖、大豆低聚糖、异麦芽低聚糖、棉籽糖、水苏糖
多糖	淀粉、糖原、纤维素、果胶
糖醇（糖的衍生物）	山梨糖醇、木糖醇、麦芽糖醇

（一）单糖

单糖是分子结构最简单并且不能被水解的最基本的糖分子，包括由3个碳原子至6个碳原子或更多个碳原子所组成的糖类。单糖为结晶物质，易溶于水，有甜味，不经消化过程就可以被人体吸收利用。在营养学中有重要作用的单糖是葡萄糖、果糖和半乳糖。

1. 葡萄糖

葡萄糖是单糖中最重要的一种，在自然界分布最广，主要存在于植物性食物中，动物性食物中也含有。一般来说，水果中葡萄糖含量最为丰富，如柑橘、橙子、西瓜、甜瓜、葡萄等，其中葡萄中葡萄糖含量最多，为其干重的20%。

葡萄糖对人体很重要，人体血糖主要就是葡萄糖，在人体内氧化可释放能量，是供给大脑能量的主要形式。

2. 果糖

果糖的分子式与葡萄糖相同，但结构不同，为白色结晶体，是最甜的一种糖，其甜度为蔗糖的 1.73 倍。果糖存在于水果中，蜂蜜含量最多，蔬菜中也含有少量果糖。

食物中的果糖在人体内首先转变为肝糖原，然后分解为葡萄糖。

3. 半乳糖

半乳糖在自然界中几乎不单独存在，乳糖经消化后，一半转变为半乳糖，另一半转变为葡萄糖。

半乳糖的甜度比葡萄糖低，它在人体内可转变为肝糖原而被利用，是构成人体大脑神经组织的成分。半乳糖在食品工业上可作为凝固剂来制作果酱、软糖等食品。

（二）双糖

双糖又叫二糖，是由两个不同或相同的单糖分子缩合失水而形成的化合物。双糖味甜，多为结晶体，易溶于水，不能直接被人体所吸收，必须经过酶的水解作用，生成单糖以后才能被吸收。与人们生活关系密切的双糖有蔗糖、麦芽糖和乳糖三种。

1. 蔗糖

蔗糖在甘蔗和甜菜中含量特别丰富，香蕉、菠萝、大枣、柿子等水果中含量也较多，日常食用的红糖、绵白糖、白砂糖等都是蔗糖。

蔗糖是由一分子的葡萄糖和一分子的果糖缩合而成的，为白色晶体，易溶于水，其甜度仅次于果糖。当加热至 200 ℃时变成焦糖（俗称糖色）。烹调红烧类菜肴多用糖色。

2. 麦芽糖

麦芽糖的化学式与蔗糖相同，由两分子葡萄糖缩合而成，为针状结晶体，易溶于水。在各类种子发出的芽中麦芽糖含量较多，尤以麦芽中含量最多，故名麦芽糖。食用淀粉类食物（米、面食制品），在口腔中慢慢咀嚼时越嚼越感觉甜，就是唾液淀粉酶将淀粉部分分解成麦芽糖的缘故。麦芽糖经水解后分解成两分子的葡萄糖，人体才能吸收。

3. 乳糖

乳糖是由一分子葡萄糖和一分子半乳糖缩合而成的双糖，为白色晶体，较难溶于水，它只存在于乳汁中，人乳中约含 4%～5%。

乳糖在肠道吸收较慢，有助于乳酸菌的生长繁殖，乳酸菌可对抗腐败菌的繁殖和生长，对于防止婴儿的某些肠道疾病是有益的。乳糖在乳酸菌的作用下可分解成乳酸，这是牛乳容易变酸的原因，也是制造酸牛奶、酸奶酪的基本原理。

各类糖的甜度不尽相同，一般以蔗糖的甜度为 100 作标准。果糖的甜度为 173，葡萄糖的甜度为 74，麦芽糖的甜度为 32，半乳糖的甜度为 32，乳糖的甜度为 16，所以果糖是碳水化合物中最甜的一种，而乳糖是最不甜的一种。

（三）低聚糖

低聚糖又称寡糖，由 3～10 个单糖分子聚合而成。目前已知的重要寡糖有低聚果糖、大豆低聚糖、异麦芽低聚糖、棉籽糖、水苏糖等。其甜度通常只有蔗糖的 30%～60%。

1. 低聚果糖

低聚果糖又称寡果糖。低聚果糖主要存在于日常食用的水果、蔬菜中，如洋葱、大蒜、香蕉等。低聚果糖难以被人体消化，被认为是一种水溶性膳食纤维，但易被肠道双歧杆菌利用，是双歧杆菌的增殖因子。

2. 大豆低聚糖

大豆低聚糖是存在于大豆中的可溶性糖的总称，主要成分是水苏糖、棉籽糖等。大豆低聚糖也是肠道双歧杆菌的增殖因子，可作为功能性食品的基料，能部分代替蔗糖应用于清凉饮料、酸奶、乳酸菌饮料、冰激凌、面包、糖果和巧克力食品中。

（四）多糖

多糖是由 10 个以上的单糖分子缩合而成的高分子物质。构成多糖的单糖分子数量不一，可以是几百，也可以是几千，是一类复杂的碳水化合物。多糖无甜味，但经过消化酶作用可以分解为葡萄糖。

多糖类中的淀粉、糖原、纤维素在营养学上有重要意义。淀粉和糖原是能被人体消化吸收的多糖类，而纤维素是不能被人体消化吸收的多糖类。

1. 淀粉

淀粉是人类膳食中最基本和最丰富的碳水化合物。淀粉是绿色植物光合作用的产物，谷类、豆类、坚果类及马铃薯、红薯、芋头、山药等块茎类原料含淀粉比较丰富。

淀粉因结构不同分直链淀粉和支链淀粉两种。淀粉无甜味，不溶于冷水。直链淀粉能溶于热水；支链淀粉只能在热水中膨胀，称为淀粉的糊化作用。

2. 糖原

糖原又叫动物淀粉，其结构和淀粉相似，只是葡萄糖结合时产生的分支较淀粉多。人体的糖原约有 2/3 存在于肌肉组织中，称为肌糖原；1/3 存在于肝脏中，称为肝糖原。当饮食中碳水化合物或脂肪摄入过多时，一部分就变成糖原储存在肌肉和肝脏中，当机体缺糖时，糖原就转变成葡萄糖供机体利用。

二、糖类的生理功能

碳水化合物在自然界中分布很广，种类也很多。如日常食用最多的淀粉类食物、食糖和植物纤维等都属于这类化合物。碳水化合物是人体主要的供热物质，约占人体每日所需总热量的 60%～70%，有时超过 80%。

碳水化合物的生理功能有：提供能量，构成机体，参与蛋白质和脂肪的正常代谢，解毒作用，饱腹作用，促进消化等。

三、糖类的需要量和食物来源

根据我国膳食碳水化合物的实际摄入量，除了 2 岁以下的婴幼儿，其他人群碳水化合物应提供 55%～65% 的膳食总能量。这些碳水化合物应包括淀粉、抗性淀粉、非淀粉多糖和低聚糖类等。还应限制纯能量食物如糖的摄入量，提倡摄入营养素能量密度比值高的食物，以保障能量和营养素充足，改善胃肠道环境和预防龋齿。

碳水化合物在自然界分布很广。人类所需的碳水化合物主要由植物性食品来提供，如米面、杂粮、根茎、果实、蜂蜜等食物中，碳水化合物含量都很丰富，特别是谷类中淀粉约占 70%。动物性食品中只有肝脏含有糖原，乳中有乳糖，其他则含量甚微。体内糖原可由蛋白质或脂肪等非糖物质异生，正常情况下不致缺乏。

第四节 膳 食 纤 维

一、膳食纤维的分类

根据膳食纤维的溶解性不同，一般可将其分为可溶性膳食纤维和不溶性膳食纤维两种。

（一）可溶性膳食纤维

可溶性膳食纤维指既可溶于水，又可吸水膨胀并能被大肠中微生物酵解的一类纤维，常存在于植物细胞液和细胞间质中，常见的有以下几类。

1. 果胶

果胶是被甲酯化至一定程度的半乳糖醛酸多聚体。果胶通常存在于水果和蔬菜之中，尤其是柑橘类和苹果中含量较多。果胶分解后产生甲醇和果胶酸，这就是过熟或腐烂的水果中及各类果酒中甲醇含量较多的原因。在食品加工中常用果胶作为增稠剂制作果冻、沙拉调料、冰激凌和果酱等。

2. 树胶和黏胶

树胶和黏胶由不同的单糖及其衍生物组成。阿拉伯胶、瓜拉胶属于这类物质，在食物加工中可作为稳定剂。

（二）不溶性膳食纤维

1. 纤维素

纤维素是植物细胞壁的主要成分，其构成成分和淀粉一样。因葡萄糖分子间的联结不同，纤维素一般不能被肠道微生物分解，也就是说纤维素不能被人体消化吸收。

2. 半纤维素

半纤维素是谷类纤维的主要成分，包括戊聚糖、木聚糖、阿拉伯木糖和半乳聚糖及一类酸性半纤维素，如半乳糖醛酸、葡萄糖醛酸等，半纤维素及一些混杂多糖能被肠道微生物所分解。纤维素和半纤维素在麸皮中含量较多。有些半纤维素也是可溶的。

3. 木质素

木质素是植物木质化过程中形成的非碳水化合物，不能被人体消化吸收。食物中木质素含量较少，主要存在于蔬菜木质化部分和种子中，如草莓籽、老化胡萝卜和花茎甘蓝之中。

膳食纤维的种类、食物来源和主要功能见表 1-9。

表 1-9　膳食纤维的种类、食物来源和主要功能

种　类		主要食物来源	主要功能
可溶性膳食纤维	果胶、树胶、黏胶、少数半纤维素	柑橘类、燕麦制品和豆类	延缓胃排空时间，减缓葡萄糖吸收，降低血浆胆固醇
不溶性膳食纤维	纤维素	所有植物（如小麦制品）	增加粪便体积
	半纤维素	小麦、黑麦、大米、蔬菜	促进胃肠蠕动
	木质素	所有植物	正在研究之中

二、膳食纤维的生理功能

（一）降低血浆胆固醇的作用

大多数可溶性膳食纤维可降低血浆胆固醇水平，尤其是可降低低密度脂蛋白胆固醇。各种纤维因可吸附胆汁酸、脂肪等而使其吸收率下降，也可达到降血脂的作用。

（二）对餐后血糖及胰岛素水平的影响

可溶性膳食纤维可降低餐后血糖升高的幅度和降低血清胰岛素水平，提高胰岛素的敏感性。

（三）改善大肠功能

膳食纤维被肠道细菌酵解产生短链脂肪酸，一方面可作为大肠细胞的能源；另一方面可降低肠道 pH 值，有益于减少毒素和致癌物，起到抗癌的作用。此外，膳食纤维实际上稀释了进入肠道的毒素，也加快了毒素的排出。

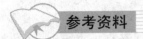

参考资料

结肠癌与膳食纤维

结肠癌是常见的恶性肿瘤之一。据流行病学调查，结肠癌在北美、西欧、澳大利亚、新西兰等地的发病率最高，居内脏肿瘤前两位，但在亚、非、拉美等地发病率则很低。

美国康奈尔大学的肯柏教授在中国大陆完成了一个关于癌症的大规模调查研究。随访几年后发现，中国人的结肠癌罹患率很低，而美国人、英国人、瑞典人及芬兰人的罹患率却很高。

在仔细分析被调查者的饮食习惯后，肯柏教授发现中国人习惯于吃膳食纤维含量高的米饭与蔬菜类，且食物中脂肪含量低；相反地，美国人、英国人、瑞典人及芬兰人则长期摄入"三高一低"（高热量、高蛋白、高脂肪、低膳食纤维）的食物，加之缺少运动，日积月累，使他们在健康上付出了沉重的代价——患肠癌的危险性大增。

同样的道理，有调查研究发现，移民美国二十年的华人，其患大肠癌的危险性比国内华人高 3～5 倍，这是因为他们的饮食习惯已经西化，以"三高一低"食物为主，膳食纤维摄入的很少。

再列举个事实，为什么肠癌已经成为美国第二大癌症杀手，而非洲农村居民极少患肠癌呢？同样与纤维摄入的多寡有关。美国每人每日纤维素的摄入量仅 4～5 g，而非洲居民达 35～40 g 之多。原来膳食纤维还有这样神奇的功效。

第五节 维 生 素

维生素是维持人体正常生理功能所必需的一类低分子有机化合物，机体所需量极少但却必不可少。因为维生素在人体内不能合成或合成不足，必须通过一日三餐的食物来获取，所以，如果日常膳食中某种营养素长期缺乏或不足，则可出现维生素缺乏症，影响生长发育。

维生素根据溶解性不同分为脂溶性维生素和水溶性维生素两类。脂溶性维生素包括维生素A、维生素D、维生素E、维生素K，水溶性维生素包括维生素B_1、维生素B_2、维生素C、叶酸、烟酸、维生素B_6、维生素B_{12}等。脂溶性维生素被机体吸收后除了满足机体的需要之外，如有多余则在体内储存起来，所以如果长期过量服用脂溶性维生素可引起中毒。而水溶性维生素进入体内极少储存，多余的维生素会很快随尿液排出体外，所以每天必须从食物中获取，如果供给不足，则很容易出现缺乏症。

一、维生素A

（一）性质

维生素A又名视黄醇，是一种淡黄色针状结晶体，对热、酸、碱都比较稳定。维生素A只存在于动物性食品中，植物性食品中含有胡萝卜素。胡萝卜素是一种黄色色素，在黄红色瓜果、蔬菜中含量最多。胡萝卜素被吸收后，在小肠黏膜和肝脏经酶的作用转化为维生素A。所以，胡萝卜素是维生素A的前身，也叫维生素A原。

（二）生理功能及缺乏症

维生素A可促进人体生长与骨骼发育，保护皮肤和黏膜的健康，维持视觉正常，维生素A可增强呼吸系统及消化系统的抗病能力，同时还有防癌、抗癌作用。

如果维生素A缺乏，就会影响到视紫红质的合成速度，甚至使之停止合成，引起夜盲症。只要供给足量的维生素A，症状即可消失。维生素A缺乏时，上皮组织也会萎缩、角化，皮肤干燥，呼吸道、泌尿道、腺体上皮发生病变，机体抵抗力下降，容易感染疾病，如上呼吸道感染或患感冒等。维生素A缺乏还可使泪腺上皮细胞组织受损，分泌停止，使眼结膜、角膜干燥而引起眼干燥症，其表现为角膜、结膜干燥、发炎，严重时角膜软化、溃疡、穿孔、失明。儿童如果缺乏维生素A，体内肌肉和内脏器官萎缩，体脂减少，发育缓慢，生长停滞，并易感染各种疾病。

（三）食物来源及供给量

维生素A最主要的来源是各种动物的肝脏、鱼肝油、鱼卵、全奶、奶油、禽蛋等；植物性食物中含β胡萝卜素较多的有胡萝卜、菠菜、苜蓿、豌豆苗、红心红薯、番茄、油菜、韭菜、辣椒、冬苋菜等有色蔬菜，水果中的杧果、杏和柿子。可提供800 μg视黄醇当量的食物举例见表1-10。

我国居民膳食中维生素A的主要来源为类胡萝卜素。

$$1 \text{ μg 视黄醇当量} = 1 \text{ μg 视黄醇} = 6 \text{ μg 胡萝卜素}$$

我国推荐的维生素A摄入量：5岁以上儿童及一般成年人每日供给量为800 μg视黄醇当量，孕妇1 000 μg视黄醇当量，乳母1 200 μg视黄醇当量。

表1-10 可提供800 μg视黄醇当量的食物举例

食物种类	质量/g	食物种类	质量/g
羊肝	4	鸡肝	8
猪肝	16	胡萝卜（黄）	120
芹菜叶	164	菠菜	164
金针菜	261	小白菜	286

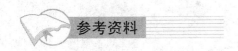

参考资料

反复感冒的妞妞

妞妞今年 3 岁了，是个惹人喜爱的好孩子。可是不知为什么她最近反复感冒发烧，焦急的妈妈带着她去保健中心看病。妈妈对医生说："这孩子三天两头感冒发烧，身体日渐消瘦，到底为什么呀？能不能彻底治好？"医生是位资深的营养专家，她了解了病情，并询问了妞妞的饮食习惯。妈妈说："这孩子就是吃饭差劲儿，挑食厉害。不吃肉也不吃鸡蛋、牛奶，蔬菜、水果也很少吃，只喜欢吃糖和巧克力。"

儿童反复感冒的原因是多方面的。妞妞反复感冒发烧，是因为她的呼吸道防御能力差，其中重要的原因就是挑食。她爱吃的食物中，缺乏像维生素 A、维生素 C 和微量元素的营养素，这使得她呼吸道黏膜的防卫功能减弱，导致呼吸道感染反复发生。在这些营养素中，维生素 A 的功能相当重要。研究表明，维生素 A 具有稳定上皮细胞膜、维持皮肤和黏膜结构的完整、增强免疫系统的功能。当维生素 A 缺乏时，参与免疫的细胞能力就降低，在病毒、细菌的攻击下，孩子很容易发生呼吸道感染。现代研究发现，反复患感冒的儿童，他们血中维生素 A 的值比正常值要低。妞妞要防止反复感冒发烧，必须纠正挑食的坏毛病，多吃一些如动物肝脏、蛋黄、牛奶、新鲜蔬菜、红薯、玉米、橘子等含有维生素 A 的食物，增强免疫系统的功能。只有这样，才能从根本上解决问题。

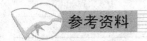

参考资料

夜盲症——尼泊尔孕妇的常见病

尼泊尔是一个贫穷的南亚国家，由于古老的家族制度和落后的经济发展水平，在 21 世纪的今天，尼泊尔的妇女在社会上仍然处于被支配和被歧视的地位。

苏尼达·拉马是一名典型的尼泊尔山区的妇女，25 岁的她已经是两个孩子的母亲了。如今，她的第三个孩子在腹中也有 5 个月大了。尽管是一名孕妇，可是她每天要在田里辛勤地劳作，还要担负煮饭等家务工作，非常辛苦。但是，她做任何事情只能在白天，因为天一黑她就什么都看不见了。她说："我白天能看见东西，一到晚上就不能走动，也不能做家务。我周围的孕妇都是这个样子，等孩子一出生就好了。这不是病，每个孕妇都会这样的。"

她们的这种情况真的是孕妇的正常反应吗？实际上，拉马患的是一种叫作夜盲症的疾病。自古以来，孕妇夜盲症就一直存在。各国的历史书上多有记载，普遍认为多吃动物的肝脏能够治疗该病。我国有句俗语"肝能明目"。但是，很长时间，人们一直未能发现这种病是什么原因造成的。直到 20 世纪初，人们才认识到夜盲症是一种维生素 A 的缺乏病。

很多国际组织发现了尼泊尔孕妇的问题，都伸出援助之手来帮助那些妇女，然而贫穷是很难改变的，所以维生素 A 缺乏仍然是困扰发展中国家人们营养的一个主要问题。

二、维生素 D

（一）性质

维生素 D 是类固醇衍生物，主要包括两种：维生素 D_2（麦角固醇）和维生素 D_3（胆钙化醇）。植物中麦角固醇在日光或紫外线照射后可以转化成维生素 D_3，人体皮下的 7-脱氢胆固醇也可以在照射下转变为维生素 D_3。维生素 D 化学性质稳定，对氧、碱较稳定，酸性溶液中易被分解。脂肪酸败时，可造成维生素 D 破坏。

（二）生理功能及缺乏症

维生素 D 的主要功能是调节体内钙、磷的正常代谢，促进钙、磷的吸收和利用，维持儿童和成人骨质钙化，促使儿童骨骼生长，保持牙齿正常发育。维生素 D 缺乏时，儿童将引起佝偻病，成人则引起骨质疏松病。

（三）食物来源及供给量

维生素 D 的主要来源是鱼肝油、鸡蛋黄、黄油、肝、乳等食物。

维生素 D 的供给量：婴儿、儿童每日均为 10 μg，成年男女为 5 μg，孕妇、乳母为 10 μg。长期从事矿井下、隧道、地下工作的人员及在户外活动少的婴幼儿因晒不到太阳，应给予适当补充或给予紫外线照射。由于维生素 D 可在体内储存，因此当维生素 D 药剂摄入过多时，可发生慢性中毒。可提供 5 μg 维生素 D 的食物举例见表 1-11。

表 1-11　可提供 5 μg 维生素 D 的食物举例

食物种类	质量/g	食物种类	质量/g
鱼肝油	2	大马哈鱼罐头	40
金枪鱼罐头	86	炖鸡肝	299

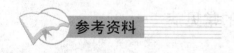

参考资料

钙与佝偻病

公元 600 年左右，我国的医学古籍《诸病源候论》中，记载了一种多发于小儿的疾病，主要有四种症状：骨颅候（方颅）、囟填候（鸡胸、串珠肋）、齿不生候（出牙晚）、岁数不能走候（行走障碍）。又有五迟五软症之称：立迟、行迟、齿迟、发迟、语迟；头软、手软、足软、肌肉软、口软。这可能是关于小儿佝偻病最古老的记载了。佝偻病遍布全球各个地区，但病因一直不明。直到 19 世纪初，佝偻病在英国猖獗一时，被称为"英国病"。科学家经过多次研究，发现可能与当时英国烟雾缭绕的天气有关。在 17 世纪英国工业革命期间，这种病在拥挤的贫民区内的儿童身上非常普遍。当时，一方面，工业发展需要更多的劳动力，所以很多母亲刚生完孩子就被迫出去工作，很多婴儿只能依赖代乳品为生，这使得婴儿食物中维生素 D 的含量减少；另一方面，工业发展产生的多种烟雾和逐渐增高的楼层遮住了阳光，加上伦敦本身也是一个多雾的城市，这些使得孩子们接受阳光照射的机会和强度降低。这样，随着工业城市的兴起，佝偻病也随之扩展。当时的伦敦和英国其他城市大约有

1/3 儿童受到影响。佝偻病成为儿童的流行病之一。婴儿得不到足够的紫外线照射，是诱发佝偻病的主要原因。因为得不到足够的紫外线照射，体内不能合成足量的维生素 D，造成缺乏钙、磷及钙、磷代谢障碍，导致骨骼、神经、免疫等系统异常。

1922 年，Johns Hopkins 大学的麦克勒姆发现，鱼肝油中所有维生素 A 被破坏后（加热，氧化，让热气从鱼肝油里通过），它仍然具有预防佝偻病的效力。这证明鱼肝油中存在另外一种脂溶性维生素，当时称为"存放钙的维生素""阳光维生素"。

钙在人体内的吸收、代谢必须借助维生素 D。缺乏维生素 D 时，肠道不能吸收钙质，钙、磷在血液中的浓度也会失衡。而维生素 D 除外源摄入外，主要是在紫外线照射下由人体内源生成。对于 3 岁以内的小儿，因为空气污染或者生活习惯的原因，婴儿和幼儿得不到足够的紫外线，造成内源性维生素 D 缺乏，这是造成佝偻病的主要原因。

要预防儿童佝偻病，一定要注意多进行户外活动，多晒太阳。对于婴儿提倡母乳喂养，及时添加辅食，注意维生素 D 的补充，如鱼肝油等，但是维生素 D 的补充一定要注意剂量，如果过量，则会引起中毒。需要注意的是，窗前、屋檐、树荫下都可以得到天空反射的紫外线，但是大部分紫外线不能穿透玻璃，所以在密闭的玻璃窗前晒太阳达不到预防佝偻病的效果。

三、维生素 E

（一）性质

维生素 E 又叫生育酚或抗不育维生素，为淡黄色油状物，不溶于水而溶于有机溶剂。因它对氧不稳定，故为脂肪良好的抗氧化剂。

（二）生理功能及缺乏症

1. 抗氧化剂和自由基清除剂

维生素 E 是人体内的一种强抗氧化剂和自由基清除剂，可维持细胞膜的正常脂质结构和生理功能。如果缺乏维生素 E，不饱和脂肪酸就会被氧化破坏，红细胞会受到损害，使寿命缩短，易引起贫血。

2. 促进毛细血管增生，改善微循环

维生素 E 还能促进毛细血管增生，改善微循环，可防止动脉粥样硬化和其他心血管疾病，有预防血栓发生的效能。

3. 治疗习惯性流产和不育症

实验发现维生素 E 与性器官的成熟和胚胎的发育有关，故临床上用于治疗习惯性流产和不育症。

4. 调节内分泌

维生素 E 对内分泌有调节作用，缺乏维生素 E 会使脑垂体甲状腺功能低下。

5. 增强肾上腺皮质功能

维生素 E 能增强肾上腺皮质功能，可以用来治疗风湿性疾病。

6. 抗癌作用

近年来，还发现维生素 E 有抗癌作用。

7. 维持骨骼肌、平滑肌、心肌结构和功能

维生素 E 还是维持骨骼肌、平滑肌、心肌结构和功能所必需的物质，缺乏维生素 E 会引起肌肉营养不良。如果长期缺乏维生素E，容易发生未老先衰，产生疾病。

（三）食物来源及供给量

维生素E主要存在于植物油中，植物油是维生素E良好的来源。菠菜、莴苣叶、甘蓝等绿叶蔬菜中的含量也很丰富。肉类、鱼类、动物脂肪及多种水果和蔬菜中虽含有但量甚少。

维生素E的供给量为：婴儿初生至6个月为3 mg，7～12个月为4 mg，成年男女为10 mg，孕妇、乳母为12 mg。

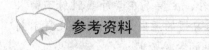
参考资料

维生素E与衰老——寻找青春之泉

很久以来一直流传着这样一个传说：在遥远的地方有一个青春之泉，当人们渐渐老去的时候，如果能够找到青春之泉，喝了青春之泉的泉水，就能返老还童。于是，很多人都努力地去寻找，期望能够长生不老。

现代科学家也希望能够找到青春之泉，帮助人们延缓衰老，实现人们的梦想。经过很多代人的不懈努力，人类终于发现了衰老的一些奥秘，并且找到一种能够帮助延缓衰老的营养液，这就是维生素E。

在探索维生素E的抗衰老功能之前，我们首先来看看人体为什么会衰老。

随着年龄的增加，人体内的自由基也在增加。自由基是含有一个不成对电子的原子团，它本身非常活泼，到处夺取其他物质的电子，使自己形成稳定的物质。在化学中，这种现象被称为"氧化"。正是由于自由基具有这种能力，它可以和体内很多生物大分子，如核酸、蛋白质、磷脂等发生氧化反应，导致人体正常的细胞和组织损坏，从而引起多种疾病。现代医学认为，自由基是造成衰老及多种疾病的重要原因之一，所以减少有害的自由基，对维持身体的健康和年轻至关重要。

维生素E恰好具有这种功能。它是人类体内非常重要的抗氧化剂，是体内抗氧化系统中不可缺少的成员。维生素E在体内通过时可以和自由基结合，产生无害物质，这样就可以消除自由基，保护体内的不饱和脂肪酸等生物大分子。更让人欣喜的是，已经氧化了的维生素E还能够被维生素C和β胡萝卜素还原，从而恢复其清除自由基的能力。维生素E正是由于这种出色的能力，而被人们称为"青春维生素"。

四、维生素K

（一）性质

维生素K因具有凝血作用又叫凝血维生素。它是一种黄色结晶物质，耐热，在湿和氧环境中稳定，但易被光、碱破坏。

（二）生理功能及缺乏症

维生素K在医学上常用于止血，所以它有"止血功臣"之称。维生素K不仅是凝血酶原的主要成分，而且还能促使肝脏凝血酶合成。如果缺乏维生素K，将导致血中的凝血酶原含量较低，出血凝固时间延长，还会出现皮下肌肉和胃肠道出血现象。

（三）食物来源及供给量

维生素 K 主要存在于绿色蔬菜中，如菠菜、白菜中含量最为丰富，肝脏、瘦肉中也含有维生素 K。此外，维生素 K 还来源于人体大肠内细菌的合成。维生素 K 的供给量，我国尚无规定，一般认为成人每人每日供给量为 20～100 μg，婴儿不得少于 10 μg。

五、维生素 B_1

（一）性质

维生素 B_1 又叫硫胺素或抗脚气病维生素，呈白色针状结晶，在空气和酸性环境中较稳定，在中性和碱性环境中遇热容易破坏，所以在烹调食品中，如果加碱过多就会造成维生素 B_1 损失。因维生素 B_1 易溶于水，故在淘米或蒸煮时，常溶于水而流失。

（二）生理功能及缺乏症

维生素 B_1 与碳水化合物代谢有关，是酶的重要成分。它维持神经系统的正常功能，能增进食欲，还可以促进生长发育。

粮谷类中的维生素 B_1 是我国居民膳食中的主要来源，粮谷类加工过于精细时，维生素 B_1 损失过多，经常食用精白米面会引起维生素 B_1 的缺乏。缺乏维生素 B_1 可以引起"脚气病"，影响神经或心脏功能。

（三）食物来源

维生素 B_1 广泛存在于天然食物和动物内脏中，如肝、心、肾、肉类、豆类和粗加工的粮谷类。

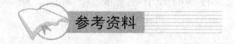
参考资料

软脚病——东方人古老的疾病

唐代大文豪韩愈自幼父母双亡，靠兄嫂抚养成人。韩愈和他的侄子十二郎从小一起长大，历经磨难，建立了比亲兄弟还亲的情感。有一次十二郎得了软脚病，这种病说来很奇怪，患者双脚没有力气行走，病情时好时坏，这种病在他们住的那一带十分常见，十二郎便写信向韩愈抱怨，说最近得了软脚病，而且有时候很严重。韩愈回信安慰他，说这病在长江以南很常见。不想十二郎的病越来越严重，年纪轻轻就离开了人世。韩愈十分难过，写下了著名的《祭十二郎文》。后人读到这篇祭文都深受感动，读了不哭的，甚至会被别人骂为"不孝不友"。

十二郎究竟生了什么病？后人各有不同的解释。其中的一个解释就是维生素 B_1 缺乏所造成的脚气病。如果维生素 B_1 缺乏，身体能量的燃烧就会出问题，大脑下达的命令也将无法有效地传至全身。我们手脚之所以能动，需要大脑下达指令，引起能量的燃烧。缺乏维生素 B_1，走路就会没有力气，这就是所谓的软脚病，或者说是长了脚气。脚气病不只是脚的问题，它也会影响肠胃对营养的吸收，甚至会伤害到心脏，重者有生命危险。

为什么住在长江以南的人比较容易缺乏维生素 B_1 而患脚气病呢？这是因为江南人习惯

吃精细的白米。但是，谷类中维生素 B_1 都集中在外层的部分，它们经常在打谷的时候就被去除掉了。肉类也是维生素 B_1 的重要来源，只是古人很难吃到肉。因此他们没有办法从食物中获取足够的维生素 B_1。长期缺乏维生素 B_1，自然容易生病。

北宋散文家苏轼也曾患过软脚病，久治不愈，后来遇到一位山翁，告诉他每早用鲜板栗10 粒捣碎煮汤服，果然连服数日而愈。于是他高兴地写下了："老夫自添腰脚病，山翁服栗旧传方；客来为说晨兴晚，三咽徐收白玉浆"的诗句。

六、维生素 B_2

（一）性质

维生素 B_2 因色黄而含核糖，所以又称核黄素。维生素 B_2 为橙黄色结晶体，溶于水但不溶于脂肪，在自然界分布广，但含量不多。维生素 B_2 在中性或酸性环境中比较稳定，在酸性溶液中加热到 100 ℃时仍能保存；但在碱性溶液中破坏较快。

（二）生理功能及缺乏症

维生素 B_2 在人体内是很多重要酶的成分，参与机体的生物氧化和能量生成。维生素 B_2 还能维护皮肤、黏膜组织的健康。

机体中若维生素 B_2 不足，则会导致物质代谢紊乱，早期出现疲倦、乏力、口腔疼痛，眼睛出现瘙痒、烧灼感，然后口腔和阴囊病变，称为"口腔生殖系统综合征"，包括口角炎、舌炎、脂溢性皮炎、阴囊皮炎、睑缘炎（烂眼边）、角膜血管增生、畏光与巩膜出血等。

（三）食物来源及供给量

维生素 B_2 以动物性食品含量较高，特别是动物肝脏、肾和心脏中含量最多，乳类、鳝鱼、螃蟹中含量也较多；植物性食品如绿叶蔬菜、酵母、菌藻类、豆类等中含量较多。

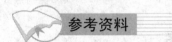 参考资料

维生素 B_2 消失了吗？

某中学的实验室里，学生们正在对"牛奶中的维生素 B_2"进行分析测定。大家对这个实验都很感兴趣，他们按照实验步骤，认真地操作，想验证自己的测量结果是否与课本上的一致。

实验结果出来了。令大家疑惑的是，全班的实验结果差别很大，一半人测出牛奶中的维生素 B_2 含量比较高，而另一半人测出的值却非常低。同学们都很纳闷，一样的牛奶，按照同样实验步骤操作，为什么结果差别会那么大呢？

老师笑着对同学们说，请大家注意一下，你们盛牛奶的容器与实验结果有什么联系吗？学生们发现，装在纸盒中的牛奶测出的结果比装在玻璃瓶中的牛奶测出的结果高。这是为什么呢？

老师解释说，维生素 B_2 在紫外线的照射下会被分解破坏。装有牛奶的玻璃瓶和纸盒在实验前都在阳光下放置一段时间，少量紫外线透过玻璃使维生素 B_2 分解，而特制的纸盒却

可以完全遮挡紫外线，使牛奶免受照射，这就是同学们的实验结果有差别的原因。现在市场上出售的牛奶都是用不透明的塑料袋或纸盒包装，也是为了保护牛奶中的维生素 B_2 不受紫外线的破坏。

七、维生素 C

（一）性质

维生素 C 又叫抗坏血酸，是一种白色结晶状有机酸，易溶于水，不溶于脂肪，在酸性条件下稳定，但遇热、碱、氧都不稳定，极易被氧化，特别是与铜、铁等金属元素接触时更易被破坏。维生素 C 是维生素中最不稳定的一种。

（二）生理功能及缺乏症

维生素 C 参与人体胶原的生物合成和多种化合物的反应，具有抗氧化作用，在体内和其他抗氧化剂一起清除自由基，还可促进铁的吸收，提高机体的免疫力。

（三）食物来源

新鲜的蔬菜、水果是维生素 C 丰富的食物来源，尤其是绿叶蔬菜和酸性果蔬等。但蔬菜水果在储存过程中会损失部分维生素 C。

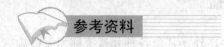 参考资料

航海家的大麻烦

瓦斯科·达·伽马是 15 世纪后期 16 世纪早期著名的葡萄牙航海家，他第一次航行是从 1497 年 7 月到 1499 年 7 月。他带领了 4 艘船，共 160 名水手出发。航行结束时，至少有 100 名水手死于一种奇怪的病：他们先是浑身乏力，食欲减退，再后来牙龈出血，并逐渐发展成为口鼻流血，浑身出现瘀血点。虽然他们用了不少药物，但是这种症状还是慢慢地在船上蔓延开来。大多数人的死亡发生在 1498 年 8 月到 1499 年 1 月。后来科学家认为，他们是由于缺乏给养，食物里又根本没有维生素 C，导致人们患上了坏血病。这就是最早的关于坏血病的记载。

英国海军上将乔治·安森，在 1740 年—1744 年间乘"百夫长"号环游世界。他的船队有 6 艘船，出发时共有大约 2 000 人，但回来时只剩下了主舰船，人员死亡过半，一千多名水手死于坏血病。这件事令全国感到震惊，于是一名叫詹姆斯·林特的海军外科医生下决心寻找治疗这种病的方法。他在接触中发现，坏血病发生在一般船员身上，而包含他自己在内的船上首领，却没有人得坏血病。官位大的人不会生病，世界上哪有这个道理？直到有一天，他为了照顾病人到一般船员的餐厅用餐，才有了新的发现。原来一般船员的伙食，只有面包与腌肉，而他们首领的伙食中却有马铃薯、菜芽等。林特医生认为，新鲜蔬果或许可以治疗坏血病。后来，他们遇上了满载柳橙与柠檬的荷兰货船，林特医生就买了柳橙与柠檬来治疗坏血病人，效果非常好。

1747 年 5 月 20 日，他登上"索尔兹伯里"号船，并在那里开始了用柑橘属水果和大量绿色蔬菜的经典实验。他将人员分成两组，吃一样的食物，但有一组病人另外补充了柑橘属

水果，结果奇迹出现了。那些额外补充水果的人没有得坏血病，而那些食用船上常规给养的人却患上了坏血病。而这些人开始吃富含维生素C的食物后，他们的病症就完全消失了。林特医生在其1753年出版的《论坏血病》一书中对此有精彩的描述，并同时写了份报告，建议给所有船员供应新鲜水果，可惜没有被采纳。差不多又过了近半个世纪，也就是林特医生死后，所有英国水手才终于被建议喝柠檬汁，他们因此还得了一个和柠檬汁有关的永久绰号"limey"。

林特医生的努力没有白费，他的成果对自己的一位密友产生了迅速而深刻的影响。这位密友就是最早完整地环航世界的探险家之一詹姆斯·库克。为了让船员能够接受含有维生素C的食物，库克船长在航行中一有机会就派水手上岸收集绿色蔬菜，甚至草。他采用了一个有趣的坚持吃蔬菜的技巧，高级船员当着普通船员的面吃含有维生素C的食物，让普通船员认为那东西很好，并把自己的一份吃了。通过这些聪明的办法，库克船长最早证明了，如果航海路程中有点儿蔬菜补充营养，就能预防疾病。库克船长在长途海上航行中，确凿无疑地证明了坏血病是可以预防的。到了20世纪，预防坏血病的物质终于被研究出来，命名为抗坏血酸。今天，我们可以从新鲜蔬菜中摄取到足够的维生素C，坏血病人已不多见。

第六节 无 机 盐

人体内的元素除碳、氢、氧、氮以有机化合物形式存在外，其余各种元素统称为无机盐或矿物质。人体内无机盐的总重量仅占人体体重的4%。根据矿物质在人体内分布的多少，又将它们分为常量元素和微量元素两大类。常量元素为含量占人体重量0.01%以上的元素，如钙、镁、钾、钠、磷、氯、硫7种；微量元素为含量占人体重量0.01%以下的元素，如铁、铜、碘、锌、硒等。

一、钙

（一）生理功能

1. 钙是构成骨骼和牙齿的重要成分

机体生长越快，需要的钙越多。所以，生长发育极为旺盛的儿童、青少年往往比成年人需要更多的钙，以满足其正常生长发育的需要。

2. 钙能维持神经肌肉的正常兴奋和心跳规律

血钙增高可抑制神经肌肉的兴奋；如血钙降低，则引起神经肌肉兴奋性增强，而产生手足抽搐。钙还对体内多种酶有激活作用，并参与血凝过程和抑制毒物（如铅）的吸收。

（二）缺乏症及过量症

人体钙缺乏时主要表现为骨骼病变。儿童时期生长发育旺盛，对钙的需要量较多，如果长期摄入不足，并常伴随蛋白质和维生素D的缺乏，则会造成骨质生长不良和骨化不全，会出现囟门晚闭、出牙晚、"鸡胸"、佝偻病、生长迟缓，甚至骨骼变形。成年人则患软骨病，易发生骨折并伴有出血和瘫痪等疾病。老年人则因骨骼缺乏钙质而患骨质疏松等疾病。

摄入充足的钙必不可少，但摄入过量的钙也会增加肾结石的危险性，并会影响其他元素的生物利用率。

（三）影响钙吸收的物质

对钙吸收产生阻碍作用的有植酸、草酸、膳食纤维、糖醛酸、海藻酸钠、油脂、酒精等，它们可与钙形成难以消化吸收的物质。能促进钙吸收的物质有维生素、乳糖、低聚糖、酪蛋白水解肽、氨基酸中的精氨酸、赖氨酸和色氨酸等，酸性环境能促进钙的溶解吸收，机体缺钙时吸收率也较高。

（四）食物来源及供给量

奶和奶制品是钙的最好食物来源，其含钙量高，并且吸收率也高，如人乳每百克含钙30 mg，牛乳每百克含钙104 mg。海产品、坚果类、豆类及豆制品、绿色蔬菜也是钙的主要食物来源，如甘蓝、小青菜、大白菜、小白菜及豆类制品。此外，虾皮、芝麻酱、骨头汤、核桃仁、海带、紫菜等含钙都很丰富。

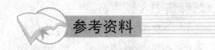

参考资料

钙与骨质疏松

培根夫妇今年都已经70多岁了，在家享受着惬意的退休生活。"丁零零……"培根太太放下手中的活儿，走向客厅接电话，一不小心跌倒在地毯上，突觉左臂疼痛剧烈，挣扎着想站起来却力不从心。正在醉心整理邮票的丈夫听到呼救急忙奔出，弯腰想抱起妻子，忽然背部传来好像柳枝折断的清脆声响，培根先生觉得剧痛难忍，不得已放弃了救助妻子，两人只能一同等待医生的救援……

这是一位医学家描写的一对老年夫妇骨折的真实情景。在美国，骨质疏松患者约有2 000万人，而因此引起骨折的人数超过130万。在我国，随着生活水平的提高，平均寿命的延长，骨质疏松的发病率也在逐年增加，越来越多的老年人因骨折卧床或只能依靠轮椅出行。那么，骨质疏松又是怎样发生的呢？它与钙有直接关系，可以说，大部分的原发性骨质疏松是由骨骼缺钙引起的。

人体内的绝大部分钙都储存在骨组织中，但是骨骼形成后，骨组织中的钙并不是固定不变的，在多种骨细胞作用下，旧骨不断被吸收破坏，新骨又不断形成再建。正常情况下，骨钙中约有99%是相对稳定的，称为稳定性钙；约有1%是不稳定的，其中一部分钙可以自由地与细胞外液交换，称为可溶合钙。软组织钙、细胞外液钙和可溶合钙合称为不稳定钙。稳定钙和不稳定钙通过可溶合钙不断地进行着钙的交换，旧骨中不稳定钙不断进入血液循环和细胞外液，肠道吸收的钙又不断通过血循环沉积在骨中。如此循环，周而复始，旧骨不断被破坏，新骨不断形成。这种钙的更新，成年人每日约为700 mg。钙的更新速度随着年龄的增长而减慢，幼儿的骨骼每1～2年更新一次，成年人的骨骼约10～12年才能更新一次。

骨质是否疏松，主要是看骨骼中钙的含量有多少。钙的代谢，除与吸收、排出相关外，还与很多激素密切相关。当体内的钙丢失量多于摄入量时，骨骼就会脱钙，从而产生骨质疏松症。通常在35岁以后，骨骼中的钙等无机物质的含量就会逐渐减少，如不及时补充钙，就可能引起骨质疏松等严重疾病。

二、铁

（一）生理功能

铁是血液的重要组成成分，参与血红蛋白的合成，把氧气运送到身体的各个角落，再将组织细胞产生的二氧化碳排出体外。铁还是许多酶的成分和活性物质，分布在人体的组织中。

（二）缺乏症

铁缺乏时可以引起贫血，贫血能引起机体工作能力明显下降。铁缺乏可引起心理活动和智力发育的损害及行为改变。铁缺乏还可损害儿童的认知能力，而且在补铁后也难以恢复。长期铁缺乏明显影响身体耐力。铁缺乏时，身体的免疫和抗感染能力降低。

（三）食物来源

瘦肉、蛋黄、坚果类、动物血、肝脏、大豆、黑木耳、芝麻酱中含铁丰富。

食物中铁的来源主要有两种。一种存在于动物内脏如肝、肾、血液中。禽畜瘦肉及鱼类中的铁，叫血红蛋白铁，这种铁在体内可直接被吸收利用，不受同餐食物的影响，吸收率可达 $12\%\sim20\%$，尤其是肝、动物血中含铁最丰富，吸收率也高。另一种铁叫非血红蛋白铁，存在于植物性食物，如粮食、某些蔬菜（白菜、油菜、雪里红蕻、苋菜、韭菜等）、豆类中，多为 Fe^{3+}，其吸收率平均约为 3%。

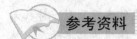 参考资料

晕倒了的白雪公主——缺铁性贫血

萌萌有一个非常好听的绰号——白雪公主，因为她皮肤很白，大家都亲切地叫她白雪公主。在幼儿园，小朋友们也这么叫她，而且都非常羡慕她，尤其是皮肤偏黑的小姑娘，都到她这里来取经。萌萌自己也奇怪，为什么自己的皮肤这么白，而且是越来越白呀？她去问妈妈，妈妈笑着告诉她，因为你老爱喝牛奶呀！

有一天小朋友们都在做游戏，感冒了的萌萌乏力地坐在旁边，羡慕地看着其他小朋友生龙活虎地玩着，等着妈妈来接自己去医院看病。突然，她感觉房子、桌子，连自己坐着的凳子都晃动起来了，她晕倒了。

幼儿园的老师赶紧将她送往医院，医生发现她的头发黄黄的，很干燥，手指甲也缺乏光泽，而且有折断的痕迹，眼结膜也很苍白。这时妈妈赶到了医院，她告诉医生，孩子这段时间注意力不集中，老是感冒。医生问道："孩子偏食吗？""我正为这事犯愁呢！"妈妈说，"自从我告诉她她皮肤白是喝牛奶的原因后，她就几乎拒绝吃其他食物了，只喝牛奶。""哦，我明白了，"医生说，"很可能是缺铁性贫血。"说着，护士把检验单送到了，医生一看，说："没什么大问题，这孩子是典型的缺铁性贫血。你看，她面色苍白，真正的白皮肤应该是白里透着微微的红，而且她的头发干燥，指甲很脆，容易折断，有条纹状隆起，你又反映她偏食，免疫力低，头晕等，这些都是缺铁性贫血的症状。"

"啊，偏食后果这么严重，以后再也不能由着她的性子了。"妈妈说。"还有更严重的

呢，"医生说，"严重贫血还可能影响孩子的智力发育、身体发育。"医生又转向萌萌，对她说："健康是最美的，以后要注意不能偏食哦；否则，还可能会因为缺铁而晕倒哦。""我知道了，而且我还要回去告诉其他小朋友。"萌萌懂事地说。

三、碘

（一）生理功能

碘是人体必需的微量元素，是合成甲状腺激素的重要原料，它在机体内没有独立的作用，其生理功能是通过甲状腺激素完成的。甲状腺激素有调节机体能量代谢、促进体格（包括身高、体重、骨骼、肌肉和性）发育的作用。从妊娠开始到出生后 2 岁，脑发育必需依赖于甲状腺激素。这个时期碘缺乏会导致脑发育不同程度地受损，并且在 2 岁以后再补充碘或甲状腺激素也不能逆转。

（二）缺乏症

碘缺乏所引起的一系列障碍统称为碘缺乏病。它的临床表现取决于碘缺乏的程度和缺碘时机体所处的发育时期，以及机体对缺碘的反应或对缺碘的代偿适应能力。

儿童期缺碘的主要表现为：生长发育迟缓，思维迟钝，智力低下或痴呆，又叫呆小症。青春期缺碘的主要表现为：甲状腺功能减退，皮肤干燥，毛发脱落，性情失常，同时甲状腺肿大。

（三）食物来源

含碘高的食物主要为海产品，如海带、紫菜、海蜇、海虾、海蟹等。为改善内陆地区人们缺碘的状况，我国采用食盐加碘的方法，即 1 000 kg 食盐加入碘化钾 10 g。

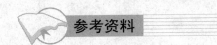 参考资料

"大脖子病"

这天，风和日丽，村长又站在了村口，望着多少年来他们进出的唯一方向，希望今天能够盼回他们。隐隐约约，远方有几个人影在晃动，老人脸上露出了少有的笑容，毕竟，从这个方向来的人少之又少，他知道，肯定是他们几个回来了。人影越来越近，他吃惊地发现，好像多了一个人，这是他们这里绝对不允许的。他的脸色随着人影的清晰严肃起来。

"我们找回来一个专家，他可以解决我们这里的问题。"年轻人兴奋但又略带担心地对老者说起了身边这位不速之客。老人没说话，默默地带他们来到了村里的福利院。路上，他们遇到了几个"大脖子病"患者，其中有一位年纪稍大、下巴下面两个大大的甲状腺随着在上下窜动，与他擦身而过的时候还能隐隐听到他喘着粗气。到了福利院，孩子们傻傻地看着这位不速之客。这位不速之客慢慢地打量着他们：他们有的身材瘦小，但面相却已成人；有的孩子塌鼻梁、短脖子、大肚子，他们两眼之间间距很远，头发干黄、稀疏，皮肤干燥、粗糙，表情呆滞、迟钝，有的甚至聋哑。这位不速之客看到这些心里难受起来。慢慢地，他心里有了谱，这里很可能是严重的碘缺乏区。

第二天，不速之客又调查了他们当地的地质情况，这更坚定了他自己的判断。他告诉村

长，问题在于土壤。这里的土壤由于多次受洪水冲刷，导致土壤中缺乏碘，人们食用了这种土壤中长出的粮食，造成了人体碘缺乏，只要补碘就可以解决问题。补碘最方便、有效的途径就是食用碘强化盐，这在外面的世界大量有售。只要定期去采购，以后都食用这种碘强化盐，问题自然就解决了。

老人对这位不速之客的话半信半疑，留他在这里给他们解决了问题再走。于是他们中有一部分人开始吃上了碘盐，尤其是孕妇和婴幼儿，几乎全部食用了碘盐。冬去春来，转眼两年过去了，不速之客和老者又来到了福利院，对这两年入住的孩子做了统计。他们发现，入住福利院的人员大大减少，老人脸上露出了欣喜的笑容。他兴奋地吩咐人再出去一趟，"不要买碘盐了，直接买碘，我们要再多吃点。"听了老人的话，不速之客大吃一惊，赶紧上前阻拦。

原来，碘虽然是人体中不可缺少的好东西，但是如果碘摄入过多，也可能发生灾难。不速之客告诉老人，在外面的世界里，就有因碘摄入过多而导致甲状腺肿大的，这样的地区包括河北、河南、新疆、山西等。对于成年人来说，碘过多可导致甲状腺肿大，表现为脖子肿大；对于儿童来说，甲状腺肿大后可能压迫气管，甚至窒息。所以，不能因为碘好，我们就可以无限制地多吃。听了这一席话，老人也吃了一惊，心想：幸亏不速之客还没有离开，险些酿成大错。老人感激地冲不速之客笑了笑。不速之客走了，桃花源又恢复了昔日的祥和与宁静。

这是一个传说里的故事。这个故事流传下来，是感激那些为人们健康解除危难的人；也告诉后人，任何事情都要防止过犹不及。

四、锌

（一）生理功能

（1）锌是许多金属酶的组成成分或一些酶的激活剂。

（2）锌能促进淋巴细胞分裂，能增加免疫球蛋白，增强机体免疫力。

（3）锌为合成胶原蛋白所必需，可加速创伤愈合。

（4）锌为视黄醛酶的成分，该酶促进维生素 A 合成和转化为视紫红质，促进维生素 A 代谢。

（5）唾液蛋白含锌蛋白质，可改善味觉，促进食欲。

（6）锌是胱氨酸脱羧酶的抑制剂，也是脑细胞中含量最高的微量元素，它使脑神经兴奋性提高，因此可提高智力，使人思维敏捷。

（二）缺乏症

锌缺乏的常见临床表现见表 1-12。

表 1-12　锌缺乏的常见临床表现

体征	临 床 表 现
味觉障碍	偏食，厌食，异食
生长发育不良	矮小，瘦弱，秃发
胃肠道疾患	腹泻

续表

体征	临床表现
皮肤疾患	皮肤干燥，炎症，疱疹，皮疹，伤口愈合不良，反复性口腔溃疡
眼科疾患	白内障和夜盲
免疫力减退	反复感染，感冒次数多
性发育或功能障碍	男性不育
认知行为改变	认知能力不良，精神萎靡，共济失调，神经发育迟缓，行为障碍

（三）食物来源

动植物性食物中都含有锌，不同食物中锌含量差别很大，吸收利用率也不相同。贝壳类海产品、红色肉类、动物内脏等是锌的良好来源，坚果类、谷类胚芽和麦麸也富含锌。

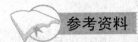

参考资料

宝贝吃炉渣，咋的了？

邻居王大妈的小孙子佳宁两岁的时候，虎头虎脑，是一个人见人爱的孩子。由于爸爸、妈妈工作忙，佳宁从小就和奶奶、叔叔、婶婶一起住。叔叔和婶婶结婚好几年了却一直没有孩子，因此一家人更是把小佳宁当成宝贝，调皮机灵的小佳宁也给叔叔、婶婶带来了无限的欢乐。

有一段时间小佳宁不爱吃东西，还挑食，奶奶想办法变换着花样地给小佳宁做好吃的，可是小佳宁还是提不起兴趣，这可愁坏了奶奶。更糟糕的是，佳宁对食物没兴趣，但看见烟头、石灰块都要用嘴尝一尝，似乎这些东西更加可口。一天，婶婶下班回来听见厨房里有"窸窸窣窣"的声音，赶紧走过去一看，只见小佳宁正拧着炉渣往嘴里填呢，婶婶被吓坏了，急忙和叔叔一起带小佳宁去了医院。

在儿童保健科，医生仔细询问了佳宁的近期表现、吃饭情况和家里的饮食习惯，并且检查了相关指标。医生对他们说，小佳宁是由于缺锌造成的异嗜症。什么是异嗜症？小佳宁怎么会得上这种病？叔叔很奇怪。

原来，异嗜症是小儿缺锌的常见症状。孩子由于缺锌，舌上感知味觉的味蕾细胞就发生了障碍，所含的味觉素降低，对食物味道的感觉减弱，敏感度明显降低，所以出现了食欲减退的现象。此外，有的还有可能产生味觉变异，把通常不能吃的食物当作好吃的东西来吃，也就是异嗜症。异嗜症的发生年龄为1～10岁，以1～5岁最多，男孩略多于女孩。异嗜症的孩子爱吃泥土、炉渣、纸张、蛋壳、烟头、手指甲、头发、瓦片等非食物性异物，少则一种，多则几种。小佳宁不爱吃饭，引起了锌不足，长此以往加重了锌缺乏。锌缺乏会引起味觉改变、异嗜症。长久如此，影响生长发育，因此家长要小心。

第七节 水

水是一切生命所必需的物质，水在维持生命方面可以说比食物更重要，人不吃食物可以生存几周甚至几个月；但是如果没有水，3天就会死亡。

水是人体的重要组成成分，在体内含量最多。年龄越小，体内含水量越多。随着年龄的增长，体内水的含量逐渐降低。例如，新生儿体重的80%是水，而成年人水的比例为50%～60%。

水分布在身体的各个组织和器官中，各组织和器官中水的含量不同，有的高达80%，如血液；有的仅含10%，如脂肪组织。

一、水的生理功能

（1）水是构成人体的重要成分，细胞和体液的主要组成成分都是水。

（2）水有助于体内食物的消化和吸收。

（3）水是良好的溶剂和运输工具。水为营养成分通过血液的运输、细胞内的反应提供介质，将代谢产物转移到血液进行再分配，并将体内代谢的废物通过尿液排出体外。

（4）水起润滑剂作用，可润滑组织和关节。

（5）水能调节体温。水是体温调节系统的主要组成部分，体内代谢产生的热能传至体液，通过体液传至皮肤，并通过蒸发或出汗来调节体温保持恒定。

二、水的代谢和需要量

（一）水的代谢平衡

正常人每日水代谢平衡见表1-13。

表1-13 正常人每日水代谢平衡

摄入水量/mL	排出水量/mL
饮水 1 200	肾脏排尿 1 500
通过食物摄入 1 000	汗液蒸发 500
内生水 200～400	肺呼吸 350
	粪便排出 150
合计：2 400～2 600	合计：2 500

（二）人体失水症状

饮水不足或水丢失过多，均可以引起体内失水。失水占体重的2%时，感到口渴，尿少；失水达到体重的10%时，会感到烦躁，全身无力，体温升高，血压下降，皮肤失去弹性；失水超过体重的20%时，会引起死亡。

健康人很少出现水过多。水过多主要是出现在肾脏、肝脏或心脏病病人的发病期。

（三）水的需要量及来源

正常成年人每人需要的水量可根据能量的消耗计算，每消耗1 kcal的能量需要1 mL水，儿童则需要1.5 mL水。一般60 kg体重的成人每天需要水量大约为2 500 mL。人体水分的来源一般有三方面。

1. 食物中含有的水

各种食物含水量各不相同，成人一般每日从食物中摄取约1 000 mL的水。

2. 饮水

饮水量因气温、劳动强度、生活习惯不同而异，成人每日饮水、汤、乳或其他饮料约1 200 mL。

3. 代谢水

代谢水即来自体内碳水化合物、脂肪、蛋白质代谢时氧化产生的水（内生水）。来自代谢过程的水约200~400 mL。

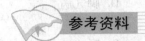

参考资料

"第一超人"的秘密

2004年3月20日下午2时35分，被媒体誉为"东方超人"的四川泸州市中医陈建民被工程车升至15 m高，住进专为其制造的透明玻璃房内，他将在里面禁食49天，挑战美国魔术师大卫·布莱恩创造的"禁食43天吉尼斯世界纪录"。2004年5月7日下午15时35分，他成功挑战饥饿极限49天，走出了玻璃屋。

从那之后，更多的挑战者跃跃欲试，想要破49天的纪录，争当"世界第一饿人"。不管这个纪录最终能否被破，这些被媒体炒得沸沸扬扬的"超人"真的是什么都没吃吗？我们在仔细看这些报道的时候就会发现，他们都有一个前提，即在只喝水的前提下绝食。其中中医陈建民在绝食的第二天就"闭目养神狂喝水"！

"人可三日无餐，不可一日无水"。这个说法虽然不够精确，但却说明水在生命中是十分重要的。人类通过自己的长期实践对此也早已有了认识。早在公元前600年，古希腊哲学家泰勒斯就提出了"水是万物始因。一切均由水产生，最后还原于水"的论断。中国古代的五行说也把水看作是构成万物的一大元素。

课后练习题

一、单项选择题

1. 以下食物搭配能较好起到蛋白质互补作用的是（　　　）。
   A. 大豆+面粉　　　　B. 鸡蛋+猪瘦肉　　　C. 大米+大白菜　　　D. 带鱼+猪肝

2. 下列物质中，属于必需脂肪酸的是（　　　）。
   A. 硬脂酸　　　　　　B. 亚油酸　　　　　　C. 软脂酸　　　　　　D. 醋酸

3. 我国人群日常饮食中能量的主要来源是（　　　）。
   A. 蛋白质　　　　　　B. 糖类　　　　　　　C. 脂肪　　　　　　　D. 乙醇

4. 脂肪有助于下列（　　　）哪种物质的吸收。
   A. 维生素B_1　　　　B. 维生素C　　　　　C. 维生素A　　　　　D. 维生素B_2

5. 以下含维生素 C 最丰富的食物是（   ）。

    A. 鲜枣   B. 苹果   C. 西瓜   D. 梨

6. 锌在人体内的主要生理功能是（   ）。

    A. 参与血红蛋白的组成   B. 参与多种酶的组成

    C. 参与骨骼和牙齿的组成   D. 参与甲状腺激素的代谢

7. 对我国居民来说，每日膳食纤维摄入的理想水平是（   ）。

    A. 10～15 g   B. 15～20 g   C. 20～25 g   D. 25～30 g

8. 下列物质中，能作为重要自由基清除剂的是（   ）。

    A. 维生素 E   B. 维生素 C   C. 叶酸   D. 烟酸

9. 常食海带、紫菜等含碘食物，可有效预防（   ）。

    A. 克汀病   B. 坏血病   C. 佝偻病   D. 脚气病

10. 下列能促进膳食中铁吸收的是（   ）。

    A. 抗坏血酸   B. 草酸   C. 植酸   D. 鞣酸

二、多项选择题

1. 下列选项中能够产生热能的营养素有（   ）。

    A. 蛋白质   B. 脂类   C. 糖类   D. 维生素

2. 维生素 A 缺乏可发生（   ）。

    A. 暗适应能力差   B. 婴儿骨软化症   C. 皮肤干燥

    D. 毛囊角化   E. 消瘦

3. 阻碍钙吸收的因素有（   ）

    A. 草酸   B. 膳食纤维   C. 油脂

    D. 酒精   E. 蛋白质

4. 纤维素的营养作用有（   ）。

    A. 防止便秘   B. 降低血胆固醇   C. 供热作用

    D. 解毒作用   E. 抗生酮作用

5. 脂肪是人体必需的重要营养素，以下不是其生理作用的有（   ）。

    A. 提供能量   B. 保护肌体，维持体温

    C. 防止便秘   D. 促进脂溶性维生素的吸收

    E. 产生免疫作用

6. 维生素 C 的生理功能有（   ）。

    A. 促进生物氧化还原过程，维持细胞膜完整性

    B. 促进类固醇的代谢

    C. 激活羟化酶，促进组织细胞间质胶原的形成

    D. 改善对铁、钙和叶酸的利用

    E. 增加肌体对外界的应激能力

7. 机体缺乏蛋白质后可出现（   ）。

    A. 皮肤油脂增多   B. 皮肤粗糙   C. 皮肤毛孔变大   D. 头发稀疏

8. 由于钙缺乏造成的疾病和症状包括（   ）。

    A. 佝偻病   B. 骨质疏松   C. 肌肉痉挛   D. 皮炎

9. 下列属于多糖的选项有（　　　）。

　　A. 淀粉　　　　　　　B. 糖原　　　　　　　　C. 果胶　　　　　　　　D. 纤维素

10. 人体每日正常的排出水的方式有（　　　）。

　　A. 排尿　　　　　　　B. 排便　　　　　　　　C. 流泪

　　D. 流汗　　　　　　　E. 呼吸

三、判断题

1. 维生素不能提供热能，其主要的生理功能是构成身体组织与参与代谢。　　（　　）

2. 食物脂肪的营养价值高低取决于其来源及消化率。　　　　　　　　　　　（　　）

3. 粮豆混食可以大大提高蛋白质的利用率。　　　　　　　　　　　　　　　（　　）

4. 人体所需的维生素 A 和维生素 D 均需从内脏、蛋类及乳类食品中获得。　（　　）

5. 脂肪酸与果酸都能溶解无机盐，故均有利于无机盐被人体吸收。　　　　　（　　）

6. 单糖、双糖都有甜味，且都可直接被人体吸收。　　　　　　　　　　　　（　　）

7. 膳食中缺乏脂肪或人体对脂肪吸收发生障碍时，人体会因热能不足而消瘦。（　　）

8. 婴幼儿除成人所需八种必需氨基酸外，另一种必需氨基酸为络氨酸。　　　（　　）

9. 儿童严重缺乏维生素 D 可导致脚气病。　　　　　　　　　　　　　　　　（　　）

10. 从安全剂量考虑，老年人蛋白质、维生素的需要量应低于成人。　　　　（　　）

四、简答题

1. 什么是营养素？包括哪些种类？

2. 什么叫必需氨基酸？包括哪些种类？

3. 脂类包括哪些种类？有何生理功能？

4. 膳食纤维有哪些生理功能？

5. 水在人体内的生理功能有哪些？

五、案例分析题

杨婆婆退休在家，特别注意日常饮食，做饭、煮粥时总放一些绿豆、黑豆、红小豆等杂粮，说电视上讲这样做能够提高大米的营养价值。可是她的外孙并不赞成她这样做，认为杂粮吃多了会影响消化。你认为谁更有道理？为什么？

六、实训题

我国青少年在饮食中为什么要注意补充钙质？请给出补钙的有效措施和注意事项。

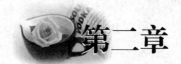

第二章

食品原料的营养价值

知识目标

本章主要讲解食物的营养价值定义、评价食物的营养价值的指标、食品原料的分类及各类食品原料的营养价值。

重点掌握谷类、豆类、坚果类、果蔬类、畜禽肉类、水产品类、蛋及蛋制品类、乳及乳制品类等食品原料的营养价值。

技能目标

具备科学评价各类食品原料营养价值的能力。

本章导语

人类的食物多种多样，任何一种天然食物都不能提供人体所需的全部营养素。只有依据各类食品原料的营养价值，多种食物科学地调配组合，才能满足人体各种营养需求，达到合理营养、促进健康的目的，因而提倡人们广泛食用多种食物。

一、食物的营养价值定义

所谓食物的营养价值，是指食物中所含的能量和营养素能满足人体需要的程度，包括营养素的种类、数量和比例，被人体消化吸收和利用的效率等几方面的评价。

食物的营养价值并非绝对的，而是相对的。在评价食物的营养价值时必须注意以下几个问题。

（1）几乎所有天然食物中都含有人体所需要的一种以上的营养素，但是没有一种食物是十全十美的，除去某些特别设计的食品（如病人用的无渣膳、婴儿奶粉和宇航员食品等）外，没有一种食物能够满足人体所有的营养素需要。

（2）不同食物的热能和营养素的含量不同，且一种食物的不同品种、不同部位、不同产地、不同成熟程度之间也有相当大的差别。

（3）食物的营养价值也受储存、加工和烹调的影响。

（4）有些食物中存在一些天然抗营养因素或有毒物质，这时食物的安全性是首要问题，其次才考虑其营养价值。

二、评价食物营养价值的指标

目前，常用营养质量指数（index of nutritional quality，INQ）作为评价原料营养价值的指标。即某营养素密度（某营养素占供给量的比）与热能密度（该食物所含热能占供给量的比）之比。

INQ＝某营养素密度/热能密度

　　＝（某营养素质量分数/该营养素参考摄入量标准）/（食品产热量/热能参考摄入量标准）

意义：INQ＝1，表示食物的该营养素供给量与热能的供给量达到平衡；INQ＞1，表示食物的该营养素的供给量高于热能的供给量，说明该食物营养价值比较高；INQ＜1，表示食物中的该营养素的供给量低于热能的供给量，长期食用此种食物，可能发生该营养素不足或热能过剩，说明该食物营养价值比较低。通过计算某原料的INQ，可直观地了解其营养质量的高低。INQ是评价膳食营养价值的简明指标。

本章重点介绍几类主要食物（谷类、豆类、坚果类、果蔬类、畜禽肉类、水产品类、蛋及蛋制品、乳及乳制品等）的营养价值。

 案例导入

食物种类繁多，按其性质和来源可以分为动物性食物、植物性食物和食物制品等。一般来讲，天然食物中所含的营养素，其分布和含量都是不平衡的，不同食物的营养素含量都有一定的特征。因此，掌握不同类食物的特点，对合理选择食物有重要意义。

案例分析：

食物可以按照其营养素含量的特点分为五大类。第一类为谷类及薯类，谷类包括米、麦、杂粮，薯类包括马铃薯、甘薯、木薯等，主要提供碳水化合物、蛋白质，膳食纤维及B族维生素。第二类为动物性原料，包括肉、禽、鱼、奶、蛋等，主要提供蛋白质、脂肪、矿物质，B族维生素和维生素A、维生素D。第三类为豆类和坚果，包括大豆、其他豆类及花生、核桃、杏仁等，主要提供蛋白质、脂肪、膳食纤维、矿物质、B族维生素和维生素E。第四类为果蔬类和菌藻类，主要提供膳食纤维、矿物质、维生素C、胡萝卜素、维生素K及有益健康的植物化学物质。第五类为纯能量食物，包括动植物油脂、淀粉、食用糖和酒类，主要提供能量。动植物油脂还可提供维生素E和必需脂肪酸。

第一节　谷类的营养价值

谷类包括稻谷、小麦、大麦、小米、玉米、高粱、莜麦、荞麦、燕麦等，在我国人民膳食中占有重要地位，主要作为主食，是人体最主要、最经济的能量来源。谷类为我国居民提供日常膳食中60%～65%的能量，40%～60%的蛋白质和60%以上的维生素B_1。坚持以谷类为主食能保持我国膳食的良好传统，避免高能量、高脂肪和低碳水化合物膳食的弊端，所以应保持每天适量的谷类食物摄入。《中国居民膳食指南》建议，一般成年人每天摄入谷类食物250～400 g为宜。

一、谷类的营养特点

1. 蛋白质

谷类蛋白质含量一般为 7% ～15%，主要由谷蛋白、白蛋白、醇溶蛋白、球蛋白组成。不同谷类各种蛋白质所占的比例不同。

大多数谷类蛋白质的必需氨基酸组成不平衡。一般而言，谷类蛋白质的谷氨酸、脯氨酸、亮氨酸质量分数高，赖氨酸质量分数低，苏氨酸、色氨酸、苯丙氨酸、蛋氨酸偏低。

谷类蛋白质的生物价分别为：大米 77，小麦 67，大麦 64，高粱 56，小米 57，玉米 60，其蛋白质的营养价值低于动物性食物。但谷类食物在膳食中所占比例较大，且是膳食蛋白质的重要来源。为提高谷类蛋白质的营养价值，常采用氨基酸强化和蛋白质互补的方法，这样可明显提高其蛋白质的生物价值。

2. 碳水化合物

谷类碳水化合物的质量分数大约为 70%，其中 90% 为淀粉，集中在胚乳的淀粉细胞内，可分为直链淀粉和支链淀粉两类，其质量分数因品种而异，可直接影响其食用风味。

3. 脂肪

谷类脂肪以甘油三酯为主，还有少量的植物固醇和卵磷脂。

4. 矿物质

谷类矿物质以磷、钙为主，此外，铜、镁、钼、锌等微量元素的质量分数也较高，总量约为 1.5% ～3%。谷类食物含铁较少，仅为 1.5～3 mg/100 g。

5. 维生素

谷类是膳食中 B 族维生素的重要来源。谷类原料中的维生素 A、维生素 D、维生素 C 的质量分数很低，或几乎不含。

二、加工、储存对谷类营养价值的影响

1. 加工对谷类营养价值的影响

各种谷类种子形态大小不一，但其结构基本相似，除荞麦外，都是由谷皮、糊粉层、胚乳、胚四个主要部分组成。

糊粉层位于谷皮与胚乳之间，除含有较多的纤维素外，还含有较多的磷和丰富的 B 族维生素及无机盐，有重要的营养价值。另外，糊粉层还含有一定量的蛋白质和脂肪。但在碾磨加工时，糊粉层易与谷皮同时脱落，而混入糠麸中。

加工精度与谷类营养素的保留程度有着密切关系，加工精度越高，营养素损失越大，维生素尤以 B 族维生素改变显著，无机盐及含赖氨酸比较高的蛋白质损失较大。

谷类加工粗糙，出粉（米）率高，虽然营养素损失减少，但口感和食味差。同时由于植酸和纤维素含量较多，还影响其他营养素的吸收，如植酸与钙、铁、锌等可合成植酸盐，不能被机体利用。对谷类含有的各类营养素的消化吸收率相应降低，还可能影响其他同时摄入的食物中的营养素的吸收。

2. 储存对谷类营养价值的影响

谷类的储存一般选择避光、通风、干燥和阴凉的环境，在正常的储藏条件下，谷类种子

由于水分含量低，生命活动进行得十分缓慢，各种营养成分基本不发生变化。

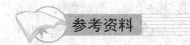 参考资料

减肥可以不吃谷类吗？

减肥，似乎已成为现代人的时尚。正当花季的少女看着 T 台上摇曳多姿、风光无限的模特，都渴望拥有完美的身材。

邻居家的女儿小张是一名业余服装模特。她身高 1.78 m，体重 44 kg，身材苗条，住在同一小区的女孩子都很羡慕她。有一天，她和同伴去逛街，走着走着就觉得眼前发黑、心慌、冒冷汗，她的同伴赶紧送她去了医院。检查结果是小张由于低血糖发作导致晕厥，并且严重营养不良。这个结果让小张自己都很迷惑。原来她入行做模特以来，为了使自己有苗条的身材，她严格控制自己的体重，每天不吃主食，白天主要吃蔬菜和肉，晚上一般也只吃蔬菜和水果。两年来，她的体重从原来的 60 kg 降到了 44 kg。小张说，最近她觉得自己容易累，经常头晕，早上起来的时候脑子发木。以前跑 800 m 很轻松，现在却跑到一半就不行了。她认为这是工作累的，没重视，最终出现了上述问题。

那么，吃主食一定会发胖吗？减肥一定要不吃主食吗？

小张减肥采取的是不吃主食的方法，结果造成低血糖发作、营养不良。这是因为，少吃或不吃主食会导致人体中能量摄入严重不足，造成营养不良。碳水化合物在人体内有着重要的功能，它摄入体内后会被分解为葡萄糖，人体内骨骼肌和大脑的能量来源主要依赖于葡萄糖，大脑没有葡萄糖就不能工作。如果过度限制主食会使大脑处于低血糖状态，出现精神恍惚、头晕、烦躁、心慌、气短、口臭等症状。人体在每天所需的能量中，碳水化合物应占到 55%～65%。减肥膳食应控制能量，但也应均衡。

三、几种谷物的营养价值

（一）稻米

稻米为五谷之一，可分为籼米、粳米、糯米三类。籼米米粒细长，灰白色，多为半透明，米质疏松，黏性小，胀性大，出饭率高。粳米粒形短圆，色泽蜡白，透明或半透明，质地硬，较籼米黏，胀性小，出饭率低，著名品种有天津小站米、京西米、上海白粳米等。糯米又称江米，硬度低，吃水量少，胀性小，出饭率也最低，但黏性最大，色泽乳白，生米不透明，熟米光泽透明。

稻米含约 75% 的淀粉，含纤维素、半纤维素和可溶性糖。籼米、粳米中直链淀粉较多，易溶于水，可被 β-淀粉酶完全水解，转化成麦芽糖；而糯米由于含支链淀粉较多，因此只有 54% 能被 β-淀粉酶水解，所以不易被人体消化吸收。稻米中蛋白质含量因品种不同而不同，粳米约为 11.1%，籼米为 9.8%。据测定，稻米蛋白质生物价为 77（与大豆相当），而白面粉蛋白质生物价为 52，玉米蛋白质生物价为 60。稻米中含有丰富的维生素 B_1 和无机盐，如钙、磷、铁等，其中粳米比糯米磷含量高，钙含量低。稻米为我国人民的主食之一，特别是南方以稻米为主。

（二）糙米

糙米是稻米加工去壳后仍保留些许外层组织的稻米，故而其口感较粗，质地紧密。与普通精致白米相比更富有维生素、矿物质与膳食纤维，被视为一种绿色的健康食品。糙米由于含较高的膳食纤维、B族维生素和维生素E，不仅有预防脚气病的食疗功效，对维持人体血糖平衡也有重要作用。近年来营养专家从糙米中提取出一种抗癌化合物——肮酶，发现其能抑制肝癌和结肠癌的生长，并能阻止皮肤癌的转移。因此，多食糙米有益健康。

（三）黑米

黑米又称黑粳米，因色素在果皮层的浓厚沉积，呈黑色和紫色而得名。黑米为米中珍品，有"黑珍珠"的美誉。黑米外表纯黑发亮，香味独特，有黑籼米和黑糯米两种。著名品种有江苏的常熟鸭血糯米、建湖和武进香血糯米、宜兴紫香糯米、广西东兰墨米、贵州惠水黑糯米、云南墨江紫米等。

黑米的营养价值高于普通大米，其蛋白质的含量高达16.24%；必需氨基酸含量为5.2%，为普通大米的2倍；赖氨酸含量比普通大米高30%～60%；各种维生素的含量比普通大米高1倍左右。黑米富含矿物质，比普通大米含铁高3倍，含钙高3～5倍。黑米具有显著的食疗功效，长期食用可治头晕、目眩、贫血、腰腿酸软等症。据《本草纲目》记载，黑米有滋阴补肾、健脾暖肝、明目活血之功效。

黑米可煮饭、煮粥，或作为八宝粥的原料之一。

（四）小米

小米又称粟、粟米，禾本科狗尾草属，是我国最早食用和种植的禾本科植物，比稻米要早。小米分为糯性小米和粳性小米两类。主要品种有山东省金乡县的金米，色金黄色，粒小，油性大，含糖高，质软味香；山东省章丘的龙山米，其品质与金米相似，黏度、甜度高于金米；河北省蔚县桃花镇的桃花米，色黄、粒大、油润、味佳。

小米的营养价值高于大米，热量也比大米高，特别是蛋白质和维生素 B_1、维生素 B_2 的含量明显高于大米。每百克小米含有蛋白质9 g，脂肪3.1 g，碳水化合物73.5 g，其中胡萝卜素、维生素 B_1、铁的含量较为丰富。小米具有独特的保健作用，不但气味香、甜糯、营养好、易于消化吸收，而且有促进食欲、健脾和胃、滋养肾气、补虚清热的功效。小米粥是产妇、病人、婴幼儿的理想食物。中医认为小米粥表面漂浮的一层形如油膏的黏稠物为"米油"，营养极为丰富，其"可代参汤"；李时珍谓，食此米油"百日则肥白"。焖小米饭的锅巴，中医称为黄金粉、焦饭，有补气健脾、消积止泻的功效。小米对脾虚久泻、食积腹痛、小儿消化不良有显著的食疗作用。

小米是组成主食的主要谷物之一，特别是西北地区群众常以小米作为主食。

（五）大麦

大麦是禾本科小麦族大麦属作物，因麦粒、麦苗均大于小麦，故名大麦。藏族同胞的主食青稞就是大麦的一种。

大麦含淀粉、蛋白质、钙、磷和尿囊素等成分。尿囊素有促进溃疡愈合的作用。大麦的成分与小麦类似，但膳食纤维丰富，含量高于小麦，因此不如小麦口感好。大麦芽可以入药，有健胃消食作用；焦大麦清暑祛湿、解生津，是麦茶的原料。

大麦是酿造啤酒和制造麦芽糖的主要原料之一。

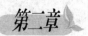

第二节　豆类及其制品的营养价值

一、豆类的营养特点

豆类按食用部分的主要营养成分可分为两大类：一类为高蛋白质型，含蛋白质较高（35%～40%），较少碳水化合物（25%～30%），中等脂肪（15%～20%），如大豆（黄豆、黑豆和青豆）等；另一类为高碳水化合物型（55%～70%），蛋白质含量相对较低（20%～30%），少量脂肪（5%以下），如豌豆、蚕豆、绿豆、赤小豆、芸豆等。

1. 大豆的营养特点

大豆含有35%～40%的蛋白质，是谷类的3～5倍，为植物性食品中含蛋白质最多的食品，黑豆的蛋白质甚至高达50%。大豆的蛋白质为优质蛋白，其氨基酸组成接近人体需要，除蛋氨酸质量分数略低外，其余与动物性蛋白质相似。

大豆约含脂肪15%～20%，其中不饱和脂肪酸占85%，且以亚油酸最多，高达55%左右。此外，大豆脂肪中还含有1.64%的大豆磷脂和抗氧化能力较强的维生素E。

大豆中碳水化合物含量为25%～30%，其中一半是可供人体利用的，以五碳糖和糊精比例较大，淀粉较少；另一半是人体不能消化吸收的棉籽糖和水苏糖，存在于大豆细胞壁，在肠道细菌作用下发酵产生二氧化碳和氨，可引起腹胀。

此外，大豆还含有丰富的钙、磷、铁，但由于大豆中膳食纤维等抗营养因子的影响，钙和铁的消化吸收率不高。大豆中的硫胺素、核黄素、烟酸等B族维生素质量分数较谷类多，并含有一定量的胡萝卜素和维生素E。

2. 其他豆类的营养特点

1）豌豆

豌豆种子的形状因品种不同而有所不同，大多为圆球形，还有椭圆、扁圆、凹圆、皱缩等形状。颜色有黄白、绿、红、玫瑰、褐、黑等。荷兰豆就是豆荚类豌豆，炒食后颜色翠绿，清脆可口。豆苗是豌豆萌发出叶的幼苗，鲜嫩清香，最适宜做汤。它们的营养价值与豌豆大致相同。

豌豆中蛋白质的质量分数为20%～25%，以球蛋白为主，氨基酸组成中色氨酸的质量分数较多，蛋氨酸相对较少。脂肪含量极少。碳水化合物含量约为57%～60%，幼嫩的青豌豆籽粒中含有一定量的蔗糖，因而带有甜味。

豌豆中的B族维生素较为丰富，幼嫩籽粒还有少量维生素C。钙、铁在豌豆中较多，但消化吸收率不高。在豌豆荚和豆苗的嫩叶中富含维生素C和能分解体内亚硝胺的酶，具有抗癌、防癌的作用。豌豆与一般蔬菜有所不同，所含的止权酸、赤霉素和植物凝素等物质，具有抗菌消炎、增强新陈代谢的功能。荷兰豆和豆苗中含有较为丰富的膳食纤维，可以防止便秘，有清肠作用。

中医认为，豌豆味甘、性平，归脾经、胃经；具有益中气、止泻痢、调营卫、利小便、消痈肿、解乳石毒之功效；主治脚气、痈肿、乳汁不通、脾胃不适、呃逆呕吐、心腹胀痛、口渴泻痢等病症。

2）红小豆

红小豆又称赤小豆，为豆科植物赤豆的种子。多呈赤褐色或暗紫色，籽粒长圆形，两端钝圆，脐白色。广泛食用的豆沙即用红小豆制成。

红小豆营养丰富，每百克红小豆含蛋白质 20.2 g、脂肪 0.6 g、碳水化合物 55.7 g、钙 74 mg、磷 305 mg、铁 7.4 mg，以及胡萝卜素、维生素 B_1、维生素 B_2、维生素 E 等。现代医学研究证明：红小豆含有皂草甙物质成分，具有通便、利尿和消肿作用，能解酒、解毒，对于肾脏病和心脏病，均有一定的疗效。中医认为红小豆味甘酸、性平、利水除湿、活血排脓、消肿解毒，可治水肿、脚气、黄疸、泻痢、便血、痈肿。红小豆煎汤，连服数日，可用于治疗慢性肾炎水肿。古代《本草纲目》中记载称"赤小豆，多食令人脚软"，是因摄食过多、利尿过度所致。

3）绿豆

绿豆又称青小豆、吉豆，因其色绿而得名。其颜色分为青绿、黄绿、墨绿三种。以色浓绿而富有光泽、粒大整齐为最好。著名品种有安徽的明光绿豆、河北的宣化绿豆、山东的龙口绿豆等。绿豆是我国人民喜爱的药食兼食物，且是用来生产粉丝、粉皮、粉条、凉粉、绿豆糕、绿豆芽的原料之一。

绿豆的营养和药用价值均很高。早在明朝时，我国大药物学家李时珍就把它盛赞为"济世良谷""食中要物"。绿豆每百克含蛋白质 21.6 g。绿豆所含蛋白质比谷类高 1~3 倍，所含氨基酸种类齐全，赖氨酸的含量比动物食物还高。绿豆蛋白属于完全蛋白质。绿豆每百克含脂肪 0.8 g、碳水化合物 55.6 g。此外，还含有丰富的钙、磷、铁、胡萝卜素、维生素 B_1、维生素 B_2、烟酸。据古代《本草纲目》记载，绿豆味甘、性凉、清热解毒、解暑、利水消肿、润喉止渴、明目、清胆养胃。现代医学认为，绿豆能降低血脂和胆固醇，有较明显的解毒、保肝作用，还可促进机体吞噬细胞数量增加、功能增强。长期食用绿豆可减肥、养颜、增强细胞活性、促进新陈代谢、降压，还可预防心血管病的发生。我国民间历来就有食用绿豆防病的习惯，如用绿豆治暑热烦渴、水肿、泻痢、丹毒、痈肿等热毒。误食了某些毒物以后，可用绿豆汤解毒。

3. 豆类的抗营养因素

（1）蛋白酶抑制剂。是一些能抑制人体内胰蛋白酶、胃蛋白酶、糜蛋白酶的抑制剂。

（2）胀气因子。豆类中含有的低聚糖经大肠细菌发酵，产生二氧化碳、甲烷、氢气等，使人腹胀不适。

（3）植酸。会妨碍钙和铁的吸收。

（4）皂甙和异黄酮。大豆中的皂甙和异黄酮都具有苦涩或豆腥味，影响大豆制品的风味和质量，但是大豆异黄酮和皂甙也具有保健和医疗作用。大豆异黄酮具有预防骨质疏松、防止心血管疾病、延缓女性衰老的功效。皂甙具有降低血清胆固醇含量的作用。

（5）植物红细胞凝血素。植物红细胞凝血素是能凝集人和动物血液的一种蛋白质。可影响动物的生长，加热即被破坏。

二、豆制品的营养特点

我国豆制品的种类很多，常见豆制品包括非发酵性的大豆制品（如豆浆、豆腐、豆腐干、腐竹等）、发酵性大豆制品（如腐乳、豆豉、臭豆腐等）。淀粉类豆制品还可制作粉丝、粉皮等。

（一）豆腐

由于在加工豆腐时大豆经过浸泡、磨浆、过滤、煮浆等工序，去除了大量的粗纤维和植酸，蛋白质受热变性，大豆中的胰蛋白酶抑制剂被破坏，从而大豆中的蛋白质的利用率有所提高。豆腐的消化吸收率达 95% 以上。豆腐营养丰富，含有铁、钙、磷、镁等人体必需的多种微量元素，还含有糖类、植物油和丰富的优质蛋白，素有"植物肉"之美称。两小块豆腐即可满足一个人一天钙的需要量。豆腐不含胆固醇，为高血压、高血脂、高胆固醇症及动脉硬化、冠心病患者的药膳佳肴，也是儿童、病弱者及老年人补充营养的食疗佳品。豆腐含有丰富的植物雌激素，对防治骨质疏松症有良好的作用。还有抑制乳腺癌、前列腺癌及血癌的功能，豆腐中的甾固醇、豆甾醇，均是抑癌的有效成分。

（二）豆腐干

豆腐干经压榨成形，水分大量排出，含水量只有 65% ～78%，各种营养成分由此而浓缩。豆腐干营养丰富，含有大量蛋白质、脂肪、碳水化合物，还含有钙、磷、铁等多种人体所需的矿物质。可补充钙质，防止因缺钙引起骨质疏松，促进骨骼发育，对小儿、老人的骨骼生长极为有利。

（三）豆浆

豆浆是中国人常用的饮料，是将大豆用水泡后磨碎、过滤、煮沸而成。豆浆营养非常丰富，且易于消化吸收。由于萃取了大豆中的可溶性蛋白质，其蛋白质质量分数可达 2.5% ～5%，脂肪、碳水化合物接近牛奶，但是较牛奶的脂肪质量分数少，且不饱和脂肪酸比例大。而且，豆浆含有丰富的植物蛋白、磷脂、维生素 B_1、维生素 B_2、烟酸和铁、钙等矿物质。豆浆是防治高血脂、高血压、动脉硬化等疾病的理想食品。多喝煮熟的鲜豆浆可预防老年痴呆症，防治气喘病。豆浆对于贫血病人的调养，比牛奶作用要强，以喝热豆浆的方式补充植物蛋白，可以使人的抗病能力增强，调节中老年妇女内分泌系统，减轻并改善更年期症状，延缓衰老，减少青少年及女性面部青春痘、暗疮的发生，使皮肤白皙润泽，还可以达到减肥的功效。豆浆是一种胶体，而非溶液，含有大豆皂甙、异黄酮、卵磷脂等有防癌健脑作用的特殊保健因子。

第三节　坚果类的营养特点

坚果亦称硬果，是果壳较为坚硬的一类食品原料。一般分为富含油脂类坚果（如花生、核桃、葵花子、腰果、南瓜子、西瓜子、松子、榛子等）和富含淀粉类坚果（如栗子、莲子、芡实、白果等）。因坚果具有独特的营养特点，所以越来越被人们所重视和喜爱。

一、坚果的营养特点

坚果是一类营养丰富的食品，其共同特点是低水分和高能量，富含各种矿物质和 B 族维生素。就营养素含量而言，油脂类坚果优于淀粉类坚果。但是坚果含能量较多，不可多食，以免能量摄入过剩而导致肥胖。

1. 蛋白质

坚果是植物蛋白质良好的补充。油脂类坚果蛋白含量多在 12% ～22%，澳洲坚果蛋白质含量较低，多为8%～9%，而西瓜子和南瓜子的蛋白质含量高达30%以上。淀粉类坚果的蛋白质含量较低，栗子为4%～5%，芡实为8%左右，而银杏和莲子与油脂类坚果相当，在12%以上。坚果类蛋白质氨基酸组成各有特点，但因缺乏一种或多种必需氨基酸，生物价较低。如澳洲坚果不含色氨酸，花生、榛子和杏仁缺乏含硫氨基酸，核桃缺乏蛋氨酸和赖氨酸。巴西坚果则富含蛋氨酸，葵花子中含硫氨基酸丰富，但缺乏赖氨酸。所以坚果与其他食物一起食用可发挥蛋白质的互补作用，提高蛋白质的营养价值。

2. 脂肪

脂肪是油脂类坚果的重要成分。油脂类坚果的脂肪含量达40%以上，所以坚果类食物是一类高能量食品，每百克可提供500～700 kcal的能量。有些产量高的油脂类坚果，如花生、葵花子、芝麻等是我国植物油的重要来源。坚果含有的脂肪多为不饱和脂肪酸，不饱和脂肪酸除了是构成人体细胞膜的重要结构，促进生长发育，参与炎症、免疫、内分泌及生殖系统的功能外，还可降低血胆固醇和心血管病的风险。

3. 碳水化合物

淀粉类坚果是碳水化合物的良好来源，淀粉含量都在60%以上，可与粮谷类食物一起烹调，做成莲子粥、栗子窝头等。坚果类还含有低聚糖和多糖类物质。淀粉类坚果膳食纤维含量为1.2%～3.0%，虽然富含淀粉，但血糖生成指数较精制米面低。油脂类坚果可消化的碳水化合物含量较少，但是膳食纤维含量较高。

4. 维生素

坚果是维生素E和B族维生素如维生素B_1、烟酸和叶酸的良好来源。油脂类坚果含有大量维生素E，某些坚果如榛子、核桃、花生、葵花子中含少量胡萝卜素，而一些坚果，如鲜板栗和杏仁含有一定量的维生素C。

5. 矿物质

坚果富含钾、镁、磷、钙、铁、锌等元素，是多种微量元素的良好来源。美国杏仁和榛子是钙的较好来源。芝麻富含铁、锌、铜、锰等元素，是传统的补充微量元素的食品。一般来讲，油脂类坚果矿物质含量高于淀粉类坚果。

二、几种坚果的营养价值

（一）花生

花生为豆科植物，主要品种有普通型、蜂腰型、多粒型、珍珠豆型四类。花生滋养补益，有助于延年益寿，所以民间又称"长生果"，并且和黄豆一样被誉为"植物肉""素中之荤"。

花生的营养价值比粮食类高，它含有大量的蛋白质和脂肪，特别是不饱和脂肪酸的含量很高，很适宜制作各种营养食品。其优质蛋白，可与鸡蛋、牛奶、肉类等一些动物性食品相媲美。花生中含有多种维生素和无机盐，花生中的维生素E和一定量的锌，能增强记忆力，抗老化，延缓脑功能衰退，滋润皮肤。

花生中的维生素K有止血作用；花生红衣的止血作用比花生更是高出50倍，对多种出血性疾病都有良好的止血功效。

花生中的不饱和脂肪酸有降低胆固醇的作用，有助于防治动脉硬化、高血压和冠心病。花生中含有一种生物活性物质——白藜芦醇，可以防治肿瘤类疾病，同时也是降低血小板聚集性，预防和治疗动脉粥样硬化、心脑血管疾病的化学预防剂。

花生纤维组织中的可溶性纤维被人体消化吸收时，会像海绵一样吸收液体和其他物质，然后膨胀成胶带体随粪便排出体外，从而降低有害物质在体内的积存和所产生的毒性作用，减少肠癌发生的机会。

花生性平，味甘，入脾、肺经。具有健脾和胃、润肺化痰、滋养调气、清咽止咳之功效。主治营养不良，食少体弱，燥咳少痰，咯血，齿衄、鼻衄，皮肤紫斑，脚气，产妇乳少等病症，扶正补虚、悦脾和胃、润肺化痰、滋养补气、清咽止痒、治诸血症、增强记忆力、抗老化、延缓脑功能衰退、滋润皮肤、防治动脉硬化、防治高血压和冠心病、利水消肿、止血生乳。

（二）核桃

核桃又称胡桃、羌桃，与扁桃、榛子、腰果并称为"世界四大干果"，既可以生食、炒食，也可以榨油。核桃仁即核桃中剥出来的仁，不仅味美，而且营养价值很高，被誉为"万岁子""长寿果"。

核桃仁营养丰富，有较多的蛋白质及人体必需的不饱和脂肪酸，这些成分皆为大脑组织细胞代谢的重要物质，能滋养脑细胞，增强脑功能；核桃仁有防止动脉硬化、降低胆固醇的作用。此外，核桃还可用于治疗非胰岛素依赖型糖尿病；核桃对癌症患者还有镇痛、提升白细胞及保护肝脏等作用；核桃仁含有大量维生素E，经常食用有润肌肤、乌须发的作用，可以令皮肤滋润光滑，富于弹性；当感到疲劳时，嚼些核桃仁，有缓解疲劳和压力的作用。

核桃还具有促进葡萄糖利用、胆固醇代谢和保护心血管的功能。

核桃味甘、性温，入肾经、肺经、大肠经；可补肾、固精强腰、温肺定喘、润肠通便。主治肾虚喘嗽、腰痛脚弱、阳痿遗精、小便频数、石淋、大便燥结。分心木（核中木质隔层）味苦、性温，补肾、涩精。可破血祛瘀，用于血滞经闭、血瘀腹痛、蓄血发狂、跌打瘀能等病症，还可润燥滑肠，用于肠燥便秘的大便难解。本品苦泄散瘀，入肝经血分，有较强的活血调经、祛瘀生新之功，适于血分瘀滞较重者。此外，兼有润肠、止咳之功。

（三）葵花子

葵花子又名葵瓜子、天葵子、葵子，是向日葵的种子。葵花子中含油量超过40%，超过大豆的含油量，因此，葵花子一般被用作榨油原料。世界上葵花子产量仅次于大豆，是重要的油料作物之一。我国也用作小食品食用。

葵花子营养丰富，含丰富的油脂、优质蛋白、钾、磷、钙、镁、硒元素及维生素E、维生素B_1等营养元素，且脂肪多为不饱和脂肪酸。其所含丰富的钾元素对保护心脏功能、预防高血压有颇多益处；葵花子含有丰富的维生素E，有防止衰老、提高免疫力、预防心血管疾病的作用。葵花子仁中所含植物固醇和磷脂，能够抑制人体内胆固醇的合成，防止血浆胆固醇过多，可防止动脉硬化。葵花子仁还有调节脑细胞代谢、改善其抑制机能的作用，故可用于催眠，有助于治疗失眠等症状。

从中医角度来说，葵花子性平，味甘，有化痰定喘、平肝祛风、驱虫等功效，因此适合高脂血症、动脉硬化和高血压患者及神经衰弱的失眠者食用。

（四）腰果

腰果营养十分丰富，含脂肪高达47%，含蛋白质21.2%，含碳水化合物22.3%，且含维生素 A、维生素 B_1、维生素 B_2 及矿物质，特别是其中的锰、铬、镁、硒等微量元素，具有抗氧化、防衰老、抗肿瘤和抗心血管病的作用。有很好的软化血管的作用，对保护血管、防治心血管疾病大有益处。而所含脂肪多为不饱和脂肪酸，是高血脂、冠心病患者的食疗佳果。可以润肠通便、润肤美容、延缓衰老。经常食用腰果可以提高机体抗病能力，增进性欲，使体重增加。无论是油炸、盐渍、糖饯，皆香美可口，风味独特。

中医学认为，腰果味甘，性平，无毒。可治咳逆、心烦、口渴。腰果香美可口，并有一定的食疗作用，故颇得青睐，喜食者众。但食之过多，常会出现一些过敏症状，故不能一次过多食用。

（五）栗子

栗子，又名板栗，素有"干果之王"的美称。栗子可代粮，与枣、柿子并称为"铁杆庄稼""木本粮食"，是一种价廉物美、富有营养的滋补良药。

栗子不仅含有大量淀粉，而且含有蛋白质、脂肪、B 族维生素等多种营养成分，所含的丰富的不饱和脂肪酸和维生素、矿物质，能防治高血压病、冠心病、动脉硬化、骨质疏松等疾病，是抗衰老、延年益寿的滋补佳品。栗子含有核黄素，常吃栗子对日久难愈的小儿口舌生疮和成人口腔溃疡有益。栗子是碳水化合物含量较高的干果品种，能供给人体较多的热能，并能帮助脂肪代谢，具有益气健脾、厚补胃肠的作用。

栗子含有丰富的维生素 C，能够维持牙齿、骨骼、血管肌肉的正常功用，可以预防和治疗骨质疏松、腰腿酸软、筋骨疼痛、乏力等，延缓人体衰老，是老年人理想的保健果品。

栗子味甘，性温，入脾、胃、肾经；养胃健脾，补肾强筋，活血止血。主治脾胃虚弱、反胃、泄泻、体虚腰酸腿软、吐血、衄血、便血、金疮、折伤肿痛等。应用于肾亏引起的小便频繁、腰腿无力。

栗子对人体的滋补功能，可与人参、黄芪、当归等相媲美，对肾虚有良好的疗效，故又称为"肾之果"，特别是老年肾虚、大便溏泻者更为适宜，经常食用能强身愈病。

（六）莲子

莲子为睡莲科植物莲成熟的种子，是常见的滋补之品，有很好的滋补作用，可制作冰糖莲子汤、银耳莲子羹，或用它制作八宝粥。古人认为经常服食，百病可祛，因它"享清芳之气，得稼穑之味，乃脾之果也"。

鲜莲子中含有碳水化合物 67.20%（主要为淀粉），脂肪 2.00%，蛋白质 17.20%，还含有多种维生素和无机盐。

莲子善于补五脏不足，通利十二经脉气血，使气血畅而不腐，莲子所含氧化黄心树宁碱对鼻咽癌有抑制作用，这一切构成了莲子的防癌抗癌的营养保健功能；莲子所含非结晶形生物碱 N-9 有降血压作用；莲子芯所含生物碱具有显著的强心作用，莲芯碱则有较强的抗癌及抗心律不齐的作用，故莲子具有强心安神之用，且莲子碱有平抑性欲的作用，对于青年人梦多、遗精频繁或滑精者，服食莲子有良好的止遗涩精作用；莲子中所含的棉籽糖，是老少皆宜的滋补品，对于久病、产后或老年体虚者，更是常用的营养佳品。

莲子性平、味甘涩，入心、脾、肾、大肠经；养心神，益肾气，健脾胃，涩大肠；主治夜寐多梦、失眠、健忘、心烦口渴、腰痛脚弱、耳目不聪、遗精、淋浊、久痢、虚泻、妇女崩漏带下及胃虚不欲饮食等病症。莲子心味道极苦，却有显著的强心作用，能扩张外周血管，降低血压；莲子心还有很好的祛心火的功效，可以治疗口舌生疮，并有助于睡眠。

（七）杏仁

杏仁含有丰富的营养物质。杏仁有苦甜之分，甜杏仁可以作为休闲小吃，也可做凉菜用；苦杏仁一般用来入药，且有毒，不能多吃。

甜杏仁和日常吃的干果大杏仁偏于滋润，有一定的补肺作用。杏仁还含有丰富的黄酮类和多酚类成分，这种成分不但能够降低人体内胆固醇的含量，还能显著降低心脏病和很多慢性病的发病危险。杏仁还有美容功效，能促进皮肤微循环，使皮肤红润光泽。

甜杏仁性平，味甘、辛，无毒；苦杏仁性温味苦，有毒。二者皆有宣肺止咳，降气平喘，润肠通便之功效，杀虫解毒之功效，主治咳嗽、喘促胸满、喉痹咽痛、肠燥便秘、虫毒疮疡。

第四节　果蔬类的营养特点

一、果蔬类的营养特点

蔬菜和水果主要供给人们维生素、无机盐和糖类，是膳食中胡萝卜素、维生素 C、维生素 B_2、钙和铁等无机盐及膳食纤维的主要来源。

蔬菜和水果所含蛋白质较低，除豆荚蔬菜的蛋白质含量稍高外，其他蔬菜、水果的蛋白质含量均较低。蔬菜和水果含脂肪量也较少，因此果蔬类不是热能的主要来源。

蔬菜水果中因含有丰富的钾、钙、镁等呈碱性元素，故为碱性食物。因此，果蔬类可以调节人体的酸碱平衡。

果蔬中含有丰富的纤维素和果胶，虽不能为人体消化吸收，但可以促进胃肠蠕动和消化腺分泌，增进胃动力，预防消化道癌症的发生。

（一）蔬菜的种类及营养成分

我国居民膳食中常吃的蔬菜主要是叶菜类、根茎类、豆荚类、瓜茄类、菌类等。

蔬菜的含水量一般在 90% 以上，这使得其中营养素的含量看起来较低，但营养素密度不低。

1. 碳水化合物

蔬菜中的碳水化合物包括可溶性糖、淀粉和膳食纤维。

大部分蔬菜的碳水化合物含量较低，仅为 2%～6%，几乎不含有淀粉。然而，根和地下茎之类储藏器官的碳水化合物含量比较高，其中大部分是淀粉。芋类和薯类是某些地区居民膳食热量的重要来源，有时把它们归为主食。含较多糖分的胡萝卜（红）和某些品种的胡萝卜（黄）介于两者之间，一般碳水化合物含量为 7%～8%。

蔬菜中纤维素、半纤维素等膳食纤维含量较高，鲜豆类为 1.5%～4.0%；叶菜类通常达 1.0%～2.2%；瓜类较低，为 0.2%～1.0%。在主食精制程度越来越高的现代饮食中，蔬菜中的膳食纤维在膳食中具有重要的意义。

菌类中的碳水化合物主要是菌类多糖，如香菇多糖、银耳多糖等，它们具有多种保健作用。海藻类中的碳水化合物则主要属于可溶性膳食纤维的海藻多糖，如褐藻胶、红藻胶、卡拉胶等，能够促进人体排出多余的胆固醇和体内的某些有毒、致癌物质，对人体有益。

薯类食品也常常作为主食应用，但它同时也可以作为蔬菜食用。从营养特点上来看介于谷类和蔬菜之间。

2. 蛋白质和脂肪

新鲜蔬菜的蛋白质含量通常在 3% 以下。在各种蔬菜中，以鲜豆类、菌类和深绿色叶菜的蛋白质含量较高。蔬菜蛋白质质量较佳，但数量不多，如菠菜、豌豆苗、豇豆、韭菜等的限制氨基酸均是含硫氨基酸，赖氨酸则比较丰富，可和谷类发生蛋白质营养互补。菌类的赖氨酸丰富。如每日摄入绿叶蔬菜 400 g，按照 2% 的蛋白质含量计算，可从蔬菜中获得 8 g 蛋白质，达每日需要量的 13%，也是不可忽视的蛋白质营养来源。

蔬菜中的脂肪低于 1%，属于低能量食品。

3. 维生素

蔬菜在膳食中的重要意义是含有谷类、豆类、动物性食品中所缺乏的维生素 C，以及能在体内转化为维生素 A 的胡萝卜素。此外，蔬菜中含有除维生素 D 和维生素 B_{12} 之外的各种维生素，包括维生素 B_1、维生素 B_2、维生素 B_6、烟酸、泛酸、生物素、叶酸、维生素 E 和维生素 K，是维生素 B_2 和叶酸的重要膳食来源。菌类中还含有维生素 B_{12}。蔬菜中胡萝卜素的含量与颜色有明显的关联。深绿色叶菜和橙黄色蔬菜中胡萝卜素的含量最高；浅色蔬菜中胡萝卜素含量较低。维生素 C 含量与颜色无关，每百克中含量多为 10～90 mg。

维生素 C 含量较高的蔬菜有青椒、辣椒、菜花、苦瓜、芥蓝等。胡萝卜素含量较高的有菠菜、空心菜、苋菜、落葵（木耳菜）、绿菜花、胡萝卜等。深绿色叶菜和花类蔬菜的维生素 B_2 含量较高，一般为 0.10 mg/100 g 左右。维生素的具体含量受品种、栽培、储存和季节等因素的影响而变动很大。

菌类和藻类的维生素 C 含量不高，但核黄素、烟酸和泛酸等 B 族维生素的含量较高。许多菌类和海藻类都以干制品形式出售，按重量计的营养素含量很高，但是它们在日常生活中食用量不大，而且烹调前水发后，水溶性营养素的损失较大。

由于我国人民消费奶类、柑橘类水果和果汁较少，蔬菜是膳食中维生素 A 和维生素 C 的主要来源，也是维生素 B_2 的重要来源。如每天摄入 400 g 绿叶蔬菜，约可获得 0.4 g 核黄素，相当于每日推荐供给量的三分之一左右。

4. 矿物质

蔬菜富含矿物质，对人体调节膳食酸碱平衡十分重要。蔬菜为高钾低钠食品，也是钙和铁的重要膳食来源。不少蔬菜中的钙含量超过了 100 mg/100 g，如油菜和油菜薹、苋菜、萝卜缨、茴香、芹菜等。

绿叶蔬菜铁含量较高，为 2～3 mg/100 g。部分菌类蔬菜富含铁、锰、锌等微量元素。蔬菜中的铁为非血红素铁，其吸收利用率受膳食中其他多种因素的影响，生物利用率比动物性食品低。蔬菜中的维生素 C 可促进其吸收，但是一些蔬菜如菠菜、空心菜、茭白等含有较多草酸，会影响钙、铁等矿物质的吸收和利用，在烹调、加工时应加以注意。

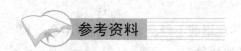

参考资料

什么是深色蔬菜

　　蔬菜根据其颜色深浅可以分为深色蔬菜和浅色蔬菜，深色蔬菜的营养价值一般优于浅色蔬菜。深色蔬菜指深绿色、红色、橘红色、紫红色蔬菜，富含胡萝卜素，尤其是富含β胡萝卜素，是中国居民维生素 A 的主要来源。此外，深色蔬菜还含有其他多种色素物质，如叶绿素、叶黄素、番茄红素、花青素等，以及其中的芳香物质，它们赋予蔬菜特殊而丰富的色彩、风味和香气，有促进食欲的作用，并呈现一些特殊的生理活性。

　　常见的深绿色蔬菜有菠菜、油菜、冬寒菜、芹菜叶、空心菜、莴笋叶、芥菜、西蓝花、西洋菜、小葱、茼蒿、韭菜、萝卜缨等。

　　常见的红色、橘红色蔬菜有西红柿、胡萝卜、南瓜、红辣椒等。

　　常见的紫红色蔬菜有红苋菜、紫甘蓝等。

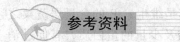

选择蔬菜有讲究

　　蔬菜的品种很多，不同蔬菜的营养价值相差很大，只有选择不同品种的蔬菜并合理搭配才有利于健康。建议每天摄入多种蔬菜 300～500 g。首先鼓励选择新鲜和应季蔬菜，以免蔬菜储存时间过长，造成一些营养物质流失。另外，在条件允许的情况下，尽可能选择食用多种蔬菜。鉴于深色蔬菜的营养优势，应特别注意摄入深色蔬菜，使其占到蔬菜总摄入量的一半，还要注意增加十字花科蔬菜、菌藻类食物的摄入。腌菜和酱菜含盐较多，维生素损失较多，应少吃。吃马铃薯、芋头、莲藕、山药等含淀粉较多的蔬菜时，要适当减少主食，以避免能量摄入过多。

（二）水果的种类及营养成分

　　根据水果的含水量不同，一般可分为干果和鲜果两大类。根据水果的品种不同，一般可分为浆果类、仁果类、核果类、柑橘类、瓜果类等。

　　水果中的碳水化合物包括淀粉、蔗糖、果糖和葡萄糖，鲜果中碳水化合物含量多在 10% 左右，干果可达 70%～80%。未成熟果实中淀粉含量较高，成熟之后淀粉转化为单糖或双糖。水果和蔬菜一样，含有除维生素 D 和维生素 B_{12} 之外的所有维生素，但含量远低于绿叶蔬菜。水果中硫胺素和核黄素的含量通常低于 0.05 mg/100 g。部分水果含有丰富的维生素 C，如鲜枣、猕猴桃、山楂、柑橘、草莓、桂圆等，大部分水果的维生素 C 含量明显低于蔬菜。黄色果肉的水果中含胡萝卜素，如杏果、柑橘、枇杷、黄杏、菠萝等，但除杏果外，含量均不及绿叶蔬菜的水平。水果中的矿物质含量不及蔬菜，但干制后水分含量降低使矿物质浓缩，因此葡萄干、杏干、无花果干、柿饼等干果是矿物质的丰富食物来源，具有特殊品质口感。

总的来说，水果的营养价值较蔬菜逊色，但是因其食用前不经烹调，营养素不会受损失，而且富含有机酸、芳香物质等，因此也是膳食的必要成分。

野生蔬菜和野生水果的营养素含量往往高于蔬菜和水果，特别是胡萝卜素、核黄素、维生素C和钙、铁等营养素。野果的维生素C含量一般达每百克鲜重数百至数千毫克，如酸枣、刺梨、沙棘等。野生蔬菜和水果中所富含的膳食纤维、生物类黄酮、有机酸类等都是有益健康的重要物质。有机酸可增加食欲、帮助消化、帮助矿物质的吸收；生物类黄酮具有增强毛细血管的通透性、增强抵抗力、增进维生素C的生物效应等作用，并可作为抗氧化剂应用。此外，许多蔬菜和水果尚有特殊的保健效果和药用价值。

二、几种果蔬的营养价值

（一）西红柿

西红柿，学名番茄，又称洋柿子。相传西红柿最早生长在南美洲，因色彩娇艳，人们对它十分警惕，视为"狐狸的果实"，又称狼桃，只供观赏，不敢品尝。现在它是不少人餐桌上的美味。

西红柿含有丰富的胡萝卜素，维生素B和维生素C，尤其是维生素P的含量居蔬菜之冠。西红柿含有丰富的维生素、矿物质、碳水化合物、有机酸及少量的蛋白质，有促进消化、利尿、抑制多种细菌的作用。西红柿中的维生素D可保护血管，预防高血压。西红柿中有谷胱甘肽，可推迟细胞衰老、提高人体抗癌能力。西红柿中的胡萝卜素可保护皮肤的弹性，促进骨骼钙化，防治小童佝偻病、夜盲症和眼干燥症。此外，西红柿中还含有番茄红素、苹果酸、柠檬酸等。

番茄红素可保护人体不受香烟和汽车废气中致癌毒素的侵害，并可提高人体的防晒功能。近年来，美国、德国科学家发现，西红柿制品中的番茄红素可防癌、抗癌，特别是可防治前列腺癌。番茄红素含有对心血管具有保护作用的维生素和矿物质元素，能减少心脏病的发作。番茄红素具有独特的抗氧化能力，能清除自由基，保护细胞，使脱氧核糖核酸及基因免遭破坏，能阻止癌变进程。

西红柿中的维生素C，有生津止渴、健胃消食、凉血平肝、清热解毒、降低血压之功效，对高血压、肾脏病人有良好的辅助治疗作用。多吃西红柿可抗衰老，使皮肤保持白皙。西红柿中的烟酸能维持胃液的正常分泌，促进红细胞的形成，有利于保持血管壁的弹性和保护皮肤，所以食用西红柿对防治动脉硬化、高血压和冠心病也有帮助。西红柿多汁，可以利尿，肾炎病人也宜食用。

（二）土豆

土豆，学名马铃薯。人们对土豆有许多亲昵的称呼，法国人称它为"地下苹果"；德国人称它为"地梨"；俄罗斯人称它为"第二面包"。在我国，土豆也有不少美称，东北叫它"土豆"，西北人叫它"洋芋"，华北地区叫它"山药蛋"，江浙一带叫它"洋番芋"。

土豆营养丰富。土豆中的蛋白质比大豆还好，最接近动物蛋白。土豆还含有丰富的赖氨酸和色氨酸，这是一般粮食所不可比拟的。土豆还是富含钾、锌、铁的食物，所含的钾可预防脑血管破裂。它所含的蛋白质和维生素C，均为苹果的10倍；维生素B_1、维生素B_2、铁和磷含量也比苹果高得多；糖分和钙质与苹果相当，只有胡萝卜素的含量比苹果少一点。从营养角度看，它的营养价值相当于苹果的 3.5 倍。

近年来，土豆还作为减肥食物受到欧美国家人们的喜爱。土豆同大米相比，所产生的热量较低，并且只含有 0.1% 的脂肪。土豆是低热能、多维生素和微量元素的食物，是理想的减肥食品。如果把它作为主食，每日坚持有一餐只吃土豆，对减去多余脂肪会很有效。

此外，科学证明，含钾高的食物可以降低中风的发病率。每百克土豆含钾高达 300 mg。专家认为，每周吃 5～6 个土豆可使中风概率下降 40%。

中医认为，土豆有和胃、调中、健脾、益气的作用，对胃溃疡、习惯性便秘、热咳及皮肤湿疹也有治疗功效。土豆所含的纤维素细嫩，对胃肠黏膜无刺激作用，有解痛或减少胃酸分泌的作用。常食土豆已成为防治胃癌的辅助疗法。土豆对消化不良的辅助治疗也有效，是胃病和心脏病患者的优质保健食品。

（三）菠菜

菠菜，又称赤根菜，其叶片、叶梗色泽翠绿，细嫩柔软，生食、熟食、作馅皆宜。全国各地均有种植。菠菜按叶分为尖叶、圆叶及大叶菠菜三种类型。菠菜是营养很丰富的蔬菜之一。菠菜中含有矿物质、胡萝卜素、维生素、铁质、磷脂、草酸和丰富的核黄素等。胡萝卜素的含量很高，维生素 K 是绿叶植物中含量最高的。维生素 B_2、维生素 C、维生素 PP 和铁、钙的含量也比较高，但可惜的是菠菜含有较多的草酸，影响钙的吸收，也不宜和其他含钙多的食物一起食用。补救的方法是先用开水将菠菜烫一下，这样可除去部分草酸。

（四）大白菜

大白菜，又称结球白菜，其心叶洁白鲜嫩，质细味美，是供食用的部分。大白菜按其成熟期的不同，可分为早熟、中熟及晚熟三种类型。大白菜质地脆嫩，营养丰富，荤素皆宜，味道清鲜适口，含有丰富的矿物质、维生素、蛋白质、粗纤维、胡萝卜素，以及分解致癌物质亚硝胺的糖酶。大白菜耐储存和运输，是秋、冬、春季重要蔬菜之一。由于在秋、冬、春季大白菜是人们餐桌上的重要蔬菜，甚至是主要蔬菜，所以，尽管大白菜中的维生素 C、维生素 B_2 和钙的含量不很丰富，却仍然是人们所需维生素的重要来源之一。大白菜含锌的数量之高，在蔬菜中是屈指可数的，含铜、锰、钼和硒也很丰富。

（五）圆白菜

圆白菜，学名结球甘蓝，又称包心菜、洋白菜、莲花白，其菜叶洁白脆嫩，食用方法有多种，全国各地均有栽培。圆白菜依叶球的形状可分平心形圆白菜、圆头形圆白菜、尖头形圆白菜三种类型。圆白菜的营养价值比大白菜略强一点，其维生素 C 的含量要高出大白菜一半左右，胡萝卜素的含量也略高于大白菜。圆白菜还含有较多的微量元素钼，维生素 P 的含量在蔬菜中也名列前茅。

此外，圆白菜富含叶酸，这是甘蓝类蔬菜的一个优点，怀孕的妇女、贫血患者应当多吃些圆白菜。

（六）油菜

油菜，又称青菜、黑白菜。油菜是十字花科植物油菜的嫩茎叶，原产我国，颜色深绿，帮如白菜，属十字花科白菜的变种。南北广为栽培，四季均有供产。油菜按其叶柄颜色不同有白梗菜和青梗菜两种。白梗菜，叶绿色，叶柄白色，直立，质地脆嫩，苦味小而略带甜味；青梗菜，叶绿色，叶柄淡绿色，扁平微凹，肥壮直立，植株矮小，叶片肥厚，质地脆嫩，略有苦味。

油菜是营养很丰富的蔬菜之一。其胡萝卜素和钙的含量都很高，维生素 B_1、维生素 B_2、维生素 PP、维生素 C 和铁的含量也都比较高。油菜的营养素含量及其食疗价值可称得上是蔬菜中的佼佼者。据测定，油菜中含多种营养素，所含的维生素 C 比大白菜高出 1 倍多。

油菜中所含的植物激素，能够增加酶的形成，对进入人体内的致癌物质有吸附排斥作用，故有防癌功能。此外，油菜还能增强肝脏的排毒机制，对皮肤疮疖、乳痈有治疗作用。油菜低脂肪，富含膳食纤维，可用来降血脂，具有治疗多种便秘、预防肠道肿瘤的作用。

油菜味辛、性温、无毒，入肝经、肺经、脾经；茎、叶可以消肿解毒，治痈肿丹毒、血痢、劳伤吐血；种子可行滞活血，治产后心、腹诸疾及恶露不下、蛔虫肠梗阻。

（七）芹菜

芹菜，又称旱芹，是一种别有风味的香辛蔬菜。叶柄是它的食用部分。芹菜叶柄鲜嫩，清脆，可炒或拌食。芹菜中含的芹菜酸还有降低血压的作用。我国各地都有栽培。芹菜分本芹（中国类型）和洋芹（欧洲类型）两种。本芹又依颜色分白、绿两个类型。

芹菜中含有蛋白质、脂肪、碳水化合物、纤维素、维生素、矿物质等营养成分。其中，维生素 B、维生素 P 的含量较多，矿物质元素钙、磷、铁的含量更是高于一般绿色蔬菜。其中铁含量为西红柿的 20 倍左右。芹菜叶中还含有丰富的胡萝卜素和多种维生素等。蛋白质含量比一般瓜果蔬菜高 1 倍。胡萝卜素含量是茎的 88 倍，维生素 C 的含量是茎的 13 倍，维生素 B_1 的含量是茎的 17 倍，蛋白质的含量是茎的 11 倍，钙的含量超过茎 2 倍。可见，芹菜叶的营养价值的确不容忽视。

芹菜作为蔬菜的一种，别具芳香，能增强食欲，而且芹菜叶、茎中含有挥发性的甘露醇，对人体健康十分有益。芹菜茎中那层丝是粗纤维，价值很高。

芹菜是一种具有很好药用价值的植物。芹菜含铁量较高，是缺铁性贫血患者的佳蔬。芹菜是辅助治疗高血压病及其并发症的首选之品。对于血管硬化、神经衰弱患者亦有辅助治疗作用。芹菜汁还有降血糖作用。经常吃些芹菜，可以中和尿酸及体内的酸性物质，对预防痛风有较好的作用。

芹菜含有锌元素，是一种性功能食品，能促进人的性兴奋，西方称为"夫妻菜"，曾被古希腊的僧侣列为禁食。泰国的一项研究发现，常吃芹菜能减少男性精子的数量，可能对避孕有所帮助。

（八）辣椒

辣椒属茄科，一年生或多年生蔬菜。辣椒老熟后可晒制辣椒干。

尖辣椒的营养成分有胡萝卜素（维生素 A 原）及维生素 B、维生素 C 和维生素 D。由于辣椒含辛辣物质，能开肠胃、助消化，特别是冬季食用还能起御寒作用。

辣椒辛温，能够通过发汗而降低体温，并缓解肌肉疼痛，因此具有较强的解热镇痛作用；辣椒强烈的香辣味能刺激唾液和胃液的分泌，增加食欲，促进肠道蠕动，帮助消化。

辣椒的有效成分辣椒素是一种抗氧化物质，它可阻止有关细胞的新陈代谢，从而终止细胞组织的癌变过程，降低癌症细胞的发生率；辣椒素还能够促进脂肪的新陈代谢，防止体内脂肪积存，有利于降脂、减肥、防病。

辣椒的食疗作用为味辛、性热，入心经、脾经；有温中散寒，开胃消食的功效；主治寒滞腹痛，呕吐，泻痢，冻疮，脾胃驱寒，伤风感冒等症。

辣椒虽好，但食用过多辣椒素会剧烈刺激胃肠黏膜，引起胃痛、腹泻并使肛门烧灼刺疼，诱发胃肠疾病，促使痔疮出血。辣椒是大辛大热之品，患有火热病症或阴虚火旺、高血压病、肺结核病的人应慎食。

（九）青椒

青椒，学名甜椒，又称青柿子椒、灯笼椒、菜椒、翠椒、海椒。青椒是辣椒的一种，但是青椒果实较大，辣味较淡，甚至根本不辣，作蔬菜食用而不是作为调味料。由于它翠绿鲜艳，新培育出来的品种还有红、黄、紫等多种颜色，因此不但能自成一菜，还被广泛用于配菜。

青椒果实中含有极其丰富的营养，维生素 C 含量比茄子、西红柿还高。青椒含有芬芳辛辣的辣椒素，能增进食欲、帮助消化，也可以加工成干制品。青椒含有抗氧化的维生素和微量元素，能增强人的体力，缓解因工作、生活压力造成的疲劳。青椒还含有丰富的维生素 K，可以防治坏血病，对牙龈出血、贫血、血管脆弱有辅助治疗作用。

（十）韭菜

韭菜是一种主要的香辛蔬菜。韭菜的叶是主要的食用部分，茎、花也可食用。韭菜是营养丰富的蔬菜，它的胡萝卜素的含量很高，维生素 B_2、维生素 C、维生素 PP 及钙、磷、铁的含量也比较高，青韭和黄韭的营养价值低于韭菜。韭菜还含有纤维素、蛋白质、糖、维生素 A 和挥发油等。在风寒料峭、百蔬萧条的早春，民间有"黄韭试春盘"的食俗。

现代医学研究证明，韭菜除了含有较多的纤维素，能增强肠胃蠕动，除对预防肠癌有极好的效果外，也含有挥发性精油及含硫化合物，更具有降低血脂的作用，所以食用韭菜对高血脂及冠心病患者颇有好处。

韭菜不仅是常用蔬菜，而且具有药用价值。除了可降低血脂外，温补肝肾、助阳固精的作用也很突出，因此在药典上有"起阳草"之称，可与现今的"伟哥"媲美。韭菜不但是调味的佳品，而且是富含营养的佳蔬良药。

此外，韭菜有温中行气、散血解毒、保暖、健胃整肠的功效，对反胃呕吐、消渴、鼻血、吐血、尿血、痔疮以及创伤瘀肿等症，都有相当的缓解作用。

韭菜叶和根有散瘀、活血、止血、止泻补中、助肝通络等功效，适用于跌打损伤、噎膈反胃、肠炎、吐血、鼻血、胸痛等症。

韭菜子有固精、助阳、补肾、治带暖腰膝的功能，适用于阳痿、早泄、遗精、多尿等症。

（十一）胡萝卜

胡萝卜营养价值高，又称小人参、菜人参。胡萝卜含蛋白质、脂肪、糖类、胡萝卜素、钙、铁、锰、钴、氟及叶酸等营养素，具有降血脂、降血压、抗癌、减少细胞病变、促进排便及强壮心脏等药理作用。其性味甘、微温，具有滋补五脏、清热解毒、保肝明目及补肾强精等功效。

由于胡萝卜包含大量的维生素 A 与 β 胡萝卜素，因此具有促进眼内感光色素生成的能力，并能预防夜盲症，加强眼睛的辨色能力，也能优化眼睛疲劳与眼睛干燥的问题。

胡萝卜具有预防癌症的作用。据美国一项针对芝加哥地区经常食用红萝卜的族群的研究发现，500 人中仅发现 2 例肺癌，而不常吃胡萝卜的族群患癌的概率则是前者的 7 倍；加拿大哥伦比亚大学癌症研究小组也在实验中发现，胡萝卜里的 β 胡萝卜素与维生素 A 可以减少癌症患者体内 75% 的致癌细胞。

胡萝卜还具有抗氧化作用，胡萝卜中富含的维生素 A、维生素 C、维生素 E 及 β 胡萝卜素、茄红素，这些都是相当良好的抗氧化剂，很少有一种蔬果能像胡萝卜一样，拥有这么全方位的抗氧化成分。β 胡萝卜素在人体中可转化为维生素 A，再加上胡萝卜原本就拥有的维生素 A，能够增强上皮组织的完整与生长，促进胶原细胞的合成，让皮肤水嫩漂亮，防止肌肤干裂。

此外，胡萝卜还具有调节免疫功能，预防感冒的功效。β 胡萝卜素可帮助番茄红素预防心血管疾病的发生。胡萝卜中的纤维素可预防便秘，促进新陈代谢。因此，胡萝卜适合各种体质者食用。

（十二）蘑菇

我国古代把蘑菇称为菌、茸、苏、菇等，通常口蘑、平菇、草菇和香菇一起并称为对人体有益的常用"四大食用菌"。蘑菇是高蛋白、低脂肪、富含天然维生素的食物。现在，蘑菇已成为世界各地人民都非常喜爱的美味，美国人称它为"上帝的食品"，日本人说它是"植物食品的顶峰"，很多国家的人民视它为"菜中之王"。蘑菇从其营养价值方面来说具有以下功效。

（1）提高机体免疫力：蘑菇的有效成分可增强 T 淋巴细胞功能，从而提高机体抵御各种疾病的免疫力。

（2）镇痛、镇静：巴西某研究机构从蘑菇中提取到的一种物质具有镇痛、镇静的功效，据说其镇痛效果可代替吗啡。

（3）止咳化痰：将蘑菇提取液用于动物实验，发现其有明显的镇咳、稀化痰液的作用。

（4）通便排毒：蘑菇中含有人体难以消化的粗纤维、半粗纤维和木质素，可保持肠内水分平衡，还可吸收余下的胆固醇、糖分，将其排出体外，对预防便秘、肠癌、动脉硬化、糖尿病等都十分有利。

（5）蘑菇含有酪氨酸酶，对降低血压有明显效果。

（十三）苦瓜

苦瓜是适合糖尿病患者食用的瓜菜，含胰岛素、蛋白质、脂肪、碳水化合物、维生素 C、粗纤维、胡萝卜素、苦瓜甙、磷、铁和多种矿物质、多种氨基酸等。苦瓜具有以下功效。

（1）苦瓜具有清热消暑、养血益气、补肾健脾、滋肝明目的功效，对治疗痢疾、疮肿、中暑发热、痱子过多、结膜炎等病有一定的功效。

（2）苦瓜的维生素 C 含量很高，具有预防坏血病、保护细胞膜、防止动脉粥样硬化、提高机体应激能力、保护心脏等作用。

（3）苦瓜中的有效成分可以抑制正常细胞的癌变和促进突变细胞的复原，具有一定的抗癌作用。

（4）苦瓜中的苦瓜素被誉为"脂肪杀手"，能使摄取的脂肪和多糖减少。具有清热祛心火、解毒、明目、补气益精、止渴消暑、治痢的作用。

（5）苦瓜含有苦瓜皂苷（又称皂甙），具有降血糖、降血脂、抗肿瘤，预防骨质疏松，调节内分泌，抗氧化、抗菌及提高人体免疫力等药用和保健功能。

（十四）冬瓜

冬瓜表面有一层白粉状的物质，好像冬天所结的白霜，故又称白瓜。冬瓜果呈圆、扁圆或长圆形，大小因果种不同而不同，皮绿色，果肉厚，白色，疏松多汁，味淡，嫩瓜或老瓜均可食用。

冬瓜含有矿物质和维生素较多，不含脂肪，含热能极低，且高蛋白质、低脂肪、低淀粉，含有丰富的天冬酰胺等。冬瓜具有以下诸多功效。

（1）利尿消肿：冬瓜含维生素 C 较多，且钾盐含量高，钠盐含量较低，高血压、肾脏病、水肿病等患者食之，可达到消肿而不伤正气的作用。

（2）减肥：冬瓜中所含的丙醇二酸能有效地抑制糖类转化为脂肪，加之冬瓜本身不含脂肪，热量不高，对于防止人体发胖具有重要意义，还有助于体形健美。

（3）清热解暑：冬瓜性寒味甘，清热生津，避暑除烦，在夏日服食尤为适宜。

（十五）西瓜

西瓜的肉质分紧肉和沙瓤，果肉含有多种人体所需的营养成分和有益物质，西瓜果肉中含蛋白质、葡萄糖、蔗糖、果糖、苹果酸、瓜氨酸、谷氨酸、精氨酸、磷酸、内氨酸、丙酸、乙二醇、甜菜碱、腺嘌呤、蔗糖、萝卜素、胡萝卜素、番茄烃、六氢番茄烃、维生素 A、维生素 B、维生素 C 及钙、磷、铁等矿物质成分，挥发性成分中含多种醛类。西瓜果肉所含瓜氨酸、精氨酸成分，能促进鼠肝中的尿素形成，而产生利尿作用。新鲜西瓜皮盐腌后可作小菜，西瓜生食能解渴生津，解暑热烦躁，有"天生白虎汤"之称。我国民间谚语云："夏日吃西瓜，药物不用抓。"说明暑夏最适宜吃西瓜，不但可解暑热，还可以补充水分，号称夏季瓜果之王，是夏季消暑良品。

西瓜子中含脂肪油、蛋白质、维生素 B_2、淀粉、戊聚糖、丙酸、尿素、蔗糖等。种子含一种皂样成分，有降血压作用，亦能缓解急性膀胱炎。

西瓜虽好，但是糖尿病患者和易胀气的人禁吃西瓜。西瓜和许多含糖量高的水果是在肠内而不是在胃里消化的，应当与其他食品分开吃、空腹吃或者食用其他食品两个小时后再吃。

（十六）橘子

橘子常与柑子一起被统称为柑橘，颜色鲜艳，酸甜可口，是日常生活中最常见的水果之一。橘子含有苹果酸、柠檬酸、琥珀酸、胡萝卜素、葡萄糖及多种维生素等成分。橘子营养价值很高，是低热量、低脂肪的水果，每百克含有 0.7 g 蛋白质、0.6 g 脂肪、57 cal 热量。含有非常丰富的蛋白质、有机酸、维生素及钙、磷、镁、钠等人体必需的元素，这是其他水果所难以比拟的。橘子具有以下功效。

（1）橘子富含维生素 C 与柠檬酸，前者具有美容作用，后者则具有消除疲劳的作用。

（2）橘子内侧薄皮含有膳食纤维及果胶，可以促进通便，可降低胆固醇。

（3）橘皮苷可以加强毛细血管的韧性，降低血压，扩张心脏的冠状动脉，故橘子是预防冠心病和动脉硬化的食品。研究证实，食用柑橘可以降低沉积在动脉血管中的胆固醇，有助于使动脉粥样硬化发生逆转。

（4）在鲜柑橘汁中，有一种抗癌活性很强的物质"诺米灵"，它能使致癌化学物质分解，抑制和阻断癌细胞的生长，能使人体内除毒酶的活性成倍提高，阻止致癌物对细胞核的损伤，保护基因的完好。

橘子不但营养价值高，而且还具有健胃、润肺、补血、清肠、利便等功效，可促进伤口愈合，对败血病等有良好的辅助疗效。

（十七）菠萝

菠萝作为鲜食，肉色金黄，香味浓郁，甜酸适口，清脆多汁。加工制品菠萝罐头被誉为"国际性果品罐头"，还可制成多种加工制品，广受消费者的欢迎。

菠萝营养丰富，含多种维生素，其中维生素 C 含量高达 42 mg/100g。此外，钙、铁、磷等含量丰富。菠萝中有一种酶——菠萝蛋白酶，它能溶血栓，防止血栓形成，减少脑血管病和心脏病的死亡率。取菠萝捣烂绞汁，每次半茶杯，凉开水冲服，具有清热生津之功效。

菠萝味甘酸、性平，对肾炎水肿、高血压、支气管炎有疗效。适用于脾肾气虚、消渴、小便不利等病症。但临床上发现有些人吃菠萝后会引起过敏，俗称"菠萝病"或"菠萝中毒"，在食用 15 分钟至 1 小时左右即出现腹痛、恶心、呕吐、腹泻，同时出现过敏症状如头疼、头昏、皮肤潮红、全身发紫、四肢及口舌发麻，严重的会突然晕倒，甚至会出现休克等症状，因此有菠萝过敏史者忌食。

（十八）苹果

苹果酸甜可口，营养丰富，是老幼皆宜的水果之一。它的营养价值和医疗价值都很高，被越来越多的人称为"大夫第一药"。许多美国人把苹果作为瘦身必备之物，每周节食一天，这一天只吃苹果，号称"苹果日"。

苹果含丰富的糖类，主要含蔗糖、还原糖，并含有蛋白质、脂肪、多种维生素及钙、磷、铁、钾等矿物质；还含有苹果酸、奎宁酸、柠檬酸、酒石酸、单宁酸、黏液质、果胶、胡萝卜素，果皮含三十蜡烷。

日本果树研究所的人体试验表明，每天吃两个苹果，3 周后受试者血液中的甘油三酯水平降低了 21%。苹果的果胶进入人体后，能与胆汁酸结合，像海绵一样吸收多余的胆固醇和甘油三酯，然后排出体外。同时，苹果分解的乙酸有利于这两种物质的分解代谢。苹果中的维生素、果糖、镁等也能降低它们的含量。苹果含有充足的钾，可与体内过剩的钠结合并排出体外，从而降低血压。英国著名药理学家苏珊·奥尔里奇博士发现，苹果中所含的多酚及黄酮类物质能有效预防心脑血管疾病。

苹果中的多酚能够抑制癌细胞的增殖。研究表明，苹果中含有的黄酮类物质是一种高效抗氧化剂，它不但是最好的血管清理剂，而且是癌症的克星。假如人们多吃苹果，患肺癌的概率能减少 46%，得其他癌症的概率也能减少 20%。

苹果中的原花青素能预防结肠癌抗氧化作用，苹果里含有的栎精可使脑细胞的抗氧化能力明显增强，而红苹果又比黄苹果和绿苹果好。所以，对于老年痴呆症和帕金森综合征患者来说，苹果是最好的食品。

苹果中含有能增强骨质的矿物元素硼与锰。美国的一项研究发现，硼可以大幅度增加血液中雌激素和其他化合物的浓度，这些物质能够有效预防钙质流失。医学专家认为，停经妇女如果每天能够摄取 3 克硼，那么她们的钙质流失率就可以减少 46%，绝经期妇女多吃苹果，有利于钙的吸收和利用，防治骨质疏松。苹果果胶属于可溶性纤维，不但能促进胆固醇代谢，有效降低胆固醇水平，更可促进脂肪排出体外。

（十九）梨

梨的果肉脆嫩多汁，香味浓，号称"百果之宗"。因其鲜嫩多汁，酸甜适口，所以又有"天然矿泉水"之称。营养成分有蛋白质、脂肪、碳水化合物、硫胺素、核黄素、烟酸、苹果酸、柠檬酸、果糖、蔗糖、葡萄精、维生素 B_1、维生素 B_2、维生素 C 等有机成分；还含有钾、钠、钙、镁、硒、铁、锰等无机成分及膳食纤维素。梨具有以下功效。

（1）梨中含有丰富的 B 族维生素，能保护心脏，减轻疲劳，增强心肌活力，降低血压。

（2）梨所含的苷元及鞣酸等成分，能祛痰止咳，对咽喉有养护作用。

（3）梨有较多糖类物质和多种维生素，易被人体吸收，可增进食欲，对肝脏具有保护作用。

（4）梨性凉并能清热镇静，常食能使血压恢复正常，改善头晕目眩等症状。

（5）食梨能防止动脉粥样硬化，抑制致癌物质亚硝胺的形成，从而防癌抗癌。

（6）梨中的果胶含量很高，有助于消化、通利大便。

中医认为，梨能生津、润燥、清热、化痰，适用于热病伤津烦渴、消渴症、热咳、痰热惊狂、噎膈、口渴失音、眼赤肿痛、消化不良等症。梨果皮具有清心、润肺、降火、生津、滋肾、补阴之功效。梨的根、枝叶、花有润肺、消痰清热、解毒之功效。民间对其有"生者清六腑之热，熟者滋五脏之阴"的说法。因此，生吃梨能明显解除上呼吸道感染患者所出现的咽喉干、痒、痛、音哑，以及便秘尿赤等症状。

梨籽含有木质素，是一种不可溶纤维，能在肠子中溶解，形成像胶质的薄膜，能在肠子中与胆固醇结合而排除。梨籽含有硼，可以预防妇女骨质疏松症。硼充足时，记忆力、注意力、心智敏锐度会提高。

（二十）香蕉

香蕉香味清幽，肉质软糯，甜蜜爽口，果肉中含碳水化合物、蛋白质、脂肪等有机营养成分，钙、磷、铁、钾等无机成分及维生素（A、B、C、E、D）和胡萝卜素等，含盐量很低，几乎不含胆固醇。

香蕉营养价值高，属于高钾食品，钾离子可强化肌力及肌耐力，因此特别受运动员的喜爱。香蕉有助于降低血压，其所含的钾对人体中的钠具有抑制作用，多吃香蕉，可降低血压，预防高血压和心血管疾病。研究显示，每天吃两根香蕉，可有效降低 10% 血压。但是并非人人适宜吃香蕉。香蕉含钾高，患有急慢性肾炎、肾功能不全者都不适合多吃，建议这些病人每天吃香蕉，以半根为限。此外，香蕉糖分高，一根香蕉约含 120 kcal 热量（相当于半碗米饭），糖尿病患者必须注意吸取的分量不能多。

（二十一）木瓜

作为水果食用的木瓜实际是番木瓜，果皮光滑美观，果肉厚实细致、香气浓郁、汁水丰多、甜美可口、营养丰富，有"百益之果""水果之皇""万寿瓜"之雅称，是岭南四大名果之一。

木瓜果实含丰富的糖分、有机酸、苹果酸、酒石酸、枸橼酸、皂甙、黄酮类、氧化氢酶、木瓜蛋白酶、脂肪酶、粗纤维及维生素（B_1、B_2、C 等）和钙、铁等营养成分。木瓜具有以下功效。

（1）健脾消食：木瓜中的木瓜蛋白酶，可将脂肪分解为脂肪酸；现代医学发现，木瓜中含有一种酵素，能消化蛋白质，有利于人体对食物的消化和吸收，故有健脾消食之功效。

（2）抗疫杀虫：番木瓜碱和木瓜蛋白酶具有抗结核杆菌及寄生虫如绦虫、蛔虫、鞭虫、阿米巴原虫等作用，故可用于杀虫抗结核。

（3）通乳抗癌：木瓜中的凝乳酶有通乳作用，番木瓜碱具有抗淋巴性白血病之功效，故可用于通乳及治疗淋巴性白血病（血癌）。

（4）补充营养，提高抗病能力：木瓜中含有大量水分、碳水化合物、蛋白质、脂肪、多种维生素及多种人体必需的氨基酸，可有效补充人体的养分，增强机体的抗病能力。

（5）抗痉挛：木瓜果肉中含有的番木瓜碱具有缓解痉挛疼痛的作用，对腓肠肌痉挛有明显的治疗作用。

中医认为，木瓜性温、味酸，入肝经、脾经；具有消食、驱虫、清热、祛风的功效；主治胃痛、消化不良、肺热干咳、乳汁不通、湿疹、寄生虫病、手脚痉挛疼痛等病症。

（二十二）荔枝

荔枝果实呈心脏形或球形，果皮具多数鳞斑状突起，呈鲜红、紫红、青绿或青白色，果皮新鲜时呈半透明凝脂状，多汁，味甘甜。荔枝含天然葡萄糖，还有蛋白质、碳水化合物、多种维生素、粗纤维、钙、磷、铁、硫胺素、核黄素、抗坏血酸等成分。荔枝具有以下功效。

（1）荔枝所含丰富的糖分具有补充能量、增加营养的作用。研究证明，荔枝对大脑组织有补养作用，能明显改善失眠、健忘、精神疲劳等症。

（2）荔枝肉含丰富的维生素 C 和蛋白质，有助于增强机体免疫功能，提高抗病能力。

（3）荔枝中含有一种有降血糖作用的物质，对糖尿病患者十分适宜。

（4）荔枝有消肿解毒、止血止痛的作用。

（5）荔枝含有丰富的维生素，可促进微细血管的血液循环，防止雀斑的发生，令皮肤更加光滑。

荔枝味甘、酸、性温，入心经、脾经、肝经；果肉具有补脾益肝、理气补血、温中止痛、补心安神的功效；核具有理气、散结、止痛的功效。荔枝可止呃逆，止腹泻，是顽固性呃逆及五更泻者的食疗佳品，同时有补脑健身，开胃益脾，促进食欲之功效。

荔枝虽好，但不能多吃。有诗云："日啖荔枝三百颗，不辞长作岭南人。"其实不然，荔枝一次不能多吃，多吃可导致上火，引起体内糖代谢紊乱，造成"荔枝病"（低血糖）。轻者恶心、出汗、口渴、无力，重则头晕、昏迷等。因此荔枝不能多吃，尤其是儿童不宜大量食用。

（二十三）杧果

杧果味道酸甜不一，有香气，汁水多而果核大。杧果集热带水果精华于一身，被誉为"热带水果之王"。杧果的营养价值很高，胡萝卜素含量高达 3.8%，比杏子还要多出 1 倍。维生素 C 的含量也超过橘子、草莓，杧果含有糖、蛋白质及钙、磷、铁等营养成分，均为人体所必需。杧果具有以下功效。

（1）抗菌消炎：杧果未成熟的果实及树皮、茎能抑制化脓球菌、大肠杆菌等，杧果叶的提取物也同样有抑制化脓球菌、大肠杆菌的作用，可治疗人体皮肤、消化道感染疾病。

（2）防癌抗癌：杧果果实含杧果酮酸、异杧果醇酸等三醋酸和多酚类化合物，具有抗癌的药理作用；杧果汁还能增加胃肠蠕动，使粪便在结肠内停留时间缩短。因此食杧果对防治结肠癌很有裨益。

（3）祛痰止咳：杧果中所含的杧果甙有祛痰止咳的功效，对咳嗽痰多、气喘等症有辅助治疗作用。

（4）降低胆固醇、甘油三酯：杧果中含维生素 C 量高于一般水果，杧果叶中也有很高的维生素 C 含量，且具有即使加热加工处理，其含量也不会消失的特点，常食杧果可以不断补充体内维生素 C 的消耗，降低胆固醇、甘油三酯，有利于防治心血管疾病。

（5）明目：杧果的糖类及维生素含量非常丰富，尤其是维生素 A 原含量占水果之首位，具有明目的作用。

杧果性凉，味甘酸；入肺经、脾经、胃经；有益胃止呕，具有解渴利尿的功效；主治口渴咽干、食欲不振、消化不良、晕眩呕吐、咽痛音哑、咳嗽痰多、气喘等病症。

（二十四）葡萄

葡萄品种很多，鲜用或阴干备用均可。葡萄最好在摘下两天之后再食用，因为刚摘下的葡萄会在小肠中产生大量气体。葡萄的含糖量达 8% ～10%。此外，它还含有多种无机盐、维生素及多种具有生理功能的物质。葡萄含钾量也相当丰富。葡萄具有以下功效。

（1）葡萄中的糖主要是葡萄糖，能很快被人体吸收。当人体出现低血糖时，若及时饮用葡萄汁，可很快使症状缓解。

（2）法国科学家研究发现，葡萄能比阿司匹林更好地阻止血栓形成，并且能降低人体血清胆固醇水平，降低血小板的凝聚力，对预防心脑血管病有一定疗效。

（3）葡萄中含的类黄酮是一种强力抗氧化剂，可抗衰老，并可清除体内自由基。

（4）葡萄中含有一种抗癌微量元素，可以防止健康细胞癌变，阻止癌细胞扩散。葡萄汁可以帮助器官移植手术患者减少排异反应，促进早日康复。

葡萄性平、味甘酸，入肺经、脾经、肾经；有补气血、益肝肾、生津液、强筋骨、止咳除烦、补益气血、通利小便的功效；主治气血虚弱、肺虚咳嗽、心悸盗汗、风湿痹痛、淋症、水肿等症，也可用于脾虚气弱、气短乏力、水肿、小便不利等病症的辅助治疗。

（二十五）桃

人们总是把桃作为福寿祥瑞的象征，在民间素有"寿桃"和"仙桃"的美称。在果品资源中，桃以其果形美观，肉质甜美被称为"天下第一果"。桃含有蛋白质、脂肪、碳水化合物、粗纤维、维生素 C、维生素 B、钙、磷、铁、胡萝卜素和烟酸等营养成分。

桃有补益气血，养阴生津的作用，可用于大病之后、气血亏虚、面黄肌瘦、心悸气短者；桃的含铁量较高，是缺铁性贫血病人的理想辅助食物；桃含钾多，含钠少，适合水肿病人食用；桃仁有活血化瘀、润肠通便作用，可用于闭经、跌打损伤等辅助治疗；桃仁提取物有抗凝血作用，并能抑制咳嗽中枢而止咳，同时能使血压下降，可用于高血压病人的辅助治疗。

桃肉味甘酸、性温，入胃经、大肠经；可敛肺生津、养阴敛汗、润燥活血。桃仁味苦甘、性平、有小毒；可活血消积、润肠。桃虽好，但糖尿病人不宜多吃。

第五节　畜禽肉类的营养特点

肉类因其来源和营养特点的不同而各不相同，一般可分为畜肉类、禽肉类和内脏类。

一、畜肉类的营养特点

畜肉包括猪、牛、羊等大牲畜肉。其中，蛋白质、维生素和矿物质的含量随动物的种类、年龄、肥育度和部位的不同而有很大差异。畜肉是膳食中蛋白质、脂肪和 B 族维生素的重要来源。

1. 蛋白质

畜肉的瘦肉中含有 10%～20% 的蛋白质和 0.4%～25% 的脂肪，肥肉含有 90% 左右的脂肪，蛋白质含量仅 2%～3%。

蛋白质含量最高的部位是里脊，即背最长肌；奶脯部分最低。例如，猪里脊的蛋白质含量达 21%，而奶脯仅 8%。然而，结缔组织中的蛋白质如胶原、弹性蛋白等因为缺乏色氨酸，其生物价值极低。

猪肉的蛋白质含量较低，平均仅在 15% 左右；牛肉较高，达 20% 左右；羊肉的蛋白质含量介于猪肉和牛肉之间；兔肉蛋白质含量也达 20% 左右。

2. 脂肪

畜肉中脂肪的含量与畜种、部位、年龄、肥育度等关系密切。畜肉脂肪中饱和脂肪酸较多，其比例达 50% 以上，还含有一定量的胆固醇。熔点可达 40 ℃ 以上，在体温下仍不液化，因此较难消化。

3. 维生素

畜肉含有较多 B 族维生素，其中瘦肉所含的维生素 B_1 最高。猪肉的维生素 B_1 含量较高，对于以精白米为主食的膳食是很好的补充。牛肉中叶酸含量较高。瘦肉中的维生素 A、维生素 D、维生素 E 均很少。肥肉的主要成分是脂肪，维生素含量较低。

4. 无机盐

畜肉是铁、磷等矿物质的重要来源。肉类中的铁以血红素铁的形式存在，生物利用率高，吸收率不受食物中各种干扰物质的影响。此外，畜肉中锌、铜、硒等微量元素较丰富，其吸收利用率比植物性食品高。畜肉钙含量很低，例如，猪肉的含钙量仅为 6 mg/100 g 左右，而磷含量较高，达 120～180 mg/100 g。

二、禽肉类的营养特点

鸡、鸭、鹅、鹌鹑、火鸡、鸵鸟等统称禽类，以鸡为代表。它们被称为"白肉"，与被称为"红肉"的畜肉相比，在脂肪含量和质量方面具有优势。

1. 蛋白质

去皮鸡肉和鹌鹑的蛋白质含量比畜肉稍高，为 20% 左右。鸭、鹅肉的蛋白质含量分别为 16% 和 18%。禽肉的蛋白质也是优质蛋白，生物价与猪肉和牛肉相当。

2. 脂肪

在各种肉用禽类中，火鸡和鹌鹑的脂肪含量较低，为 3% 以下；鸡和鸽子的脂肪含量类似，为 14%～17%；鸭和鹅的脂肪含量达 20% 左右。因肥育度不同，脂肪含量也有很大的差异。肥育禽类如肥育肉鸡、填鸭等的脂肪含量可达 30%～40%。

禽类的翅膀部分含有较多脂肪，可达 12% 以上。胸脯肉的脂肪含量很低，通常仅有 3%～5%。

禽肉脂肪中的饱和脂肪酸含量低于家畜肉，脂肪中不饱和脂肪酸的含量高于畜肉。其中油酸约占 30%，亚油酸约占 20%，在室温下呈半固态。禽肉中结缔组织较柔软，脂肪分布均匀，所以禽肉比家畜肉鲜嫩味美，并且也易于消化，因而营养价值高于畜类脂肪。胆固醇含量与畜肉相当。

3. 维生素

禽肉中 B 族维生素含量丰富，特别是富含烟酸。例如，鸡胸脯肉中含烟酸 10.8 mg/100 g。

4. 无机盐

与畜肉相同，禽肉中铁、锌、硒等矿物质含量很高，但钙的含量不高。禽类肝脏和血中的铁含量可达 10～30 mg/100 g，可称铁的最佳膳食来源。

三、内脏类的营养特点

一般来说，心、肝、肾等内脏器官含脂肪少而蛋白质含量较高。例如，猪肝的蛋白质含量在 20% 左右，而脂肪含量仅 3.5% 左右。心、肾等的蛋白质含量在 15% 以上，脂肪含量在 5% 以下。但是，脏器中含有较多的胆固醇，如瘦猪肉中含胆固醇 77 mg/100 g，肥猪肉 107 mg/100 g，而猪肝为 368 mg/100 g，是瘦肉中的 4～5 倍。

肝是各种维生素在动物体内的储藏场所，是维生素 A、维生素 D、维生素 B_2 的极好来源。羊肝中的维生素 A 含量高于猪肝，我国中医学很早就懂得用羊肝来治疗因维生素 A 缺乏而引起的夜盲症。除此之外，肝脏中还含有少量维生素 C 和维生素 E。心、肾等内脏的维生素含量均较瘦肉高。

肝脏也是铁的储藏器官，含铁量为各部位之冠。血液和脾脏也是膳食铁的优质来源。

心脏和胗也是营养丰富的食物。

四、几种常见的肉类食品的营养价值

（一）猪肉

猪肉为我国人们食用量最多的肉类之一。猪肉为人们提供优质蛋白质和必需的脂肪酸。猪瘦肉可提供血红素铁和促进铁吸收的半胱氨酸，能改善缺铁性贫血。但是，猪肉脂肪中饱和脂肪酸含量较高，还有一定量的胆固醇，对心脑血管疾病患者不利，应适量食用。

猪肉味甘咸、性平，入脾、胃、肾经；补肾养血，滋阴润燥；主治热病伤津、消渴羸弱、肾虚体弱、产后血虚、燥咳、便秘等症，具有补虚、滋阴、润燥、滋肝阴、润肌肤、利二便和止消渴之功效。猪肉煮汤饮下可急补由于津液不足引起的烦躁、干咳、便秘和难产。

（二）牛肉

牛肉是我国的第二大肉类食品，仅次于猪肉。牛肉蛋白质含量高，而脂肪含量低，所以味道鲜美，受人喜爱，享有"肉中骄子"的美称。

牛肉富含蛋白质，氨基酸组成比猪肉更接近人体需要，能提高机体抗病能力。牛瘦肉中含有丰富的铁，对生长发育及术后、病后调养的人在补充失血、修复组织等方面特别适宜。寒冬食牛肉可暖胃，所以牛肉是该季节的补益佳品。

牛肉有补中益气、滋养脾胃、强健筋骨、化痰息风、止渴止涎之功效，适宜中气下隐、气短体虚、筋骨酸软、贫血久病及面黄目眩之人食用；水牛肉能安胎补神，黄牛肉能安中益气、健脾养胃、强筋壮骨。

牛肉味甘、性平，归脾、胃经；具有补脾胃、益气血、强筋骨、消水肿等功效。老年人将牛肉与仙人掌同食，可起到抗癌止痛、提高机体免疫功能的效果。牛肉加红枣炖服，则有助肌肉生长和促伤口愈合之功效。

（三）羊肉

羊肉是我国人民食用的主要肉类之一。羊肉富含优质蛋白和多种维生素、无机盐，较猪肉的肉质细嫩，较猪肉和牛肉的脂肪、胆固醇含量都要少。

羊肉性温，冬季常吃羊肉，不仅可以增加人体热量，帮助人体抵御寒冷，而且还能增加消化酶，保护胃壁，修复胃黏膜，帮助脾胃消化，起到抗衰老的作用；羊肉营养丰富，对肺结核、气管炎、哮喘、贫血、产后气血两虚、腹部冷痛、体虚畏寒、营养不良、腰膝酸软、阳痿早泄及一切虚寒病症均有很大裨益；具有补肾壮阳、补虚温中等作用，男士适合经常食用。

羊肉味甘、性温，入脾经、胃经、肾经、心经；温补脾胃，用于治疗脾胃虚寒所致的反胃、身体瘦弱、畏寒等症；温补肝肾，用于治疗肾阳虚所致的腰膝酸软冷痛、阳痿等症；补血温经，用于产后血虚经寒所致的腹冷痛。中国古代医学认为，羊肉是助元阳、补精血、疗肺虚、益劳损、暖中胃之佳品，是一种优良的温补强壮剂。

（四）鸡肉

鸡肉肉质细嫩，滋味鲜美，由于其味较淡，因此可用于各种料理中。鸡的品种很多，但作为美容食品，以乌鸡为佳。其性味甘温，含有蛋白质、脂肪、维生素（B_1、B_2、B_6、A、C、D）、钙、磷、铁等多种成分。

鸡肉蛋白质的含量颇多，在肉类中，可以说是蛋白质最高的肉类之一，是属于高蛋白低脂肪的食品。脂肪中不饱和脂肪酸含量较高，饱和脂肪酸含量明显低于畜肉。甲硫氨基酸的含量也很丰富，因此可弥补牛肉和猪肉的不足。同时也由于鸡肉比其他肉类的维生素 A 含量多，而在量方面虽比蔬菜或肝脏差，但与牛肉和猪肉相比，其维生素 A 的含量却高出许多。

鸡肉性平、温，味甘，入脾经、胃经；可温中益气、补精添髓；用于治疗虚劳瘦弱、中虚食少、泄泻、头晕心悸、月经不调、产后乳少、消渴、水肿、小便数频、遗精、耳聋耳鸣等。常吃鸡肉炒菜花可增强肝脏的解毒功能，提高免疫力，防治感冒和坏血病。

（五）鸭肉

鸭肉是一种美味佳肴，适于滋补，是各种美味名菜的主要原料。人们常言"鸡鸭鱼肉"四大荤。

鸭肉的蛋白质含量比畜肉高得多，且属于优质蛋白，脂肪含量适中且分布较均匀。鸭肉中的脂肪酸熔点低，易于消化。所含 B 族维生素和维生素 E 较其他肉类多，能有效抵抗脚气病、神经炎和多种炎症，还能抗衰老。鸭肉中含有较为丰富的烟酸，它是构成人体内两种重要辅酶的成分之一，对心肌梗死等心脏疾病患者有保护作用。

鸭肉性寒，味甘、咸，入脾经、胃经、肺经、肾经；可大补虚劳、滋五脏之阴、清虚劳之热、补血行水、养胃生津、止咳压惊、消积、清热健脾；治身体虚弱、病后体虚、营养不良性水肿。

（六）兔肉

兔肉包括家兔肉和野兔肉两种，在国际市场上享有盛名，被称为"保健肉""荤中之素""美容肉""百味肉"等。每年深秋至冬末间味道更佳，是肥胖者和心血管病人的理想肉食，全国各地均有出产和销售。

兔肉属高蛋白质、低脂肪、少胆固醇的肉类，质地细嫩，味道鲜美，营养丰富。与其他肉类相比较，具有很高的消化率（可达85%），食后极易被消化吸收，这是其他肉类所没有的。因此，兔肉极受消费者的欢迎。

兔肉富含大脑和其他器官发育不可缺少的卵磷脂，有健脑益智的功效；经常食用可保护血管壁，阻止血栓形成，对高血压、冠心病、糖尿病患者有益处，并可增强体质、健美肌肉；它还能保护皮肤细胞的活性，维护皮肤弹性；兔肉中所含的脂肪和胆固醇，低于其他所有肉类，而且脂肪多为不饱和脂肪酸，常吃可强身健体，但不会增肥，是肥胖患者理想的肉食，女性食之，可保持身体苗条。因此，国外妇女将兔肉称为"美容肉"。另外，常吃兔肉还有祛病强身的作用，因此，有人将兔肉称为"保健肉"。

兔肉中含有多种维生素和必需氨基酸，含有较多人体最易缺乏的赖氨酸、色氨酸，因此，常食兔肉可防止有害物质沉积，让儿童健康成长，助老人延年益寿。

兔肉味甘，性凉，入肝经、脾经、大肠经；具有补中益气、凉血解毒、清热止渴等作用；可治热气湿痹、止渴健脾、凉血、解热毒、利大肠。

（七）羊肝

羊肝作为内脏，是补肝明目的佳品。羊肝含铁丰富，铁质是产生红细胞必需的元素，一旦缺乏便会感觉疲倦，面色青白，适量进食可使皮肤红润；羊肝中富含的维生素 B_2 是人体生化代谢中许多酶和辅酶的组成部分，能促进身体的代谢；羊肝中还含有丰富的维生素 A，可防止夜盲症和视力减退，有助于对多种眼疾的治疗。

羊肝味甘、苦，性凉，入肝经；有益血、补肝、明目的作用，用于血虚萎黄羸弱、肝虚目暗昏花、雀目、青盲、障翳；可治疗夜盲、贫血；可补肺气，调水道，可治疗肺虚咳嗽、小便不利等症。其中补益效能以青色山羊肝最佳。

（八）猪腰

猪腰，即猪肾，含有蛋白质、脂肪、碳水化合物、钙、磷、铁和维生素等。猪腰具有补肾气、通膀胱、消积滞、止消渴之功效。可用于治疗肾虚腰痛、水肿、耳聋等症。

猪腰味甘咸，性平，入肾经；有补肾、强腰、益气的作用。

（九）猪蹄

猪蹄又叫猪脚、猪手。分前后两种，前蹄肉多骨少，是一种类似熊掌的美味菜肴及治病"良药"。

猪蹄和猪皮中含有大量的胶原蛋白质，在烹调过程中可转化成明胶，能有效地改善机体生理功能和皮肤组织细胞的储水功能，使细胞得到滋润，保持湿润状态，防止皮肤过早褶皱，延缓皮肤衰老。

猪蹄对于经常性的四肢疲乏、腿部抽筋、麻木、消化道出血、失血性休克、缺血性脑患者有一定辅助疗效。也适用于大手术后及重病恢复期间的老人食用。有助于青少年生长发育和减缓中老年妇女骨质疏松的速度。传统医学认为，猪蹄有壮腰补膝和通乳之功，可用于肾虚所致的腰膝酸软和产妇产后缺少乳汁之症。而且多吃猪蹄对于女性具有丰胸作用。

猪蹄性平，味甘咸；具有补虚弱、填肾精、健腰膝等功效。猪蹄作用较多，如《随息居饮食谱》所载，能"填肾精而健腰脚，滋胃液以滑皮肤，长肌肉可愈漏疡，助血脉能充乳汁，较肉尤补。"但一般多用来催乳，治产后气血不足，乳汁缺乏。

（十）百叶

牛百叶即牛胃，是牛四个胃中的第三个——瓣胃，有一层衣，像厚书皮的封面，夹着多瓣薄片，像书页，故名之。新鲜牛百叶原是黑色的，四川人爱叫毛肚，市场上见的白色牛百叶经过漂白，是冷冻食品。漂白后的牛百叶口感较爽脆，但挑选起来有讲究，应选又软又实，手感有弹性的。

牛百叶含蛋白质、脂肪、钙、磷、铁、硫胺素、核黄素、烟酸等，具有补益脾胃、补气养血、补虚益精、消渴、风眩之功效，适宜于病后虚赢、气血不足、营养不良之人。

牛百叶性平，味甘，入脾经、胃经；有补虚、益脾胃的作用。牛百叶可与薏苡仁煮粥食，或加适量橘皮、生姜煮汤服食。

（十一）鸡胗

鸡胗也称鸡胃，俗称鸡肫，是鸡杂之一。形扁圆，外有筋膜，内有肫皮，两侧为肫肉。其肉为紫红色，质韧，熟后脆嫩。宜制冷、热菜肴。韧脆适中，口感好。

鸡胗含有丰富的优质蛋白、多种维生素和无机盐。具有消食导滞、帮助消化、治食积胀满、呕吐反胃、泻痢、疳积、消渴、遗溺、牙疳口疮，以及利便、除热解烦之功效。

第六节 水产品类的营养特点

水产品类包括鱼类、软体类（牡蛎、蛤蜊、蛏子、蚶子、鱿鱼、海参、海蜇等）、虾类、甲壳类（龟、甲鱼、蟹）、海藻类（海带、紫菜、石花菜）等，种类繁多，营养各具不同特色。

一、鱼类的营养特点

鱼类分淡水鱼和海产鱼，其营养价值与畜肉类相近似，但又有所差别。鱼类食品也是营养价值较高的食品之一。

1. 蛋白质

鱼类的蛋白质含量一般为 15%～20%，其蛋白质的氨基酸组成与肉类很接近，只缺少甘氨酸，属于完全蛋白质。蛋白质中的必需氨基酸以赖氨酸、蛋氨酸、苏氨酸最为丰富，生物价（在 85 以上）较畜肉蛋白质高。鱼肉的肌纤维细而短，肌球蛋白和肌浆蛋白相互联系疏松，因此，比畜肉蛋白质易于消化，其消化率为 87%～98%。

鱼的结缔组织和软骨组织中的含氮物质主要为胶原蛋白和黏蛋白，因此，经水煮沸、冷却后的汤汁呈凝胶状态。鱼罐头如果出现澄清液或混浊汤汁，则可视其为是腐败变质的开始。

2. 脂肪

鱼类脂肪含量为 1%～10%，多数为 1%～3%，是一类低脂肪食品，但海鲫鱼含量可达 13.7%，鲥鱼脂肪高达 17%，鱼类脂肪多由不饱和脂肪酸组成，通常呈液态，易被人体消化，其消化率在 95% 左右，但容易被氧化，不易保存。

海洋鱼类中的多不饱和脂肪酸［二十碳五烯酸（EPA）和二十二碳六烯酸（DHA）］可将人体内动脉粥样硬化斑上的胆固醇运走，在血管中还有抑制血小板凝集和扩张血管的作用，可防止形成血栓和动脉粥样硬化。它们具有人体必需脂肪酸的生物活性，也是大脑所需要的营养物质，故被誉为"脑黄金"。

3. 无机盐

鱼肉含无机盐及微量元素丰富，钙、磷、钾、镁、硒含量比畜肉高；海水鱼的钙、碘含量比淡水鱼高。牡蛎中含锌特别丰富，而且吸收率比植物性食物高。

4. 维生素

鱼肉的维生素 B_2、维生素 E 都比肉类高，此外还含有较丰富的烟酸、维生素 B_{12} 和一定量的维生素 B_1，因此，鱼类也是维生素 B_2、烟酸和维生素 E 的良好来源。此外，鳝鱼、泥鳅的维生素 B_2 含量更为丰富。鱼肝和鱼油中含维生素 A 和维生素 D 极为丰富，是其他肉类不可相比的。鱼肉中含有硫胺酶，能分解维生素 B_1，所以鱼死后要尽快加工烹调，及时破坏硫胺酶，以防止维生素 B_1 损失。

二、几种水产品的营养价值

(一) 甲鱼

甲鱼又称团鱼、鼋鱼、鳖等，是一种水产爬行动物。其营养价值非常丰富，肉味特别鲜美可口。尤其是背盘、周缘柔软的"裙边"别有滋味。

甲鱼含有蛋白质、脂肪、碳水化合物、无机盐、维生素 B_1、维生素 B_2、烟酸、维生素 A 等多种营养成分。其中，蛋白质高达 17.8%，比鲜牛乳多将近 6 倍，铁相当于牛乳的 9 倍。因此，甲鱼是餐馆、酒店筵席的佳肴，是大病初愈者的良好补品。

甲鱼具有养筋、滋阴、活血等功效。常食甲鱼可降低胆固醇。其肉、甲、头、血、胆、脂肪均可入药。

(二) 虾米

虾米即海米或干虾仁，营养丰富，味道鲜美，除蛋白质含量非常丰富（高达 43.7 g/100 g）外，还含有较少脂肪和较多的钙（555 mg/100 g）、磷、铁、硒及较多的维生素 B_1、维生素 B_2 和烟酸等。

虾营养丰富，所含的蛋白质是鱼、蛋、奶的几倍到几十倍；还含有丰富的钾、碘、镁、磷等矿物质及维生素 A、氨茶碱等成分，且其肉质松软，易消化，对身体虚弱及病后需要调养的人是极好的食物。虾中含有丰富的镁，对心脏活动具有重要的调节作用，能很好地保护心血管系统，它可减少血液中胆固醇含量，防止动脉硬化，同时还能扩张冠状动脉，有利于预防高血压及心肌梗死。虾的通乳作用较强，并且富含磷、钙，对小儿、孕妇尤有补益功效。虾皮含钙量丰富，有镇静作用，常用来治疗神经衰弱、自主神经功能紊乱诸症。老年人常食虾皮，可预防自身因缺钙所致的骨质疏松症；而且老年人的饭菜里放一些虾皮，对提高食欲和增强体质都很有好处。

虾米味甘、咸，性温；具有补肾壮阳、理气开胃之功效。

(三) 海参

海参属棘皮动物，我国有 20 余种海参可供食用，如刺参、乌参、梅花参、乌元参等，都是名贵的海产。

海参是一种高蛋白、低脂肪、低胆固醇食品，每百克干海参含蛋白质 76.5 g、脂肪 1.1 g、碳水化合物 13.2 g、无机盐 4.2 g。此外，海参还含有氨基酸和维生素等多种营养成分。它不仅是味道鲜美、营养丰富的名菜，并且对老年人来说是良好的滋补品，对高血压、冠心病、肝炎等患者也具有一定的疗效。

海参含胆固醇低，脂肪含量相对少，是典型的高蛋白、低脂肪、低胆固醇食物，对高血压、冠心病、肝炎等病人及老年人堪称食疗佳品，常食对治病强身很有益处。海参含有硫酸软骨素，有助于人体生长发育，能够延缓肌肉衰老，增强机体的免疫力。海参中微量元素钒的含量居各种食物之首，可以参与血液中铁的输送，增强造血功能。最近美国的研究学者从海参中萃取出一种特殊物质——海参毒素，这种化合物能够有效抑制多种霉菌及某些人类癌细胞的生长和转移。此外，食用海参对再生障碍性贫血、糖尿病、胃溃疡等均有良效。

海参味甘、咸，性温，入心经、肾经、脾经、肺经；具有滋阴补肾、壮阳益精、养心润燥、补血、治溃疡等作用。

（四）海带

海带是一种褐色海藻，含有多种营养成分。碘含量丰富，为 24 mg/100 g，钙和铁的含量也很丰富。海带还含有相当数量的维生素 A、维生素 B_1、维生素 B_2、维生素 PP 及一定数量的维生素 B_6、维生素 B_{12}、维生素 C、维生素 E，泛酸、叶酸等。海带含有大量的纤维素和褐葆酸，几乎不含脂肪。研究表明，3～5 g 海带就相当于 150～200 g 普通蔬菜所起的作用。

海带含碘量极高，是体内合成甲状腺素的主要原料，常食可令秀发润泽乌黑。海带具有一定的药用价值，是甲状腺机能低下者的最佳食品。

海带中还含有大量的甘露醇，甘露醇具有利尿消肿的作用，可防治肾功能衰竭、老年性水肿、药物中毒等。甘露醇与碘、钾、烟酸等协同作用，对防治动脉硬化、高血压、慢性气管炎、慢性肝炎、贫血、水肿等疾病，都有较好的效果。

海带中的优质蛋白质和不饱和脂肪酸对心脏病、糖尿病、高血压有一定的防治作用。

中医认为，海带性寒、味咸，具有软坚、散结、消炎、平喘、通行利水、祛脂降压等功效，并对防治硅肺病有较好的作用。海带胶质能促使体内的放射性物质随同大便排出体外，从而减少放射性物质在人体内的积聚，也减少了放射性疾病的发生概率。

中医入药时将海带称为"昆布"，入肝经、胃经、肾经、肺经。可软坚化痰、祛湿止痒、清热行水。用于治疗甲状腺肿大、噎膈、疝气、睾丸肿痛、带下、水肿、脚气等。

（五）紫菜

紫菜为藻类植物的藻体，藻体紫色，生长在浅海岩礁上，颜色分红紫、绿紫和黑紫 3 种，干燥后均呈紫色，因可入菜而得名紫菜。它一直被视为珍贵海味之一，味道极为鲜美，深受人们喜爱。

紫菜营养丰富，含碘量很高，可用于治疗因缺碘引起的甲状腺肿大。紫菜有软坚散结功能，对其他郁结积块也有用途；富含胆碱和钙、铁，能增强记忆，治疗妇幼贫血，促进骨骼、牙齿的生长和保健；含有一定量的甘露醇，可作为治疗水肿的辅助食品。

紫菜所含的多糖可明显增强细胞免疫和体液免疫功能，可促进淋巴细胞转化，提高机体的免疫力；可显著降低血清胆固醇的总含量。

紫菜的有效成分对艾氏癌的抑制率为 53.2%，有助于脑肿瘤、乳腺癌、甲状腺癌、恶性淋巴瘤等肿瘤的防治。

紫菜味甘、咸，性寒，入肺经；具有化痰软坚、清热利水、补肾养心的功效；用于治疗甲状腺肿大、水肿、慢性支气管炎、咳嗽、瘿瘤、淋病、脚气、高血压等。

（六）鲍鱼

鲍鱼是海产贝类，自古被人们视为"海味珍品之冠"，其肉质柔嫩细滑，滋味极其鲜美，非其他海味所能比拟。

鲍鱼营养价值极高，含有丰富的蛋白质，还有较多的钙、铁、碘和维生素 A 等营养元素。鲍鱼富含球蛋白；鲍鱼肉中还含有一种被称为"鲍素"的成分，能够破坏癌细胞必需的代谢物质。鲍鱼可调整肾上腺素的分泌，具有双向性调节血压的作用。

鲍鱼性平，味甘、咸，入肝经；具有养血、柔肝、滋阴、清热、益精、明目的功能。鲍鱼能养阴、平肝、固肾；鲍鱼有调经、润燥利肠之效，可治月经不调、大便秘结等疾患；鲍鱼具有滋阴补养功效，且是一种补而不燥的海产，吃后没有牙痛、流鼻血等副作用，多吃也无妨。

（七）石斑鱼

石斑鱼体呈长椭圆形稍侧扁，口大，具辅上颌骨，牙细尖，有的扩大成犬牙。体色变异甚多，常呈褐色或红色，并具条纹和斑点，为暖水性的大中型海产鱼类。石斑鱼营养丰富，肉质细嫩洁白，类似鸡肉，素有"海鸡肉"之称。石斑鱼又是一种低脂肪、高蛋白的上等食用鱼，被我国港澳地区居民推为我国四大名鱼之一。

石斑鱼蛋白质的含量高，而脂肪含量低，除含人体代谢所必需的氨基酸外，还富含多种无机盐和铁、钙、磷及各种维生素。鱼皮胶质的营养成分，对增强上皮组织的完整生长和促进胶原细胞的合成有重要作用，被称为美容护肤之鱼。尤其适合妇女产后食用。

石斑鱼具有健脾、益气之功效。

（八）龙虾

龙虾一般体长 30 cm，体重 500 g 左右（最重的可达 5 kg），体大肉多，营养丰富，滋味鲜美，是名贵的水产品。

龙虾营养丰富，且其肉质松软，易消化，对身体虚弱及病后需要调养的人是极好的食物。龙虾中含有丰富的镁，镁对心脏活动具有重要的调节作用，能很好地保护心血管系统，它可减少血液中的胆固醇含量，防止动脉硬化，同时还能扩张冠状动脉，有利于预防高血压及心肌梗死。龙虾的通乳作用较强，并且富含磷、钙，对小儿、孕妇尤有补益功效。

海水虾性温湿，味甘、咸，入肾经、脾经；龙虾肉有补肾壮阳、通乳抗毒、养血固精、化瘀解毒、益气滋阳、通络止痛、开胃化痰之功效；适宜于肾虚阳痿、遗精早泄、乳汁不通、筋骨疼痛、手足抽搐、全身瘙痒、皮肤溃疡、身体虚弱和神经衰弱等病人食用。

第七节　蛋类及蛋制品的营养特点

蛋类主要是指鸡、鸭、鹅、鹌鹑、火鸡等禽类的蛋。各种蛋的结构和营养价值基本相似，其中食用最普遍、销量最大的是鸡蛋。蛋类在我国居民膳食结构中所占比例为 1.4%，主要提供高营养价值的蛋白质。

一、蛋的结构

蛋类的结构基本相似，主要由蛋壳、蛋膜、蛋清和蛋黄四部分组成。

蛋壳重量占全蛋重的 11% 左右，由 96% 的碳酸钙、2% 的碳酸镁和 2% 的蛋白质组成。

二、蛋的组成成分及营养价值特点

生活中常见的蛋类有鸡蛋、鸭蛋、鹅蛋、鹌鹑蛋等。蛋的微量营养成分受到品种、饲料、季节等多方面因素的影响，但蛋中宏量营养素含量总体上基本稳定，各种蛋的营养成分有共同之处，但蛋清与蛋黄两部分营养素组成有很大的不同。

1. 蛋白质

蛋含丰富的蛋白质，每百克鸡蛋含蛋白质 12.7 g，两枚鸡蛋所含的蛋白质大致相当于 150 g 鱼或瘦肉的蛋白质。鸡蛋蛋白质的消化率在牛奶、猪肉、牛肉和大米中也最高。鸡蛋蛋白质不但含有人体所需要的必需氨基酸，且氨基酸组成与人体组成模式接近，生物学价值高达 94 以上。全蛋蛋白质几乎能被人体完全吸收利用，是食物中最理想的优质蛋白质。在对各种食物蛋白质的营养质量进行评价时，常以全蛋蛋白质作为参考。全蛋中蛋清和蛋黄的比例约为 65∶35，蛋清含水分较高，所含的蛋白质占全蛋蛋白质的 54% 左右，蛋黄的蛋白质占全蛋蛋白质的 46% 左右。

2. 脂类

鸡蛋清含脂肪极少，98% 的脂肪存在于蛋黄当中。蛋黄中的脂肪几乎全部以与蛋白质结合的乳化形式存在，因而消化吸收率较高。蛋黄中脂肪含量约为 26%，胆固醇约 3%。蛋黄脂肪中的脂肪酸，以单不饱和脂肪酸（油酸）最为丰富，约占 50%，亚油酸约占 10%，其余主要是硬脂酸、棕榈酸和棕榈油酸，含微量花生四烯酸。

蛋黄是磷脂的极好来源，主要是卵磷脂和脑磷脂，此外尚有神经鞘磷脂。所含卵磷脂具有降低血胆固醇的效果，并能促进脂溶性维生素的吸收。

3. 碳水化合物

鸡蛋中碳水化合物含量极低，大约为 1%。其中微量的葡萄糖是蛋粉制作中引起褐变的原因之一，因此蛋粉在干燥之前必须采用葡萄糖氧化酶除去蛋中的葡萄糖，使其在加工储藏过程中不发生褐变。

4. 矿物质

蛋中的矿物质主要存在于蛋黄部分，蛋清部分含量较低。蛋黄中含矿物质 1.0%～1.5%，其中磷最为丰富，为 240 mg/100 g，钙为 112 mg/100 g。

蛋黄是多种矿物质的良好来源，包括铁、硫、镁、钾、钠等。蛋中含铁量较高，但以非血红素铁的形式存在。由于卵黄高磷蛋白对铁的吸收具有干扰作用，因此蛋黄中铁的生物利用率较低，仅为 3% 左右。

蛋中的矿物质含量受饲料因素影响较大。通过调整饲料成分可改变蛋中的矿物质含量，目前市场上已有富硒蛋、富碘蛋、高锌蛋、高钙蛋等特种鸡蛋或鸭蛋销售。

5. 维生素和其他微量活性物质

蛋中维生素含量十分丰富，且品种较为齐全，包括所有的 B 族维生素，维生素 A、维生素 D、维生素 E、维生素 K 和微量的维生素 C。其中绝大部分维生素 A、维生素 D、维生素 E，以及大部分维生素 B_1 都存在于蛋黄中。鸭蛋和鹅蛋的维生素含量总体而言高于鸡蛋。蛋中的维生素含量受品种、季节和饲料的影响。

禽蛋中维生素 A、维生素 B_2、维生素 B_6 和泛酸含量较高，其中最突出的是维生素 A、维生素 B_2。一枚鸡蛋约可满足成年女子一日维生素 B_2 推荐量的 13%，维生素 A 推荐量的22%。

蛋黄是胆碱和甜菜碱的良好来源，甜菜碱具有降低血脂和预防动脉硬化的功效。鸡蛋壳、蛋清、蛋黄、蛋白膜和蛋黄膜均含有一定量的唾液酸，该成分具有一定免疫活性，对轮状病毒有抑制作用。

三、几种常见蛋及蛋制品的营养价值

（一）鹌鹑蛋

鹌鹑蛋是一种很好的滋补品，在营养上有独特之处，故有"卵中佳品"之称。近圆形，个体很小，一般只有5g左右，表面有棕褐色斑点。鹌鹑蛋的营养价值不亚于鸡蛋，有较好的护肤、美肤作用。

鹌鹑蛋的营养价值较高，含有丰富的蛋白质、脑磷脂、卵磷脂、赖氨酸、胱氨酸、维生素（A、B_1、B_2）、铁、磷、钙等营养物质，可补气益血，强筋壮骨。

鹌鹑蛋味甘，性平。有补益气血、强身健脑、丰肌泽肤等功效。鹌鹑蛋对贫血、营养不良、神经衰弱、月经不调、高血压、支气管炎、血管硬化等病人具有调补作用；对有贫血、月经不调的女性，其调补、养颜、美肤功用尤为显著。

（二）皮蛋

皮蛋又称松花蛋、变蛋等，是我国传统的风味蛋制品，不仅为国内广大消费者所喜爱，在国际市场上也享有盛名。皮蛋不但是美味佳肴，而且还有一定的药用价值。

皮蛋在加工过程中其蛋白质的含量变化不大，但是由于皮蛋在制作过程中加了碱使蛋中的维生素B_1和维生素B_2受到较为严重的破坏，含硫氨基酸含量下降，镁、铁等矿物质生物利用率下降，但钠和配料中所含的矿物质含量上升。

中医认为皮蛋性凉，可治眼疼、牙疼、高血压、耳鸣眩晕等疾病。大众都可食用，火旺者最宜，少儿、脾阳不足、寒湿下痢者、心血管病、肝肾疾病患者少食。需要注意的是，皮蛋不宜与甲鱼、李子、红糖同食。

食用皮蛋应配以姜末和醋解毒；皮蛋最好蒸煮后食用；皮蛋里面还含有铅，儿童最好少吃。皮蛋不宜存放冰箱。

（三）咸鸭蛋

咸鸭蛋是一种风味特殊、食用方便的再制蛋。咸鸭蛋的生产极为普遍，全国各地均有生产，其中尤以江苏高邮咸鸭蛋最为著名，驰名中外。

咸鸭蛋含有蛋白质、磷脂、维生素（A、B_1、B_2、D）、钙、钾、铁、磷等营养物质；鸭蛋中蛋白质的含量和鸡蛋一样；鸭蛋中各种矿物质的总量超过鸡蛋很多，特别是身体中迫切需要的铁和钙在咸鸭蛋中更是丰富，对骨骼发育有益，并能预防贫血；鸭蛋含有较多的维生素B_2，是补充B族维生素的理想食品之一。

咸鸭蛋的制作过程对蛋的营养价值影响不大，只有钠含量大幅度上升，不利于高血压、心血管疾病和肾病患者，故这些患者应注意不要经常食用咸鸭蛋。由于盐的作用，咸蛋黄中的蛋白质发生凝固变性并与脂类成分分离，使蛋黄中的脂肪聚集，形成出油现象。

咸鸭蛋味甘，性凉，入心经、肺经、脾经；有滋阴、清肺、丰肌、泽肤、除热等功效；中医认为，咸鸭蛋清肺火、降阴火功能比未腌制的鸭蛋更胜一筹，煮食可治愈泻痢。其中咸蛋黄油可治小儿积食，外敷可治烫伤、湿疹。

第八节 乳及乳制品的营养特点

乳和乳制品是营养价值最高的食品之一，其营养价值是其他食物难以替代的。在众多动物食品中，乳有其特殊性，因为它是所有哺乳动物出生初期唯一的食物，能提供子代生长发育所需的各种营养物质，即使在成年之后，许多国家的居民仍然大量消费乳和乳制品，这对强健体质、维持营养平衡起到了重要的作用。

一、乳类的营养价值及其特点

乳的成分十分复杂，含有上百种化学成分，为水包油的乳状液，主要包括水分、蛋白质、脂肪、碳水化合物、矿物质、维生素等。乳类的水分含量为 86%～90%，因此它的营养素含量与其他食物比较时相对较低。

1. 蛋白质

牛乳中的蛋白质含量比较恒定，为 3.0%～3.5%，羊奶为 3.5%～3.8%，牦牛奶和水牛奶大于 4%。传统上讲，牛乳蛋白分为酪蛋白（占 80%）和乳清蛋白（占 20%）。牛乳蛋白质为优质蛋白，生物价为 85，易于消化吸收。乳蛋白质有很多优点，其营养价值远高于植物蛋白质。与其他膳食蛋白尤其是植物蛋白质合用时，可以提高蛋白质的生物学价值。如与谷物混合使用，可以弥补谷物中某些氨基酸的不足。

2. 脂肪

乳脂肪是乳的重要组成部分，乳中脂肪含量为 3%～5%。100 mL 乳中胆固醇含量约为 15 mg。与其他动物性食品相比，乳中脂肪含量及胆固醇含量比较低，而且容易消化吸收，给机体造成的负担少。因此对患有消化道疾病和肝、肾疾病的患者，乳脂肪优于其他油脂。

乳脂肪以微细的脂肪球状态分散于牛乳中，每毫升牛乳中有脂肪球 20 亿～40 亿个，直径 3 μm。羊奶脂肪球大小为牛奶的 1/3，更易消化吸收。

牛乳中已被分离出来的脂肪酸达 400 多种，包括豆蔻酸、棕榈酸、硬脂酸、油酸、丁酸等脂肪酸，这种组成特点赋予乳脂肪柔润的质地和特有的香气。

3. 碳水化合物

乳类中天然存在的碳水化合物主要为乳糖，牛乳中碳水化合物含量为 4.6%，人乳中碳水化合物含量为 7.0%。由于乳糖能促进钙等矿物质的吸收，也为婴儿肠道内双歧杆菌生长所必需，所以对幼小动物的生长发育具有特殊的意义。但对于部分不经常饮奶的成年人来说，由于体内乳糖酶的活性过低，大量食用乳制品后可能引起乳糖不耐症。用固定化乳糖酶将乳糖水解为半乳糖和葡萄糖可以解决乳糖不耐受的问题，同时增加牛奶的风味及甜度。因此，患乳糖不耐症的人饮奶应少量多次饮奶，或者改喝酸奶。

4. 矿物质

乳中含有钙、磷、铁、铜、锌、钾、钴、碘、锰、硫等多种人体必需的矿物质，特别是钙含量丰富，质量好。成年人每人每日钙的推荐摄入量为 800 mg，孕妇、乳母、老年人需要更多的钙。每天饮 300 mL 牛奶可以获得大约 300 mg 的钙，接近于推荐摄入量的 1/2，同时乳中的钙具有较高的生物利用率，为膳食中最好的天然钙来源。

5. 维生素

乳类是维生素的重要来源，含有几乎所有种类的维生素，只是这些维生素含量差异大。总的来说，牛奶是 B 族维生素尤其是维生素 B_2 的良好来源。

B 族维生素主要由牛瘤胃中的微生物产生，环境影响因素少。其中叶酸（维生素 B_9）含量受季节影响，维生素 D 与光照时间有关。维生素 A 和胡萝卜素含量与饲料关系密切。

脂溶性维生素存在于牛奶的脂肪部分，水溶性维生素则存在于水相即乳清（除去乳脂肪和酪蛋白后的水相称为乳清）中。乳清呈现的淡黄绿色即为维生素 B_2 的颜色。脱脂奶的脂溶性维生素含量随着脂肪的去除而显著下降，必要时需进行营养强化。

6. 其他成分

1）酶类

牛奶中含有 30 多种酶类，主要来源于乳腺细胞。有 10 多种天然酶类在乳制品加工方面有重要作用。其他多数酶类，并无生理学意义。

2）有机酸

牛乳中核酸含量低，痛风患者可以食用。乳中的有机酸 90% 为柠檬酸，可促进钙在乳中分散，利于吸收。约 1/3 牛奶三酰甘油中含有一个分子的丁酸。丁酸对乳腺癌和肠癌等肿瘤细胞的生长和分化具有抑制作用。人体肠道细菌发酵碳水化合物亦可以产生丁酸，对预防大肠癌的发生有益。

丁酸与乳脂中的其他抗癌成分如维生素 D、视黄酸和白介素协同作用，可抑制癌细胞增殖或分化。

3）其他生理活性物质

活性肽类是乳蛋白质在人体肠道消化过程中产生的蛋白酶水解产物，包括镇静安神肽、抗血管紧张素肽、抗血栓肽、免疫调节肽（刺激巨噬细胞吞噬活性）、酪蛋白磷肽（促进钙吸收）、促进 DNA 合成的促进生长肽、抑制细菌存活的抗菌肽等。

牛乳中所含的乳铁蛋白是一类重要的生理活性物质，具有调解铁代谢、促进生长、抗炎、调节巨噬细胞活性、预防肠道感染、促进肠道黏膜细胞分裂更新、刺激双歧杆菌生长、抗病毒等有利于健康的作用。

此外，乳中还含有免疫球蛋白，共轭亚油酸、激素和生长因子等其他生理活性物质。

二、几种乳及乳制品的营养价值

乳制品主要包括液态奶类、奶粉、炼乳、酸奶、干酪、乳饮料等。因加工工艺不同，乳制品营养成分有很大差异。

（一）液态奶类

液态奶类包括全脂乳、脱脂乳、调制乳和发酵乳四类。

生鲜奶未经过消毒和灭菌，完全保留了牛奶的天然状态，在我国市场还未普及。消毒奶经过巴氏杀菌处理，但其中的细菌芽孢未灭活，只能在 0～4 ℃保存运输。灭菌奶包括超高温灭菌乳（135 ℃保持 1～2 s）和保持灭菌乳（灌装密闭后，110 ℃以上保持 15～40 分钟）两类，达到商业无菌水平，可在室温保存 6 个月。

牛奶的消毒处理对营养价值影响不大，其蛋白质、乳糖、矿物质等营养成分基本上与原料乳相同，仅 B 族维生素有少量损失，保存率通常在 90% 以上。超市中供应的消毒牛奶大多强化了维生素 A、维生素 D，使它成为这两种营养素最廉价、最方便的来源之一。

调味乳包括巧克力奶、可可奶、麦芽奶、果汁奶等，是添加了调味料、糖和食品强化剂（维生素 A、维生素 D）的奶。

（二）奶粉

鲜奶经脱水干燥制成粉状即成为奶粉。根据食用的目的不同，奶粉可分为全脂奶粉、脱脂奶粉和调制奶粉等。

全脂奶粉是将鲜奶浓缩除去 70%～80% 水分后，经喷雾干燥或热滚筒法脱水制成。每 1 g 奶粉相当于 7 g 原料牛乳所含的固体物质，脂肪含量不低于 26.0%。喷雾干燥法制成的奶粉粉粒小，溶解度高，无异味，营养成分损失少，营养价值较高。

脱脂奶粉是将鲜奶脱去脂肪，再经上述方法制成的奶粉。脂肪含量为 1.3%，脂溶性维生素损失较多，供腹泻婴儿及需要少油膳食的患者食用。

调制奶粉（母乳化奶粉）是以牛奶为基础，参照人乳组成的模式和特点，进行调整和改善，使其更适合婴幼儿的生理特点和需要。调制奶粉主要是减少了牛乳粉中的酪蛋白、甘油三酯、钙、磷和钠的含量，添加了乳清蛋白、亚油酸和乳糖、强化维生素和矿物质等。

（三）炼乳

炼乳为浓缩奶的一种，分为淡炼乳和甜炼乳。

淡炼乳是新鲜奶在低温真空条件下浓缩，除去约 2/3 水分，灭菌而成。因受加工的影响，维生素受到一定程度破坏，因此常用维生素加以强化，按适当比例稀释后，营养价值与鲜奶相同，适合婴儿和对鲜奶过敏者食用。

甜炼乳是在鲜奶中加 15% 蔗糖后浓缩制成，糖含量达 45%，利用其渗透压的作用抑制微生物的繁殖。因糖分过高，需经大量水冲淡，营养成分相对下降，不宜供婴儿食用。

（四）酸奶

以鲜牛奶或奶粉为原料，经过预处理，然后接种入培养的纯度高的保加利亚乳杆菌和嗜热链球菌作为发酵剂，并保温一定时间，因产生乳酸而使酪蛋白凝结的成品，称为酸奶。

牛奶经乳酸菌发酵后，游离氨基酸和肽增加，更易消化吸收。乳糖减少，使乳糖酶活性低的成人易于接受。维生素含量与鲜奶相似，但叶酸含量增加了 1 倍。酸度增加，利于保护维生素。乳酸菌进入肠道可抑制一些腐败菌的生长，调整肠道菌相，防止腐败胺类对人体的不良作用。

（五）干酪

干酪也称奶酪，为一种营养价值很高的发酵乳制品，是在原料乳中加入适当量的乳酸菌发酵剂或凝乳酶，使蛋白质发生凝固，并加盐，压榨排出乳清之后的产品。品种超过 2 000 种，著名品种有 400 多种。

奶酪是具有极高营养价值的乳制品，每千克奶酪制品都是由 10 kg 牛奶浓缩而成，所以其营养价值要比牛奶高。

（六）乳饮料

乳饮料、乳酸饮料和乳酸菌饮料均为蛋白质含量大于等于 1.0 的含乳饮料。其中配料为水、糖或甜味剂、果汁、有机酸、香精等。乳酸饮料中不含活乳酸菌，但添加乳酸使其具有一定酸味；乳酸菌饮料中应含有活乳酸菌，为发酵乳加酸和其他成分配制而成。

总的来说，乳饮料的营养价值低于液态乳类产品，蛋白质含量仅为牛乳的 1/3，不宜作为儿童营养食品食用，但因其风味多样，味甜可口，故为儿童和青少年所喜爱。

课后练习题

一、单项选择题

1. 加工精度与谷类营养素的保留程度有着密切的关系，加工精度越高，改变越显著的是（　　）。
   A. 维生素 A　　　　B. 维生素 B　　　　C. 维生素 C　　　　D. 维生素 D

2. 含量与绿叶蔬菜绿色的深浅呈正相关的维生素是（　　）。
   A. 维生素 A　　　　B. 维生素 B_1　　　　C. 维生素 C　　　　D. 维生素 K

3. 多食鱼有利于儿童生长发育的原因是鱼类蛋白质中含有较丰富的（　　）。
   A. 赖氨酸　　　　B. 苏氨酸　　　　C. 组氨酸　　　　D. 色氨酸

4. 蛋白质营养价值最高的食品原料是（　　）。
   A. 鸡蛋　　　　B. 牛奶　　　　C. 虾肉　　　　D. 兔肉

5. 黄豆中因含有（　　）而不能被消化吸收引起腹胀。
   A. 淀粉、纤维素　　B. 蔗糖、麦芽糖　　C. 棉籽糖、水苏糖　　D. 果糖、半乳糖

6. 与牛奶比较，豆奶的营养特点是（　　）。
   A. 饱和脂肪酸含量低，含钙量较牛奶高
   B. 饱和脂肪酸含量高，含钙量较牛奶高
   C. 饱和脂肪酸含量高，不含胆固醇
   D. 饱和脂肪酸含量低，不含胆固醇

7. 肉类中的营养素一般含量较少的是（　　）。
   A. 蛋白质　　　　B. 脂肪　　　　C. 淀粉　　　　D. 糖原

8. 糖尿病患者应当限制摄入的食物是（　　）。
   A. 含寡糖较多的豆类　　　　　　B. 含果糖较多的蜂蜜
   C. 含淀粉较多的薯类　　　　　　D. 含纤维素较多的蔬菜

9. 坚果类食物是一类（　　）含量极高的食品。
   A. 无机盐　　　　B. 淀粉　　　　C. 能量　　　　D. 维生素

10. 下列蔬菜中含维生素 C 最高的是（　　）。
    A. 青椒　　　　B. 小白菜　　　　C. 黄瓜　　　　D. 油菜

二、多项选择题

1. 下列选项中属于高淀粉型的豆类有（　　）。
   A. 大豆　　　　B. 绿豆　　　　C. 赤小豆　　　　D. 豌豆

2. 通常情况下可被称为"纯能量食品"的有（　　）
   A. 淀粉　　　　B. 白糖　　　　C. 白酒
   D. 植物油　　　E. 果冻

3. 水果中的果胶属于膳食纤维中的一类，具有一定（　　）的作用。
   A. 降血糖　　　　B. 降血脂　　　　C. 排胆固醇　　　　D. 促进消化

4. 下列食物中能够满足人体所有营养素需要的是（　　　）。

　　A. 病人用无渣膳　　B. 婴儿奶粉　　　　　　C. 宇航员食品　　　　　D. 营养药

5. 谷类原料中的维生素质量分数很低，或几乎不含有的是（　　　）。

　　A. 维生素 A　　　　B. 维生素 D　　　　　　C. 维生素 C　　　　　D. 维生素 B

三、判断题

1. 植物油的营养价值比动物脂肪高，在日常生活中我们应尽量不吃动物脂肪而只吃植物油。　　　　　　　　　　　　　　　　　　　　　　　　　　　　　　　　　　（　　　）

2. 如果谷类加工粗糙，则出粉（米）率高，虽然营养素损失减少，但口感和食味差，同时由于植酸和纤维素含量较多，还会影响其他营养素的吸收。　　　　（　　　）

3. 豆类中含有抑制人体内胰蛋白酶、胃蛋白酶、糜蛋白酶的抑制剂，故不宜生吃。

（　　　）

4. 坚果类是低水分和高能量的食品，不能过多食用。　　　　　　　　　（　　　）

5. 肝脏是各类维生素含量都很丰富的食品原料。　　　　　　　　　　　（　　　）

四、简答题

1. 谷类的营养特点有哪些？

2. 豆类根据其营养价值不同可分为哪两大类？分别具有什么特点？

3. 蛋、乳类的营养特点有哪些？

4. 果蔬类的营养特点有哪些？

5. 水产品类的营养特点有哪些？

6. 肉类的营养特点有哪些？

五、论述题

根据谷类的营养价值特点，试述谷类在我国居民膳食中的地位。

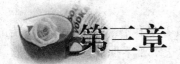

第三章

不同人群的营养膳食与饮食风俗

知识目标

本章主要讲解中国居民膳食指南及平衡膳食宝塔、特殊环境下人群的营养与膳食、特殊病理人群的营养与膳食、不同地域的饮食风俗、不同国家的饮食风俗。

重点掌握中国居民膳食指南及平衡膳食宝塔、特殊环境下人群的营养与膳食、特殊病理人群的营养与膳食等知识。

技能目标

在中国居民膳食指南及平衡膳食宝塔的基础上，依据特殊环境下人群、特殊病理人群的生理状况特点或者不同地域人群、不同国家的饮食风俗调配营养膳食的能力。

培养学以致用、服务社会的意识。

本章导语

食物与营养是人们生存的基本条件，从大的方面来说，则是反映一个国家经济水平和人民生活质量高低的重要指标。改革开放以来，随着我国国民经济的迅速发展，食品生产和人群的营养与健康状况都有了很大改善，人们的膳食结构及生活方式也发生了变化。可是随之而来也产生了一些问题，不合理的膳食习惯，特别是营养过剩或不平衡使慢性疾病增多，这些疾病导致一部分人丧失了劳动能力，甚至走向死亡。据卫生部统计，我国每天约有 15 000 人死于慢性疾病，占全部死亡人数的 70% 以上，这个数字是十分惊人的。所以，如果想让家人健健康康地生活，就必须关注健康膳食、关注营养膳食。

案例导入

下面是近 20 年来，人们在饮食结构和生活习惯上的一些不合理的改变。我们可以看看自己占了几种，看看是什么样的饮食习惯让自己和家人的身体处于一种不健康的状态。

十大不合理的膳食习惯：食盐摄入过多、肉越吃越多、嗜吃甜食、偏食"洋快餐"、不吃蔬菜、酗酒、偏食、饮食不规律、过度追求"美食"、偏爱油炸食品。

案例分析:

以上十大不合理的膳食习惯,您占了几种呢?是否每种都有?您和您家人的身体是不是已经向你们发出了抗议?在 21 世纪这个生活富足的时代,我们吃东西不再只是为了填饱肚子,我们更需要均衡地补充能量,需要科学地吃,需要给自己制定一份完美的营养食谱,这是保证我们身体健康的必要前提。

那么,我们如何得到合理的营养呢?主要要做到以下三个方面:合理的膳食调配、合理的膳食制度、合理的烹调方法。

第一节　中国居民膳食指南及平衡膳食宝塔

1968 年,瑞典最先提出《斯堪的纳维亚国家人民膳食的医学观点》,陈述了膳食指导原则,产生了积极的社会效果,得到了世界卫生组织(WHO)和联合国粮农组织(FAO)的肯定,并建议各国效仿。膳食指南(dietary guidelines, DG)是根据营养科学原则和百姓健康需要,结合当地食物生产供应情况及人群生活实践给出的食物选择和身体活动的指导意见。目前世界上已有近 20 个国家公布了本国的膳食指南。

国民营养与健康状况是反映一个国家或地区经济与社会发展、卫生保健水平和人口素质的重要指标。因此,努力提高全民族的营养水平和健康素质既是全面建设小康社会的重要组成部分,也是综合国力竞争的核心指标。

近年来,我国社会经济快速发展,居民的膳食状况明显改善,城乡儿童、青少年平均身高增加,营养不良患病率下降;但在贫困农村,仍存在着营养不足的问题。同时我国居民膳食结构及生活方式也发生了重要变化,与之相关的慢性非传染性疾病患病率增加,已成为威胁国民健康的突出问题。为了给居民提供最基本、科学的健康膳食信息,卫生部委托中国营养学会组织专家,针对国民膳食状况制定了 1997 年版的《中国居民膳食指南》。随着时代发展,我国居民膳食消费和营养状况发生了变化,为了更加契合百姓健康、营养需要和生活实际,受国家卫生计生委委托,中国营养学会组织了《中国居民膳食指南》修订专家委员会,制定和修改了 1997 年版、2007 年版、2011 年版《中国居民膳食指南》,2016 年第 4 版《中国居民膳食指南(2016)》发布了。

《中国居民膳食指南(2016)》由一般人群膳食指南、特定人群膳食指南和中国居民平衡膳食实践组成。一般人群膳食指南适用于 2 岁以上健康人群,共有 6 条核心推荐条目,在每个核心条目下设有提要、关键推荐、实践应用、科学依据、知识链接 5 个部分。

随着社会经济的发展,我国城市化速度将逐步加快,人口老龄化日趋严重,慢性非传染性疾病对健康的威胁将更为突出。今后 10～20 年,是中国改善国民营养健康的关键战略时期,抓住机遇、适时干预会事半功倍。否则,不仅会影响几代人的健康素质,也会因不堪重负的疾病负担,消耗社会经济发展的成果。我们要坚持以人为本的科学发展观,从事关民族兴衰的高度来倡导全民健康生活方式行动,也希望全社会广泛参与,大力推广和运用《中国居民膳食指南》,采取综合措施,科学改善国民营养健康素质,为全面建成小康社会奠定坚实的人口素质基础。

一、一般人群膳食指南

一般人群膳食指南适用于 2 岁以上健康人群，共有 6 个条目。

1. 食物多样，谷物为主

平衡膳食模式是最大程度上保证人体营养需要和健康的基础，食物多样，是平衡膳食模式的基本原则。每天的膳食应包括谷薯类、蔬菜水果类、畜禽鱼蛋奶类、大豆坚果类等食物。建议平均每天摄入 12 种以上的食物，每周 25 种以上。谷类为主是平衡膳食模式的重要特征，每天摄入谷类食物 250～400 g，其中谷薯和杂豆类 50～150 g，薯类 50～100 g，膳食中碳水化合物提供的能量应占总能量的 50% 以上。

2. 吃动平衡，健康体重

体重是评价人体营养的健康状况的重要指标，吃和动是保持健康体重的关键。各个年龄段人群都应该坚持天天运动，维持能量平衡，保持健康体重。体重过低或过高，均易增加疾病的发生风险。推荐每周应至少进行 5 天中等强度身体活动，累计 150 分钟以上；坚持日常身体活动，平均每天主动身体活动 6 000 步，尽量减少久坐时间，每小时起来动一动，动则有益。

3. 多吃蔬果、奶类、大豆

蔬菜、水果、奶类和大豆及制品是平衡膳食的重要组成部分，坚果是膳食的有益补充。蔬菜和水果是维生素、矿物质、膳食纤维和植物化学物的重要来源；奶类和大豆类富含钙、优质蛋白质和 B 族维生素，对降低慢性病的发病风险具有重要作用；提倡餐餐有蔬菜，推荐每天摄入 300～500 g，深色蔬菜应占 1/2；天天吃水果，推荐每天摄入 200～350 g 的新鲜水果，果汁不能代替鲜果；各种奶制品的摄入量相当于每天液态奶 300 g；经常吃豆制品，相当于每天大豆 25 g 以上，适量吃坚果。

4. 适量吃鱼、禽、蛋、瘦肉

鱼、禽、蛋和瘦肉可提供人体所需要的优质蛋白质、维生素 A、B 族维生素等，有些也含有较高的脂肪和胆固醇。动物性食物优选鱼和禽类，鱼和禽类脂肪含量相对较低，鱼类含有较多的不饱和脂肪酸；蛋类各种营养成分齐全；吃畜肉应选择瘦肉，瘦肉脂肪含量较低。过多食用烟熏和腌制肉类可增加肿瘤的发生风险，应当少吃。推荐每周摄入水产类 280～525 g，蛋类 280～350 g，平均每天摄入鱼、禽、蛋和瘦肉总量 120～200 g。

5. 少盐少油，控糖限酒

我国多数居民目前食盐、烹调油和脂肪摄入过多，这是高血压、肥胖和心脑血管疾病等慢性病发病率居高不下的重要原因，因此应当培养清淡饮食习惯。成人每天食盐不超过 6 g，每天烹调油 25～30 g；过多摄入添加糖可增加龋齿和超重发生的风险，推荐每天摄入糖不超过 50 g，最好控制在 25 g 以下；水在生命活动中发挥重要作用，应当足量饮水；建议成年人每天 7～8 杯水（1 500～1 700 mL），提倡饮用白开水或茶水，不喝或少喝糖饮料；儿童少年、孕妇、乳母不应饮酒，成人如饮酒，一天饮酒的酒精量男性不超过 25 g，女性不超过 15 g。

6. 杜绝浪费，兴新食尚

勤俭节约，珍惜食物，杜绝浪费是中华民族的美德。按需选购食物、按需备餐，提倡分餐不浪费。选择新鲜卫生的食物和适宜的烹调方式，保障饮食卫生。学会阅读食品标签，合理选择食品。应该从每个人做起，回家吃饭，享受食物和亲情，创造支持文明饮食新风的社会环境和条件，传承优良饮食文化，树健康饮食新风。

二、特定人群膳食指南

(一) 中国孕妇、乳母膳食指南

1. 备孕妇女膳食指南

备孕是指育龄妇女有计划地怀孕并对优孕进行必要的前期准备，是优孕与优生优育的重要前提。备孕妇女的营养状况直接关系着孕育和哺育新生命的质量，并对妇女及下一代的健康产生长期影响。

健康的身体状况、合理膳食、均衡营养是孕育新生命必需的物质基础。备孕妇女膳食指南在一般人群膳食指南基础上特别补充以下3条关键推荐。

(1) 调整孕前体重至适宜水平。

(2) 常吃含铁丰富的食物，选用碘盐，孕前3个月开始补充叶酸。

(3) 禁烟酒，保持健康生活方式。

2. 孕期妇女膳食指南

妊娠期是生命早期1000天机遇窗口期的起始阶段，营养作为最重要的环境因素，对母子双方的近期和远期健康都将产生至关重要的影响。孕期妇女膳食指南应在一般人群膳食指南的基础上补充5条关键推荐。

(1) 补充叶酸，常吃含铁丰富的食物，选用碘盐。

(2) 孕吐严重者，可少量多餐，保证摄入含必要量碳水化合物的食物。

(3) 孕中晚期适量增加奶、鱼、禽、蛋、瘦肉的摄入。

(4) 适量身体活动，维持孕期适宜增重。

(5) 禁烟酒，愉快孕育新生命，积极准备母乳喂养。

3. 哺乳期妇女膳食指南

哺乳期是母体用乳汁哺育新生子代使其获得最佳生长发育并奠定一生健康基础的特殊生理阶段。基于母乳喂养对母亲和子代诸多的益处，世界卫生组织（WHO）建议婴儿6个月内应纯母乳喂养，并在添加辅食的基础上持续母乳喂养到2岁甚至更长时间。哺乳期妇女膳食指南在一般人群膳食指南基础上增加5条关键推荐。

(1) 增加富含优质蛋白质及维生素A的动物性食物和海产品，选用碘盐。

(2) 产褥期食物多样不过量，重视整个哺乳期营养。

(3) 愉悦心情，充足睡眠，促进乳汁分泌。

(4) 坚持哺乳，适度运动，逐步恢复适宜体重。

(5) 忌烟酒，避免浓茶和咖啡。

(二) 中国婴幼儿喂养指南

1. 6月龄内婴儿母乳喂养指南

适用于出生至180天内的婴儿。6月龄内是一生中生长发育的第一个高峰期，对能量和营养素的需要高于其他任何时期。6月龄内婴儿处于1000天机遇窗口期的第二个阶段，营养作为最主要的环境因素对其生长发育和后续健康持续产生至关重要的影响。母乳中适宜水平的营养既能提供婴儿充足而适量的能量，又能避免过度喂养，使婴儿获得最佳的、健康的生长速率，为一生的健康奠定基础。因此，对6月龄内的婴儿应给予纯母乳喂养。

基于目前已有的科学证据，同时参考世界卫生组织（WHO）、联合国儿童基金会（UNICEF）

和其他国际组织的相关建议，提出 6 月龄内婴儿母乳喂养指南。核心推荐以下 6 条。

（1）产后尽早开奶，坚持新生儿第一口食物是母乳。

（2）坚持 6 月龄内纯母乳喂养。

（3）顺应喂养，建立良好的生活规律。

（4）生后数日开始补充维生素 D，不需补钙。

（5）婴儿配方奶是不能纯母乳喂养时的无奈选择。

（6）监测体格指标，保持健康生长。

2. 7～24 月龄婴幼儿喂养指南

7～24 月龄婴幼儿是指满 6 月龄（出生 180 天后）至 2 周岁内（24 月龄内）的婴幼儿。7～24 月龄婴幼儿处于 1 000 天机遇窗口期的第三个阶段，适宜的营养和喂养不仅关系到近期的生长发育，也关系到长期的健康。基于目前已有的证据，同时参考 WHO 等的相关建议，7～24 月龄婴幼儿喂养指南推荐以下 6 条。

（1）继续母乳喂养，满 6 月龄起添加辅食。

（2）从富含铁的泥糊食物开始，逐步添加达到食物多样。

（3）提倡顺应喂养，鼓励但不强迫进食。

（4）辅食不加调味品，尽量减少糖和盐的摄入。

（5）注重饮食卫生和进食安全。

（6）定期监测体格指标，追求健康生长。

（三）中国儿童少年膳食指南

1. 学龄前儿童膳食指南

本指南适用于满 2 周岁后至满 6 周岁前的儿童（也称为学龄前儿童）。2～6 岁是儿童生长发育的关键时期，也是培养良好饮食习惯的重要时期。足量食物，平衡膳食，规律就餐，不偏食不挑食，每天饮奶多饮水，避免含糖饮料是学龄前儿童获得全面营养、健康生长、构建良好饮食行为的保障。学龄前儿童膳食指南推荐以下 6 条。

（1）规律就餐，自主进食不挑食，培养良好饮食习惯。

（2）每天饮奶，足量饮水，正确选择零食。

（3）食物应合理烹调，易于消化，少调料、少油炸。

（4）参与食物选择与制作，增进对食物的认知与喜爱。

（5）经常户外活动，保障健康生长。

2. 学龄儿童膳食指南

学龄儿童是指从 6 岁到不满 18 岁的未成年人。学龄儿童期是学习营养健康知识、养成健康生活方式、提高营养健康素养的关键时期。在一般人群膳食指南的基础上，推荐如下 5 条。

（1）认识事物，学习烹饪，提高营养科学素养。

（2）三餐合理，规律进餐，培养健康饮食行为。

（3）合理选择零食，足量饮水，不喝含糖饮料。

（4）不偏食节食，不暴饮暴食，保持适宜体重增长。

（5）保证每天至少活动 60 分钟，增加户外活动时间。

（四）中国老年人膳食指南

老年人和高龄老人分别指 65 岁和 80 岁以上的成年人。由于年龄增加，老年人器官功能出现不同程度的衰退，极大地增加了慢性疾病发生的风险。老年人在膳食及运动方面更需要特别关注。老年人膳食应食物多样化，保证食物摄入量充足。消化能力明显降低的老年人，应制作细软食物，少量多餐。在一般人群膳食指南的基础上，推荐以下4条。

（1）少量多餐细软；预防营养缺乏。

（2）主动足量饮水；积极户外活动。

（3）延缓肌肉衰减；维持适宜体重。

（4）摄入充足食物；鼓励陪伴进餐。

（五）素食人群膳食指南

素食人群是以不食肉、家禽、海鲜等动物性食物为饮食方式的人群。按照所戒食物种类不同，可分为全素、蛋素、蛋奶素人群等。完全戒食动物性食物及其产品的为全素人群；不戒食蛋奶类及其相关产品的为蛋奶素人群。

素食是一种饮食习惯或饮食文化，实践这种饮食文化的人称为素食主义者。目前我国素食人群的数量为5 000万人左右。为了满足营养的需要，素食人群需要认真对待和设计膳食。如果膳食组成不合理，将会增加蛋白质、维生素 B_{12}、n-3 多不饱和脂肪酸、铁、锌等营养素缺乏的风险。因此，对素食人群的膳食提出科学指导是很必要的。在一般人群膳食指南的基础上，推荐以下5条。

（1）谷类为主，食物多样；适量增加全谷物。

（2）增加大豆及其制品的摄入，每天50～80 g；选用发酵豆制品。

（3）常吃坚果、海藻和菌菇。

（4）蔬菜、水果应充足。

（5）合理选择烹调油。

三、中国居民平衡膳食模式和图示

（一）中国居民平衡膳食宝塔（如图3-1所示）

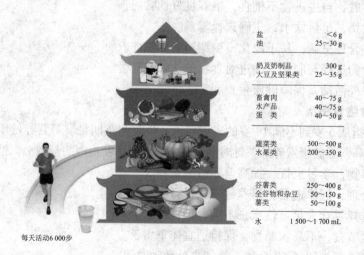

盐	<6 g
油	25～30 g
奶及奶制品	300 g
大豆及坚果类	25～35 g
畜禽肉	40～75 g
水产品	40～75 g
蛋 类	40～50 g
蔬菜类	300～500 g
水果类	200～350 g
谷薯类	250～400 g
全谷物和杂豆	50～150 g
薯类	50～100 g
水	1 500～1 700 mL

每天活动6 000步

图3-1　中国居民平衡膳食宝塔（2016）

平衡膳食宝塔共分5层，各层面积大小不同，体现了5类食物和摄入量的多少。5类食物包括谷薯类、蔬菜水果、畜禽鱼蛋类、奶类、大豆和坚果类以及烹饪用油盐，其食物数量是根据不同数量需要设计，宝塔旁边的文字注释，标明了在能量1 600～2 400 kcal之间时，一段时间内成人每人每天各类食物摄入量的平均范围。

1. 第一层谷薯类食物

谷类、薯类和杂豆是碳水化合物的主要来源。谷类包括小麦、稻米、玉米、高粱等及其制品，如米饭、馒头、烙饼、面包、饼干、麦片等。薯类包括马铃薯、红薯等，可替代部分主食。杂豆包括大豆以外的其他干豆类，如红小豆、绿豆、芸豆等。全谷物保留了天然谷物的全部成分，是理想膳食模式的重要选择，也是膳食纤维和其他营养素的来源。我国传统膳食中整个的食物常见的有小米、玉米、绿豆、红豆、荞麦等，现代加工产品有燕麦片等，因此把杂豆与全谷物归为一类。2岁以上所有年龄的人都应该保持全谷物的摄入量，一次获得更多营养素、膳食纤维和健康益处。

2. 第二层蔬菜水果

蔬菜水果是膳食纤维、微量营养素和植物化学物的良好来源，蔬菜包括嫩茎、叶、花菜类、根菜类、鲜豆类、茄果瓜菜类、葱蒜类及菌藻类、水生蔬菜类等。深色蔬菜是指深绿色、深黄色、紫色、红色等有色的蔬菜。每类蔬菜提供的营养素略有不同，深色蔬菜一般富含维生素、植物化学物和膳食纤维，推荐每天占总体蔬菜摄入量的1/2以上。

水果包括仁果、浆果、核果、柑橘类、瓜果、热带水果等。建议吃新鲜水果，在鲜果供应不足时可选择一些含糖量低的干果制品和纯果汁。新鲜水果提供多种微量营养素和膳食纤维。蔬菜和水果各有优势，虽在一层，但不能相互替代。很多人不习惯摄入水果，或者摄入量很低，应努力把水果作为平衡膳食的重要部分。多吃蔬菜水果也是降低膳食能量摄入的不错选择。

3. 第三层鱼、禽、肉、蛋等动物性食物

鱼、禽、肉、蛋等动物性食物是膳食指南推荐适量食用的一类食物。在1 600～2 400 kcal能量需要水平下，推荐每天鱼、禽、肉、蛋摄入量，共计120～200 g。新鲜的动物性食物，是优质蛋白质、脂肪和脂溶性维生素的良好来源，建议每天畜禽肉的摄入量为40～75 g，少吃加工类肉制品。目前我国汉族居民的肉类摄入以猪肉为主，且增长趋势明显。猪肉含脂肪较高，应尽量选择瘦肉或禽肉。常见的水产品是鱼、虾、蟹和贝类，此类食物富含优质蛋白质、脂类、维生素和矿物质，推荐每天摄入量为40～75 g，有条件可以多吃一些替代畜肉类。

蛋类包括鸡蛋、鸭蛋、鹅蛋、鹌鹑蛋、鸽蛋及其加工制品，蛋类的营养价值较高，推荐每天1个鸡蛋（相当于50 g左右），吃鸡蛋不能弃蛋黄，蛋黄有着丰富的营养成分，如胆碱、卵磷脂、胆固醇、维生素A、叶黄素、锌、B族维生素，无论多大年龄食用蛋黄都具有健康益处。

4. 第四层乳类、大豆和坚果

乳类、豆类是鼓励多摄入的。乳类大豆和坚果是蛋白质和钙的良好来源，营养素密度高。在1 600～2 400 kcal能量需要水平下，推荐每天应摄入相当于鲜奶300 g的奶类及奶制品；在全球乳制品消费中，我国涉入量一直很低，多吃多种多样的乳制品，有利于提高乳品摄入量。

大豆包括黄豆、黑豆、青豆，其常见的制品包括豆腐、豆浆、豆腐干及千张等。推荐大豆和坚果制品摄入量为每天25～35 g。

坚果包括花生、葵花籽、核桃、杏仁、榛子等，部分坚果的蛋白质与大豆相似，富含必需脂肪酸和必需氨基酸，作为菜肴、零食等都是食物多样化的良好选择，建议每周70 g左右（每天10 g左右），10 g重量的坚果仁如2～3个核桃，4～5个板栗，一把松子仁（相当于一把带皮松子30～35 g）。

5. 第五层烹调油和盐

油盐作为烹饪调料，是建议尽量少用的食物。推荐成人每天烹调油不超过25～30 g，食盐摄入量不超过6 g。按照中国居民膳食营养素参考摄入量（DRIs）中脂肪在总膳食中的能量提供，1～3岁人群脂肪摄入量占膳食总能量35%；4岁以上人群占20%～30%，在1 600～2 400 kcal膳食总能量需要水平下，为36～80 g。脂肪提供高能量，很多食物含有脂肪，所以烹饪用油需要限量，按照25～30 g计算，烹饪油提供膳食总能量10%左右。烹调油包括各种动植物油，植物油包括花生油、豆油、菜籽油、芝麻油、调和油等，动物油包括猪油、牛油、黄油等。烹调油也要多样化，经常更换种类，食用多种植物油可满足人体各种脂肪酸的需要。

我国居民食盐用量普遍较高，盐与高血压关系密切，限制盐的摄入量是我国的长期目标，除了少用食盐外，也需要控制隐形高盐食品的摄入量。

6. 运动和饮水

身体活动和水的图示仍包含在可视化图形中，强调增加身体活动和足量饮水的重要性。水是膳食的重要组成部分，是一切生命必需的物质，其需要量主要受年龄、身体活动、环境温度等因素的影响，轻体力活动的成年人每天至少饮水1 500～1 700 mL（约7～8杯）。在高温或强体力活动的条件下，应适量增加。饮水不足或过多都会对人体健康带来危害。膳食中水分大约占1/3，推荐一天中饮水或整体膳食（包括食物中的水，如汤、粥、奶等）的水摄入共计在2 700～3 000 mL之间。

运动或身体活动是能量平衡和保持身体健康的重要手段。运动或身体活动能有效地消耗能量，保持精神和机体代谢的活跃性。鼓励养成天天运动的习惯，坚持每天多做一些消耗体力的活动，推荐成年人每天进行相当于快步走6 000步以上的身体活动，每周最好进行150分钟中等强度的运动，如骑车、跑步、庭院或农田的劳动等。一般而言，轻体力活动的能量消耗通常占总能量消耗的1/3左右，而重体力活动者可高达1/2。加强和保持能量平衡，需要通过不断摸索，关注体重变化，找到食物摄入量和运动消耗量之间的平衡点。

值得提出的是，平衡膳食模式中提及的所有食物推荐量都是原料的生重可食部计算的，每类食物又覆盖了多种多样的不同食物，熟悉食物营养特点是保障膳食平衡和合理营养的基础。

（二）中国居民平衡膳食餐盘（如图 3-2 所示）

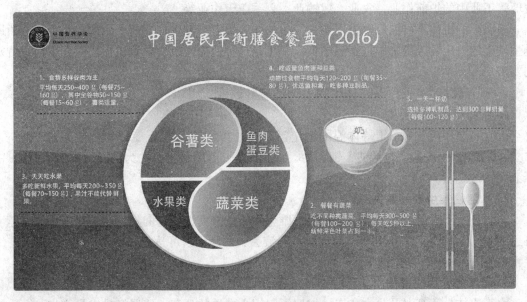

图 3-2　中国居民平衡膳食餐盘

中国居民平衡膳食餐盘是按照平衡膳食原则，在不考虑烹饪用油盐的前提下，描述了一个人一餐中膳食的食物组成和大致比例，餐盘更加直观，一餐膳食的食物组合搭配轮廓清晰明了。

餐盘分成四部分，分别是谷薯类、动物性食品和富含蛋白质的大豆、蔬菜类和水果类、餐盘旁的一杯牛奶，提示其重要性。此餐盘适用于 2 岁以上人群，是一餐中食物基本构成的描述。

如果按照 1 600～2 400 kcal 能量需要水平，计算食物类别和重量比例，结合餐盘色块显示，蔬菜和谷物面积最大，是膳食中的重要部分；按照重量计算蔬菜为膳食总重量的 34%～36%；谷薯类占总膳食总量的 26%～28%；水果次之，占总膳食重量的 20%～25%；提供蛋白质的动物性食物和大豆最少，占膳食总重量的 13%～17%；一杯牛奶为 300 g，按照这个重量比例计划膳食，将很容易达到营养需求。

第二节　特殊环境下的人群营养与膳食

有时候，人们不可避免地要在特殊的环境条件下（高温、低温、高原等）生活或工作，甚至会接触各种有害因素（重金属铅、汞、镉，芳香类苯、硝基苯等）。前者可引起人体内代谢的改变，后者可干扰、破坏机体正常的生理过程，或干扰、破坏营养物质在体内的代谢，或损害特定的组织和器官，危害人体健康。而适宜的营养和膳食可增加机体对特殊环境的适应能力，或增强机体对有毒、有害物质的抵抗力。

一、高温环境条件下人群的营养与膳食

高温环境通常是指 32 ℃以上的工作环境或 35 ℃以上的生活环境。在生产和生活中经常

遇到各种高温环境，如冶金工业中的炼焦、炼铁、炼钢，机械工业中的铸造、锻造，陶瓷、玻璃等工业中的炉前作业，农业、运输业、夏季露天作业等。

高温下的机体不可能像常温下通过简单的体表辐射来散发代谢所产生的热量，而必须通过生理上的适应性改变来维持体温的恒定，正是这种适应性改变导致机体在营养方面有特殊的要求。

（一）高温环境条件下机体生理上的适应性改变

1. 水和无机盐的丢失

人在高温环境下为了维持体温的恒定需要通过排汗散发热量。人体汗液的 99% 以上为水分，0.3% 为无机盐，包括钠、钾、钙、镁、铁等。其中最主要的为钠，约 80 mmol/L，占汗液无机盐总量的 54%～68%。

2. 水溶性维生素的丢失

高温环境下大量出汗也会引起水溶性维生素的大量丢失。有资料显示，汗液中维生素 C 可达到 10 μg/mL，以每日出汗 5 L 计，从汗液丢失的维生素可达 50 mg/d。汗液中也含有维生素 B_1、维生素 B_2 和烟酸等。

3. 可溶性含氮物丢失

由于机体处于高温及失水状态，加速了组织蛋白质的分解，使尿氮排出量增加。

4. 消化液分泌减少，消化功能下降

一方面，高温环境下大量出汗，引起的失水是消化液分泌减少的主要原因，出汗伴随着氯化钠的流失，使体内氯急剧减少，这也将影响胃中盐酸的分泌；另一方面，高温刺激下的体温调节中枢兴奋剂伴随而来的摄水中枢兴奋也将对摄食中枢产生抑制性影响。两者的共同作用使高温环境下机体消化功能减退及食欲下降。

5. 能量代谢增加

一方面，高温引起机体基础代谢的增加；另一方面，机体在对高温进行应激和适应的过程中，通过大量出汗、心率加快等进行体温调节，也可引起能量消耗的增加。

（二）高温环境条件下人群的营养与膳食

（1）水和饮料的补充。补充水时，一次补充不要太多，控制好量。为补充随汗液流失的大量矿物质，应提高钾、钠、镁、钙、磷等矿物质的供给量，多喝汤、专用的高温饮料或补充盐片。常用饮料有含盐饮料、不含盐饮料、茶（苦丁茶）等。

饮用饮料的温度在 10 ℃较合适，应少量多次饮用。

此外，还可将汤作为饮料食用。

（2）新鲜的蔬菜和水果。摄入蔬菜和水果可以保证维生素 C 和纤维素的补充，为避免食物太油腻，可以通过芳香调味品如葱、姜、蒜等增进食欲。

（3）安排一个凉爽的就餐环境。

（4）安排合适的淋浴场所。

（5）餐前可饮用适量的冷饮（10 ℃，100～200 mL），量不宜多。

（6）食物中准备一些凉的汤或粥。

（7）搭配消暑清凉食物，如绿豆稀饭、荷叶粥、苦瓜等。

（三）配餐实例（见表 3-1）

表 3-1　高温环境条件下作业人员一周食谱

餐次	星期一	星期二	星期三	星期四	星期五	星期六	星期日
早餐	豆沙包 二米粥 咸鸡蛋 咸菜 花生仁炝西芹	金银卷 牛奶 卤蛋 麻酱黄瓜条 咸菜	馒头 豆浆 煮鸡蛋 花生米 酱豆腐	油饼 咸菜 豆腐脑 蒜蓉豇豆 五香蛋	花卷 咸菜 牛奶 咸鸭蛋 炝青笋	芝麻饼 小酱菜 二米粥 卤蛋 椒油土豆丝	面包 咸菜 牛奶 茶蛋 炝三丝
午餐	米饭 馒头 红烧排骨 海带小白菜粉丝 双耳南瓜汤	米饭 馒头 红烧肉炖腐竹 素炒三丁 紫菜蛋花汤	米饭 馒头 红烩牛肉土豆胡萝卜 素什锦 西红柿蛋汤	米饭 馒头 扒鸡腿 西红柿炒圆白菜 肉丝榨菜汤	米饭 馒头 红烧带鱼 香菇油菜 虾籽冬瓜汤	米饭 馒头 红烧丸子 蒜蓉盖菜 酸辣汤	米饭 馒头 元宝肉 清炒莜麦菜 虾皮紫菜汤
晚餐	米饭 窝头 二米粥 木樨肉 烧芸豆 咸菜	馒头 烧饼 玉米面粥 肉片扁豆 醋烹豆芽 咸菜	米饭 烧饼 紫米粥 麻婆豆腐 肉丝芹菜 咸菜	米饭 葱花卷 绿豆粥 鱼香肉丝 素炒西葫芦 咸菜	米饭 发糕 玉米糙粥 宫保鸡丁 醋熘白菜片 咸菜	米饭 葱油饼 八宝粥 家常豆腐 素炒茄片青椒 咸菜	米饭 紫米芸豆 肉片鲜蘑 地三鲜 咸菜

二、低温环境条件下人群的营养与膳食

（一）低温环境条件下机体对营养素的要求

低温环境多指温度在 10 ℃以下的环境，常见于高寒地带及海拔较高地区的冬季，低温环境下机体的生理及代谢的改变会导致其对营养的特殊要求。

1. 低温环境条件下宏量营养素的需要

寒冷刺激甲状腺素分泌增加，机体散热增加，以维持体温恒定，这需要消耗更多能量，故寒冷常使基础代谢率增高 10%～15%；笨重的防寒服亦增加身体的负担，使能量消耗增加。因此，在低温环境下，人体需要的能量要比正常情况多出 10%～15%，低温环境下机体营养素代谢发生的明显改变是从以碳水化合物供能为主，逐步转变为以脂肪和蛋白质供能为主。

低温环境下机体脂肪利用增加，较高脂肪供给可增加人体对低温的可耐受性，脂肪供能比应提高至 35%～40%。碳水化合物也能增强机体短期内对寒冷的可耐受性，作为主要能量来源，供能百分比应不低于 50%。蛋白质供能为 13%～15%，其中含蛋氨酸较多的动物性蛋白质应占总蛋白质的 45%，因为蛋氨酸是甲基的供体，甲基对提高耐寒能力极为重要。

2. 低温环境条件下微量营养素的需要

低温环境下人体对维生素的需要量增加，与温带地区相比较，增加量为 30%～35%。随着低温下能量消耗的增加，与能量代谢有关的维生素 B_1、维生素 B_2 及烟酸需要量增加，烟酸、维生素 B_6 及泛酸对机体暴寒也有一定保护作用。给低温环境下人群补充维生素 C 可提高机体对低温的耐受性。在寒冷环境中，体内维生素 A 的含量水平很低。维生素 A 也有利

于增强机体对寒冷的耐受性，日供给量应为 1 500 μg。另外，寒冷地区户外活动减少，日照时间短，体内缺乏维生素 D，每日应补充 10 μg 左右。寒冷地区居民食盐的摄入量可稍高于温带地区居民。寒带地区缺乏钙的主要原因是膳食钙供给不足和维生素 D 缺乏，故应尽可能地增加寒带地区居民钙的摄入量。

（二）低温环境条件下人群的营养与膳食

1. 低温对消化功能的影响

（1）消化液和胃酸分泌增多。

（2）食物的消化吸收充分，此时人的食欲增加。

（3）消化功能增强。

（4）喜欢含脂肪多的食物。

（5）喜食热的食物。

2. 低温环境条件下人群的营养与膳食

（1）动物性食物（肉、禽、蛋、鱼）及豆类食物增加，可以满足充足的能量、脂肪、蛋白质和矿物质的供给。

（2）供给充足的蔬菜和水果（防止维生素 C 缺乏），注意补充富含维生素 B_1、维生素 B_2 及烟酸的食物，适当补充维生素 A 和维生素 D 制剂。

（3）热食，否则影响消化。

（4）味宜浓厚，满足口味需求的同时改善了食物的风味。

（5）多摄入耐寒食物，如牛羊肉、狗肉、鹿肉、人参等。

（三）配餐实例（见表3-2）

表3-2　低温环境条件下作业人员一周食谱

餐次	星期一	星期二	星期三	星期四	星期五	星期六	星期日
早餐	大米红小豆粥 煎鸡蛋 烧饼 花生仁炝西芹 小酱菜	牛奶 茶鸡蛋 姜黄花卷 麻酱黄瓜 咸菜	豆腐脑 煮鸡蛋 油饼、咸菜 豆芽香菜 拌海带	牛奶 香肠 莲蓉包 炸花生米 圣女果	豆浆 卤鸡蛋 椒油土豆丝 五香花生米	牛奶 五香包 果酱包 黄瓜豆腐丝	牛奶 咸鸭蛋 馒头 五香卤杏仁 粉丝海白菜
午餐	米饭 馒头 香菇炖鸡块 清炒蒿子秆	米饭、馒头 咖喱牛肉 土豆胡萝卜 韭菜豆芽 紫菜蛋花汤	米饭 馒头 木樨肉 小白菜炒粉丝 酸辣汤	米饭 馒头 红烧带鱼 清炒佛手瓜 肉丝榨菜汤	米饭 馒头 红烧栗子肉 蒜蓉木耳菜 虾皮紫菜汤	米饭 馒头 黄豆烧猪蹄 素什锦 粉丝菠菜汤	米饭、馒头 红烧排骨 海带 香菇油菜 蛋花玉米羹
晚餐	猪肉扁豆馅包子 大米粥 拌金针菇黄瓜	米饭 大饼 玉米面粥 猪肉焖海带 素炒圆白菜	米饭 发糕 绿豆粥 糖醋里脊 青椒土豆丝	米饭 葱油饼 二米粥 木樨肉 酸辣白菜	羊肉饺子 糖醋心里美萝卜	米饭 炸麻团 紫米粥 肉片焖豆角 蒜蓉芥菜	米饭、油炸糕 八宝粥 西红柿炒鸡蛋 炒三片（土豆、青椒、胡萝卜）

三、高原环境条件下人群的膳食和营养

一般将海拔 3 000 m 以上地区称为高原环境。在这一高度，大气压降低，人体血氧饱和度急剧下降，常出现低氧症状。我国高原地域辽阔，约占全国总面积的 1/6，人口约 1 000 万。

（一）高原环境条件人群的营养需要

1. 对能量的需要量

人体在高原地区环境中，为了从低氧空气中争取到更多的氧，必须提高机体呼吸量，因此必然呼出过量二氧化碳，从而影响机体酸碱平衡。严重情况下，会引起食欲减退，能量供给不足，线粒体的功能受到影响，因而代谢率降低。一般情况下，从事同等强度的劳动，在高原环境适应 5 天后，比正常的能量需要量高 3%～5%，9 天后，可增加到 17%～35%；重体力劳动时增加更多。

2. 对各种营养素的需要量

在三种产能营养素中，碳水化合物代谢最能适应高原代谢变化。碳水化合物膳食能使人的动脉含氧量增加，能在动脉血低氧分压条件下增加换气作用。在高原环境中保证充足的能量摄入，特别是碳水化合物摄入量，对维持体力非常重要。一般高原环境下，碳水化合物供能比可提高到 65%～75%；在 6 000 m 高度时，膳食中碳水化合物、蛋白质、脂肪的供能比可分别为 80%、10%、10%，以便提高机体耐低氧的能力。在高原环境下，机体利用脂肪的能力仍保持在相当程度；在适应高原低氧环境的过程中，毛细血管可出现缓慢新生，红细胞增加，血红蛋白增高和血细胞总容积增加，以提高单位体积血液的氧饱和度；低氧时，辅酶含量下降，呼吸酶活性降低，补充维生素后可促进有氧代谢，提高机体低氧耐力。从事体力劳动时，维生素 A、维生素 C、维生素 B_1、维生素 B_2 和烟酸应按正常供给量的 5 倍给予。

对登山运动员，补充维生素 E 可防止出现红细胞溶解肌酸尿症、体重减轻和脂肪不易被吸收等；初登高原者，体内水分排出较多，可减少 2～3 kg，这是一种适应现象。这一阶段如因失水严重影响进食，则应设法使饭菜更为可口，并适当增加液体食物，保证营养素的供给，防止代谢紊乱。在低氧情况下，尚未适应的人应避免摄入过多的水，防止肺水肿。未能适应高原环境的人，还要适当减少食盐的摄入量，这样有助于预防急性高原反应。

（二）高原环境条件下人群的营养与膳食

1. 高原环境条件对人的影响

（1）高原习服。处于高原环境一段时间后，人体可慢慢适应缺氧环境，缺氧症状可明显减轻，这种适应叫高原习服。

（2）缺氧、低气压和低温是高原环境与平原相比最突出的特征。

（3）三大营养素对习服的影响。高碳水化合物有利于习服，高脂不利于习服，蛋白质影响不大。

（4）维生素。补充维生素可抵抗缺氧，利于习服。

（5）无机盐。与低温条件下的人群相似，宜增加钾的摄入，限制钠的摄入，注意补充铁。

2. 高原环境条件下人群的营养与膳食

（1）维持正常食欲，能量供给量在非高原环境能量供给量基础上增加 10%。

（2）供给营养合理又易于吸收的食物。蛋白质 10%～15%，脂肪 20%～25%，碳水化合物 60%～75%；海拔高于 6 000 m 时蛋白质 10%，脂肪 10%，碳水化合物 80%，补充水溶性

维生素。

（3）多米少面，加有白糖的大米粥可以抑制呕吐。

（4）多吃酸、甜的食物，不喝浓茶，七分饱，晚餐少吃。

（5）避免吃产气和含大量膳食纤维的食物，如豆类、啤酒、韭菜。

（6）避免吃生冷食物，气压低应用高压锅煮食，否则不易熟烂。

（7）节制烟、酒。

（8）宜用高原耐缺氧饮食，如酥油茶、牦牛肉、蘑菇、虫草等。

（三）配餐实例（见表3-3）

表3-3　高原环境条件下作业人员一周食谱

餐次	星期一	星期二	星期三	星期四	星期五	星期六	星期日
早餐	牛奶 小面包 蒜蓉豇豆 酱豆腐	牛奶 油饼 麻酱拌茄泥	牛奶 红糖包 黄瓜豆腐丝 泥肠	牛奶 油饼 芝麻 豆芽拌海带	牛奶 面包 白干芹菜 香肠	牛奶 烧饼 椒油土豆丝 泥肠	牛奶 火烧 圣女果 方火腿
午餐	米饭、馒头 清蒸黄鱼 肉片木耳 青椒 虾皮香菜 冬瓜汤	米饭 馒头 淮山药烧鸡块 海米芹菜 木耳南瓜汤	米饭 花卷 红烧带鱼 蒜蓉扁豆 小白菜粉丝汤	米饭 馒头 海带炖肉 香菇油菜 红白豆腐汤	米饭 馒头 羊肉炖白萝卜 素炒豆芽 豆花汤	米饭 馒头 心里美萝卜 素什锦 西红柿鸡蛋香菜汤	米饭、馒头 牛肉烧胡萝卜 土豆 西红柿炒圆白菜 雪花豆腐羹
晚餐	花卷 玉米楂粥 肉末豆腐 蒸茄泥	水饺（猪肉、韭菜馅） 糖拌西红柿	发糕 八宝粥 青椒炒肉丝	馒头、绿豆粥 木樨肉（鸡蛋、肉木耳、黄花菜） 凉拌芹菜	花卷、红豆粥 熘鸡片 黄瓜拌木耳 青椒土豆丝	烙饼 小米粥 猪肝炒青椒 海米白菜	馒头、二米粥 肉片鲜蘑 蒜蓉莜麦菜 糖拌西红柿
加餐	肉丝青菜面	牛奶 果酱面包	西红柿鸡蛋 面皮汤	小馄饨	酸奶 烤面包片	青菜肉末 疙瘩汤	酸奶 蛋糕

四、接触化学毒物人员的营养与膳食

有些人因为职业的原因常接触有毒有害化学物质，这些物质进入人体后在肝脏经肝微粒体混合功能氧化代谢，其中绝大多数代谢减毒后经胆汁排出体外，部分有毒有害物质可直接与还原性谷胱甘肽结合而解毒。机体营养状况良好时，可通过对酶活性的调节来增加机体的解毒能力，提高机体对毒物的耐受力和抵抗力。

（一）接触化学毒物人员的营养素需要

1. 蛋白质

良好的蛋白质营养状况，既可以提高机体对毒物的耐受能力，也可调节肝微粒酶活性至最佳状态，提高机体的解毒能力。尤其是含硫氨基酸充足的优质蛋白质供给，可提高谷胱甘肽还原酶的活性，增加机体对铅及其他重金属、卤化物、芳香烃类毒物的解毒作用。蛋白质影响毒物毒性的主要机理，膳食蛋白质缺乏时可影响毒物体内代谢转化所需的各种酶的合成或活性。

2. 碳水化合物

人体内的解毒反应需要消耗能量，碳水化合物的生物氧化能快速提高能量，并提供反应所需要的葡萄糖酸。增加膳食中碳水化合物的供给量，可以提高机体对苯、卤代烃类和磷等毒物的抵抗力。糖原的减少会降低肝脏的解毒能力。

3. 维生素

有些毒物能影响维生素 A 的代谢，降低其在动物和人体内的含量，因此毒物接触者应摄入较多的维生素 A。维生素 C 具有良好的还原作用，能清除毒物代谢所产生的自由基，保护机体免受毒物造成的氧化损伤。维生素 C 还可使氧化型谷胱甘肽再生成还原型谷胱甘肽，继续发挥对毒物的解毒作用。

4. 微量元素

铁与机体能量代谢和防毒能力有直接或间接的关系。缺铁可以使血红色素酶活性降低，进而影响解毒反应。锌对金属毒物有直接和间接的拮抗作用，可在消化道内拮抗镉、铅、汞、铜，影响它们的吸收。硒以硒胱氨酸的形式存在于谷胱甘肽过氧化物酶的分子中。硒具有抗氧化作用，可保护细胞膜的结构。缺硒还可使肝微粒体酶活性下降，影响毒物的转化。硒能与某些金属毒物如汞、镉、铅等结合形成难溶的硒化物，减轻有毒金属的毒性。

（二）接触化学毒物人员的营养与膳食

（1）补充富含硫氨基酸的优质蛋白质，如职业接触铅的人员蛋白质摄入量中动物性蛋白应占总量的 50%。

（2）补充 B 族维生素，临床上维生素 B_1、维生素 B_{12}、维生素 B_6 通常作为神经系统的营养物质用于铅中毒人群。

（3）膳食中注意搭配富含维生素 C 的食物，除每日提供 500 g 新鲜蔬菜外，还应每日补充维生素 C 100 mg。

（4）保证硒、铁、钙等矿物元素的膳食供应，以抵抗有毒金属的吸收及排出。

（5）对于经常接触铅和苯的人员应注意补充能促进造血功能的营养素，如铁、维生素 B_{12}、叶酸、维生素 C 及维生素 K 等。

（6）适当限制膳食脂肪的摄入。

（三）配餐实例（见表 3-4）

表 3-4　接触化学毒物人员一周食谱

餐次	星期一	星期二	星期三	星期四	星期五	星期六	星期日
早餐	牛奶 蛋糕 苹果	牛奶 油饼 圣女果	牛奶 汉堡包 香蕉	牛奶 馒头 咸蛋 拌萝卜丝	牛奶 花卷 煮蛋 凉拌木耳	牛奶 糖火烧 西红柿	牛奶 什锦炒饭泡菜
午餐	米饭 鱼香两样 清炒圆白菜 五彩蛋花汤	烙饼 摊鸡蛋 炒合菜 青菜豆腐汤	饺子 （猪肉韭菜鸡蛋） 醋蒜汁 炝芹菜	米饭 炒鸡杂 素烧茄子 冬瓜香菜汤	米饭 熘肝尖 白灼芥蓝 西红柿胡萝卜 奶油羹	茴香馅包子 炒胡萝卜丝 小米粥 咸菜	蒸饼 酱羊肝 鸡蛋鲜粉白菜 大米粥 咸菜丝

续表

餐次	星期一	星期二	星期三	星期四	星期五	星期六	星期日
晚餐	米饭 冬瓜汆丸子 熏干小白菜 鲜玉米	炸酱面 猪肉炸酱 扁豆黄瓜萝卜丝 白薯	米饭 西红柿炒鸡蛋 肉片扁豆 银耳百合羹	馅饼 （鸡蛋虾皮韭菜馅） 小米粥 拌白菜丝 咸菜	馒头 肉粒素虾仁 酸辣圆白菜 鸡蛋黄瓜汤	米饭 木樨肉 萝卜汆丸子 拌莜麦菜	烙饼 宫保鸡丁 肉炒茭白 虾皮青菜 紫菜汤

五、接触电离辐射人员的营养与膳食

天然存在的电离辐射主要来自宇宙射线及地壳中的铀、镭等。非天然的电离辐射可以来自核试验、核动力生产、医疗照射等。

（一）电离辐射对健康和营养代谢的影响

电离辐射可以直接和间接地损伤生物大分子，造成 DNA 损伤。DNA 损伤是电力损伤的主要表现之一。

1. 对能量代谢的影响

电离辐射可以抑制脾脏和胸腺线粒体的氧化磷酸化，线粒体氧化磷酸化的抑制是辐射损伤早期的敏感指标。辐射也影响三羧酸循环，造成机体耗氧量增加。

2. 对蛋白质的影响

蛋白质对辐射的相对敏感性较低，高剂量辐射才能引起蛋白质分子空间构象改变和酶的失活。照射后蛋白质的合成代谢受到抑制，容易出现负氮平衡，尿氮排出增加。

3. 对脂肪代谢的影响

照射后，多不饱和脂肪酸发生过氧化反应，生成氢过氧化物，从而影响生物膜的功能和促进生物膜的老化。同时，体内自由基的生成与清除失去平衡，自由基浓度增高，也会加重脂质过氧化。

4. 对碳水化合物的影响

照射后可以引起肝糖原增加，常出现高血糖症。主要是由于组织分解代谢增强，氨基酸的糖异生作用增强了。但电离辐射不影响果糖的利用。

5. 对维生素代谢的影响

辐射产生大量的自由基，对有抗氧化作用的维生素影响较大，维生素 C 和维生素 E 损失较多。照射后，维生素 B_1 的消耗增加，同时尿中排出维生素 B_1 增加，造成血液中维生素 B_1 含量下降。其他维生素的损失不太明显。

6. 对矿物元素代谢的影响

大剂量射线照射后，由于组织分解和细胞损伤，出现高钾血症，尿中的钾、钠、氯离子排出增多。放射损伤时伴有呕吐和腹泻，钠、氯离子丢失较多，可使水盐代谢发生紊乱。照射后血清中锌、铁、铜增加，锌、铜比值下降。

（二）接触电离辐射人员的营养与膳食

1. 能量的供给应充足，蛋白质可占总能量的 12%～18%

蛋白质以优质蛋白质为主，可以减轻小肠吸收功能障碍，改善照射后产生的负氮平衡。

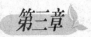

2. 膳食中搭配适量的脂肪

脂肪可选用富含必需脂肪酸和油酸的油脂，如葵花子油、大豆油、玉米油、茶油或橄榄油等。

3. 碳水化合物供给应占总能量的60%～65%

碳水化合物应适当选用对辐射防护有较好效果的富含果糖和葡萄糖的水果。

4. 选用富含维生素、矿物质和抗氧化剂的蔬菜

选择如卷心菜、马铃薯、番茄等，改善照射后维生素C、维生素B$_1$或烟酸代谢的异常。另外，酵母、蜂蜜、杏仁、银耳等食物的摄入对辐射损伤有良好的防护作用。

（三）配餐实例（见表3-5）

表3-5　接触电离辐射人员一周食谱

餐次	星期一	星期二	星期三	星期四	星期五	星期六	星期日
早餐	牛奶 蛋糕 水果沙拉	牛奶 汉堡包 蔬菜沙拉	牛奶 油饼 拌三丝	牛奶 豆包 炝拌黄瓜	牛奶 馒头 咸蛋 拌萝卜丝	牛奶 糖火烧 胡萝卜羹	牛奶 什锦炒饭 泡菜
午餐	米饭 胡萝卜炒肝 腊味荷兰豆 木耳芦笋蘑菇汤	米饭 海带酥肉 扒双菜 西红柿蛋花汤	饺子 韭菜鸡蛋 醋蒜汁 炝芹菜	米饭 肉末茄子 炒双耳 银耳鸭舌汤	米饭 糟熘鸭肝 清炒荷兰豆 双耳汤	米饭 排骨 紫米蛋花汤 莲米薏仁 芹菜豆腐干	花卷 鸡蛋羹 海带酥肉 拌芹菜花生米
晚餐	烧饼 猪皮红枣羹 芹菜豆腐干	豆包 干煸鳝片 二米粥	麻辣鹅肝 芫爆松茸 米饭	土鱿蒸肉饼 海带豆腐汤 鲜菇桃仁	西红柿鱿鱼粥 芝麻小饼 鹅肝酱	烙饼 宫保鸡丁 瓜条虾皮 西红柿蛋汤	发面饼 酱鸡翅 清炒莜麦菜 香菜萝卜丝 疙瘩汤

六、其他工作环境条件下人群的营养与膳食

（一）振动和噪声环境条件下人群的营养和膳食

1. 营养指南

1）蛋白质

对振动及噪声防护有利，要补充充足的优质蛋白质。

2）维生素

补充维生素B$_6$有利于保持和提高劳动能力；补充维生素C可使肌肉耐力提高，减轻疲劳感；补充B族维生素和维生素PP及维生素C对预防振动损伤有好处。可服用维生素复合制剂。

2. 振动和噪声环境条件下人群的营养和膳食

（1）食用能促进食欲的食物。

（2）多吃优质蛋白质含量高的食物。

（3）补充新鲜的蔬菜和水果。

3. 配餐实例（见表3-6）

表3-6　振动和噪声环境条件下作业人员一周食谱

餐次	星期一	星期二	星期三	星期四	星期五	星期六	星期日
早餐	玉米面粥 馒头鸭蛋 拌芥蓝 胡萝卜丝	馄饨 油条 黄瓜条	番茄 鸡蛋面条汤 酱豆腐 炸馒头片	蛋炒米饭 牛奶 酸辣莴笋 胡萝卜条	二米粥 麻酱蒸饼 咸鸭蛋 老虎菜	大米粥 猪肉白菜馅包子 酱菜丝	豆浆 烧饼夹肉 香辣辣椒 胡萝卜丝
午餐	米饭、馒头 西红柿炒鸡蛋 肉片柿子椒 西红柿香菜豆腐汤	红豆米饭 花卷 猪肉炖海带 素炒扁豆 虾米小白菜汤	米饭 肉龙 （猪肉、大葱） 鸡汤鱼丸豆腐白菜 咸菜	面条 （蘑菇、黄花、 木耳、猪肉、 鸡蛋卤） 黄瓜条卤鸡蛋	米饭、发糕 红烧鸡块 西红柿炒圆白菜 蟹柳虾皮黄瓜汤	米饭、双色卷 八珍豆腐 鱼香肉丝 玉米面粥 酱黄瓜	米饭 素焖扁豆 素炒茄子 鸡蛋粉丝菠菜汤
晚餐	饺子 （猪肉茴香馅） 鲜玉米	麻酱花卷 猪肉炒豇豆 拌黄瓜 海米冬瓜汤 白薯	米饭 鸡蛋炒黄瓜 青椒土豆丝 南瓜丸子汤	千层饼、炸藕合 素炒圆白菜 胡萝卜香菜 肉末粥 白薯	葱花饼 （猪肉、大葱） 素炒蒜苗 咸菜 小米粥	烙饼 大葱青椒末 摊鸡蛋 粉丝菠菜 虾皮紫菜 黄瓜汤	小米粥 包子 （猪肉、 小白菜馅） 花生米 咸菜

（二）粉尘环境条件下人群的营养与膳食

1. 营养指南

（1）增加优质蛋白质，每日在90～110 g。

（2）增加富含维生素 B_6 食物的摄入量或口服维生素 B_6 片剂，因为维生素 B_6 在蛋白质的代谢中起着重要作用。

（3）为提高机体免疫力，增加维生素 C 的摄入，每日供给量在150 mg 左右。

（4）增加维生素 D 的摄入量，多晒太阳，可促进肺组织病灶部位的钙化愈合。

（5）适当增加膳食纤维和胶原蛋白较多的食物，促进粉尘的排出。

2. 粉尘环境条件下人群的营养与膳食

（1）选择富含优质蛋白质的原料配餐，如肉类、蛋类、水产类、大豆类等。

（2）补充新鲜的蔬菜和水果，增加维生素 C 的摄入。

（3）注意补充维生素 B_6 和维生素 D 制剂。

（4）膳食中适当增加木耳、银耳、海带等富含胶原蛋白和膳食纤维的食物，促进体内粉尘排出。

3. 配餐实例（见表3-7）

表3-7　粉尘环境条件下作业人员一周食谱

餐次	星期一	星期二	星期三	星期四	星期五	星期六	星期日
早餐	青菜木耳 鸡汤面 火腿面包	豆浆 鸡蛋灌饼 拌三丝	牛奶 面包酱肉 菜丝沙拉	南瓜面片汤 鸡蛋	豆腐脑 油饼	馄饨 炸馒头 芥末菠菜	番茄炒蛋 汤卧鸡蛋 老虎菜
午餐	米饭、馒头 红烧带鱼 木耳炒圆白菜 虾皮香菜 冬瓜汤	米饭花卷 西红柿炒鸡蛋 熘肉片扁豆 小白菜豆腐汤	米饭 鱼香肉丝 腐竹芹菜 木耳鸡蛋 黄瓜汤	馅饼（猪肉、 韭菜馅） 豆腐乳 拌海带胡萝卜 黄瓜丝 小米粥	米饭 千层饼 萝卜炖牛肉 炒西葫芦 海米粉丝 白菜汤	米饭蒸饼 酱鸡肝 肉末豆芽 小白菜豆腐汤	麻酱花卷 红烧狮子头 炒莴笋 胡萝卜丝 虾皮紫菜汤
晚餐	麻酱花卷 肉丝豇豆 小白菜绿豆粥 咸菜	米饭 白薯 木樨肉 醋熘白菜 翡翠豆腐羹	饺子（羊肉、 西葫芦、 韭菜馅） 花生米 饺子汤	米饭 红烧鸡块 粉丝小白菜 虾皮紫菜汤	包子（猪肉、 南瓜馅） 小米粥 青椒土豆丝	米饭 香菜冬瓜余丸子 西红柿炒菜花	发面饼 酱鸡翅 清炒莜麦菜 香菜萝卜丝 疙瘩汤

第三节　特殊病理的人群营养与膳食

一、高血压病人的营养与膳食

高血压是以血压高为主要表现的综合征，目前我国采用国际上统一的血压分类标准。一般正常人收缩压（高血压）应在90～140 mmHg，舒张压（低血压）应在60～90 mmHg。超出此范围，一般被视为高血压。高血压多发于中老年人群，治疗应以药物为主，饮食调理为辅。应避免体重超标，具体膳食原则如下。

（1）减少或限制钠的摄入，每天摄入食盐少于6 g。

（2）适当增加钾和钙的摄入。成年人钾摄入量为1 875～5 625 mg/d，含钾丰富的蔬菜、水果有蚕豆、毛豆、黄豆、花生、芋头、海带、紫菜、西红柿、柿子、桂圆、荔枝及柑橘等；富含钙的食物有牛奶、虾、鱼、蛋类等。

（3）控制能量，避免过量摄入高碳水化合物、高脂肪食品。

（4）宜用食物为稻米、玉米面、豆类、马铃薯、竹笋、海带、木耳、花生、瓜子、青椒、黑枣、西红柿等；富含钙的食物，如牛奶、虾、鱼、蛋类；富含镁的食物，如香菇、菠菜、豆制品、桂圆等；各种水果与蔬菜类。烹调以清淡为主。

（5）忌用食物为酒精饮料、过咸食品或腌制食品等。

常见食物钠含量见表3-8。

表3-8　常用食物钠含量　　　　　　　　　　单位：mg/100 g可食部计

食物	含量	食物	含量	食物	含量
挂面（均值）	185	鸡蛋龙须面	711	龙须面	250
豆奶粉	221	豆腐干	690	圆白萝卜	117
紫菜头（干）	711	小白菜	132	奶白菜	170
草菇	73	裙带菜	4 412	海带菜	2 512
山核桃（干）	855	熟松子	666	熟杏仁	342
熟开心果	756	熟香榧子	216	奶油葵花子	604
熟西瓜子	599	火腿肉	8 612	腊肉	764
叉烧肉	726	猪肉松	1 929	火腿肠	1 119
云南火腿	5 557	酱牛肉	926	牛肉干	1 529
五香羊肉	759	扒鸡	633	烤鸡	560
烤鸭	776	腊鹅	2 880	全脂奶粉	221
低脂奶粉	407	儿童奶粉	250	孕妇乳母奶粉	346
奶酪	1 598	低脂奶酪	1 685	咸鸭蛋	1 131
带鱼段	264	鱼丸	854	熏草鱼	1 292
豆豉鲮鱼罐头	1 292	鱼罐头	820	虾酱	4 585
婴儿配方奶粉	220	大婴儿配方奶粉	350	西式鸡肉卷	816
西式炸鸡	1 263	火腿三明治	528	鸡汁干脆面	977

参考资料

高血压病人一周食谱见表3-9。

表3-9　高血压病人一周食谱

日期	星期一	星期二	星期三	星期四	星期五	星期六	星期日
早餐	燕麦粥 糖醋拌黄瓜 煮鸡蛋 牛奶	绿豆大米粥 发糕 茶叶蛋 虾皮拌莴苣	玉米粥 花卷 牛奶 凉拌生菜	红枣绿豆粥 煮鸡蛋 蒸红薯 凉拌海带结	小米胡萝卜粥 蒸南瓜 牛奶 糖拌西红柿	鲜牛奶 燕麦粥 全麦面包 糖醋海蜇丝	红薯玉米粥 卤蛋 花卷 糖醋萝卜
午餐	米饭 芹菜肉丝 开洋丝瓜汤	米饭 海带排骨汤 凉拌花生 芹菜胡萝卜丁	米饭 苦瓜炒牛肉 广式菜心	馒头 芦笋炒肉片 紫菜蛋花汤	馒头 木耳扒白菜 菠菜蛋花汤	米饭 冬瓜虾仁海带汤 肉末茄子	米饭 山药炖排骨 木耳炒青菜
晚餐	米饭 木耳鱼片 糖拌西红柿 紫菜虾汤	二米饭 （大米、小米） 木耳鲫鱼豆腐汤 拌海蜇黄瓜丝	杂粮粥 馒头 鲫鱼炖豆腐 虾皮拌白菜	燕麦面片 香菇鸡丝 炒茭白胡萝卜冬笋丝	黑米粥 馒头 肉末烧海带 清蒸茄子	米饭 炒豆腐干 芹菜肉丝 凉拌茼蒿	荞麦米饭 刀豆炒瘦肉 凉拌白萝卜 海带芹菜丝

注：全天烹调用油 20 mL，盐用量控制在 2～5 g。

二、冠心病病人的营养与膳食

冠心病是冠状动脉粥样硬化性心脏病的简称，是指冠状动脉硬化使血管腔狭窄或阻塞，从而引起心脏病。高血压、高脂血症、糖尿病、肥胖、吸烟等都可引起冠心病。治疗应以药物为主，具体膳食原则如下。

（1）控制总能量。宜以低于标准体重的 5% 供能，以减轻心脏负担。

（2）限制脂肪。全日供给量为 30～40 g，以植物油为主。正常人胆固醇日摄入量低于 300 mg，高脂血症者则低于 200 mg。

（3）适量碳水化合物和蛋白质。

（4）适当增加膳食纤维摄入。

（5）补充维生素。维生素 B_6 能降低血脂水平；维生素 C 能使血胆固醇水平下降，增强血管弹性，修复血管壁，防出血等；维生素 E 有抗氧化作用，可改善冠状动脉血液供应，降低心肌耗氧量。

（6）限制钠盐摄入。冠心病病人每天摄入食盐应少于 6 g。

（7）宜用食物为富含维生素 B、维生素 C、维生素 E 的食物，一般是新鲜蔬菜、水果类与干果类，如芹菜、莴苣笋、茭白、芦笋、青辣椒、西红柿、香菇、木耳、洋葱、大蒜等。

（8）忌用食物为动物脂肪和胆固醇高的食物，如肥肉、动物内脏、鱼子、蟹黄、油炸食品和腌制食品等。

 参考资料

冠心病病人一日食谱见表 3-10。

表 3-10　冠心病病人一日食谱

餐　次	食　物		食物食用量
早餐	牛奶		250 mL
	大米粥		25 g
	馒头		50 g
	拌豆腐干芹菜	芹菜	25 g
		豆腐干	50 g
午餐	大米饭		150 g
	清蒸鱼	海鲈鱼	75 g
	时蔬小炒皇	西芹	25 g
		芥蓝	25 g
		木耳	25 g
		百合	10 g
	西红柿豆腐汤	西红柿	50 g
		豆腐	50 g
晚餐	小米粥	小米	50 g
	馒头		100 g
	葱头炒牛肉丝	葱头	50 g
		牛里脊	50 g
	炝拌绿豆芽	绿豆芽	100 g

三、消化性溃疡病人的营养与膳食

主要病患部位在胃和十二指肠。致病原因主要包括幽门螺旋杆菌感染、胃酸及胃蛋白的影响等。治疗应以药物为主，膳食上应注意以下方面。

（1）营养合理全面，要做到质好、量少、平衡。

（2）少量多餐、定时定量。

（3）适当控制一般调味品的使用，以清淡为主，不宜过酸、过甜、过咸。

（4）细嚼慢咽，养成好的进餐习惯。

（5）选用细软、易消化、刺激性弱的食品，并注意烹调方法，以蒸、煮、烩、炖、焖为主。

（6）宜用食物应根据病情具体情况随时调整。

① 溃疡急性发作或出血停止12～24小时后，给予全流质饮食，如豆浆、浓米汤、蒸蛋羹、冲藕粉、蜂蜜水、杏仁豆腐、鲜果汁等，每日6～7餐。

② 7～10天病情缓解后，给予少渣半流质饮食，除以上食物外，可加用烩肉末羹、烩鸡蓉羹、烩肉丸子等，主食可用大米粥、细挂面及面片汤、馄饨、苏打饼等，每日5～6餐。

③ 恢复期以细而软且易消化食物为主，主食不限，除以上食物外，可用一些含纤维少的果菜，如嫩黄瓜、去皮的嫩茄子、冬瓜、胡萝卜、成熟的苹果、桃、梨等。做成泥状、煮熟、煮软进食。每日三餐两点，溃疡面基本愈合后，恢复一日三餐。

（7）忌用强刺激胃酸分泌的食品和调味品，如浓肉汤、肉汁、动物内脏、脑、香料、辣椒、咖喱粉、芥末、浓茶、浓咖啡、烈性酒等；忌用含粗纤维多的食品，如粗粮、芹菜、韭菜、雪菜、竹笋、藕、坚果类等；忌用容易产酸的食品，如土豆、地瓜、过甜点心及糖醋食品等；忌用易产气的食品，如生葱、生蒜、生萝卜、洋葱、蒜苗等；忌用生冷、坚硬和不易消化的食品，如冷饮、凉拌菜、腊肉、火腿、香肠、油炸食品、熏制品、糯米食品等。食物不宜过冷或过热。

 参考资料

胃溃疡病人一日食谱见表3-11。

表3-11　胃溃疡病人一日食谱

餐　　次	食　　物	食物食用量
早餐	粳米粥	50 g
	煮鸡蛋	50 g
	馒头	70 g
	盐	2 g
加餐	蛋糕	25 g
	牛奶	250 g

续表

餐　次	食　物		食物食用量
午餐	馒头		100 g
	清炒花菜		120 g
	熘肝尖	猪肝	75 g
		胡萝卜	60 g
	炖青鱼		75 g
加餐	豆浆		300 g
	蛋糕		75 g
晚餐	粳米		100 g
	滑熘肉片	瘦猪肉	60 g
		鲜蘑	20 g
		青椒	20 g
		胡萝卜	20 g
	熘豆腐		120 g
	鸡蛋羹		50 g
	盐		2 g
全日	烹调用油		25 g
	以上食谱含热量		8 970 kJ（2 136 kcal）

四、胆囊炎与胆石症病人的营养与膳食

胆囊炎与胆石症二者一般并存，胆结石是引起胆囊炎的重要原因。病人应长期坚持低脂肪、低胆固醇、高维生素膳食。

（1）严格限制脂肪，全日供给量为 30～40 g，以植物油为主，均匀分配于三餐中。

（2）限制胆固醇，适当增加磷脂摄入。胆固醇应低于 300 mg/d，富含磷脂的食品可以适当增加。有研究表明，提高胆汁中磷脂/胆固醇比值，有助于预防和治疗胆石症。

（3）适当的能量，控制体重。

（4）适当的碳水化合物，增加膳食纤维摄入。

（5）适量蛋白质，以每天 1～1.2 g/kg 计算，若超过 50～70 g/d，则以 50～70 g/d 计算为宜。

（6）丰富的维生素，如维生素 A、维生素 K、维生素 B、维生素 C、维生素 E 等。

（7）少量多餐，充分饮水。

（8）宜多选用粮食类（尤其是粗粮）、豆类及其制品、新鲜水果和洋葱、大蒜、香菇、木耳、海生植物等具有调脂作用的食物及鱼虾、瘦肉等。

（9）禁用高脂肪食物，如肥肉、动物油、油煎/炸食品；禁用高胆固醇食品，如动物脑、肝、肾等内脏、蛋黄、鱼子、蟹黄等；少用刺激性食品和调味品，如辣椒、胡椒、咖喱、芥末、烈性酒、浓茶、咖啡等；不宜进食过酸食物，如山楂、杨梅、食用醋等，以免诱发胆绞痛。

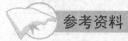

胆囊炎与胆石症病人一日食谱见表3-12。

表3-12　胆囊炎与胆石症病人一日食谱

餐　　次	食　　物		食物食用量
早餐	大米粥	大米	50 g
	花卷	面粉	50 g
	酱豆腐		10 g
	酱甜瓜		10 g
加餐	西红柿汁	西红柿	100 g
		糖	5 g
	蛋糕		25 g
午餐	大米软饭	大米	100 g
	爆鱼片	青鱼	100 g
		笋片	20 g
	炒苦瓜	苦瓜	100 g
加餐	藕粉		50 g
	糖		5 g
晚餐	小米粥	小米	50 g
	发面饼	面粉	50 g
	肉末豆腐	瘦猪肉	20 g
		豆腐	100 g
	拌黄瓜丝	黄瓜	100 g
		粉丝	20 g
全日	烹调用油		25 g
	全日热能		8 337 kJ（1 985 kcal）左右

五、慢性胃炎病人的营养与膳食

慢性胃炎是指由不同病因引起的各种慢性胃黏膜炎性病变，是一种常见病，其发病率在各种胃病中居首位。一般慢性胃炎易反复发作，病程较长，分为浅表性胃炎、萎缩性胃炎和肥厚性胃炎三类。主要临床症状为：浅表性胃炎出现上腹部不适、饱胀或疼痛，食欲减退、恶心和呕吐等；萎缩性胃炎除出现上述症状外，还可导致体重减轻、贫血、腹泻、蛋白质热量营养不良等；肥厚性胃炎上腹部痛如溃疡，饭后可缓解，食欲减退，常见恶心，如息肉样皱襞阻塞幽门则可发生呕吐，有时有出血，需手术治疗，因蛋白丢失和脂肪泻而使体重下降，无力，水肿。慢性胃炎人群膳食应注意以下几点。

（1）以清淡、少油腻、少刺激、易消化为原则。

（2）多食些汤类。萎缩性胃炎由于胃酸分泌较少，可多食些汤类以增加胃酸分泌，提高胃酸浓度，增进食欲。可饮的汤类有鱼汤、鸡汤、骨头汤、蘑菇汤等。

（3）饮用牛奶改为饮用酸奶。牛奶有中和胃酸的作用，萎缩性胃炎患者不宜饮用，但可饮用酸奶，以提高消化率。

（4）热量及蛋白质摄入应充足。

（5）主食应忌食油炸、不发酵面食及粗粮等难以消化的食物。避免生、冷、硬、过热、辛辣食物和刺激性调料。餐次以每日4～5餐为宜。进餐时应细嚼慢咽。

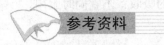
参考资料

慢性胃炎病人一日食谱见表3-13。

表3-13　慢性胃炎病人一日食谱

餐　　次	食　　物		食物食用量
早餐	煮鸡蛋1个	鸡蛋	50 g
	蛋糕		50 g
	白粥1小碗	大米	50 g
	酱豆腐少量	酱豆腐	20 g
加餐	酸奶	酸奶	250 g
午餐	软烂饭1小碗	大米	100 g
	蒸肉饼1小碗	猪瘦肉	50 g
	烧细软萝卜	白萝卜	200 g
加餐	煮果子水1小碗	鲜橘汁	200 g
	烤馒头干	面粉	50 g
晚餐	肉末碎青菜汤面1碗	肉末	50 g
		菠菜	100 g
		挂面	50 g
	红烧鱼	鲤鱼	150 g
	花卷	面粉	50 g
加餐	豆浆		250 g
全日	烹调用油		15 g

六、贫血（缺铁性、巨幼红细胞性）病人的营养与膳食

贫血是指全身循环血液中红细胞总量减少至正常值以下。造成贫血的原因有多种：缺铁、出血、溶血、造血功能障碍等。一般要给予富于营养和高热量、高蛋白、多维生素、含丰富无机盐的饮食，有助于恢复造血功能。

1. 宜用食物

富含铁的食物，如动物肝、猪心、猪肚等，其次为瘦肉、蛋黄、鱼类、虾、海带、紫菜、桂圆、南瓜子、芝麻酱、黄豆、黑豆、芹菜、油菜、杏子、桃子、李子、葡萄干、红枣、橘子、柚子、无花果等；富含优质蛋白质的食物，如瘦肉类、蛋类等；富含叶酸的食物，如新鲜蔬菜和水果（如胡萝卜、菠菜、土豆、苹果、番茄等），大豆、牛肝、鸡肉、猪肉等含量也较多；富含维生素 B_{12} 的食物，如牛肝、羊肝、鸡蛋、牛肉、羊乳、干酪、牛乳、鸡肉等，臭豆腐、大豆和豆腐乳含量也较丰富；富含维生素 C 的食品，如新鲜蔬菜、水果（如橘子、广柑、酸枣、猕猴桃、番茄、红枣等）。

2. 忌用或少用食物

带壳谷物和茎叶类蔬菜中的植物盐、草酸盐可影响铁的吸收，宜少用；茶叶、咖啡、可可均影响铁的吸收，宜少用；钙制剂、锌制剂、抑酸剂均影响铁的吸收，不宜同时服用。

 参考资料

贫血孕妇一日膳食举例见表 3-14。

表 3-14　贫血孕妇一日膳食举例

餐　次	食　物		食物食用量
早餐	红枣稀饭	粳米	50 g
		红枣	25 g
	豆沙包	面粉	50 g
		豆沙	10 g
		糖	5 g
加餐	猪血青菜汤	猪血	50 g
		小白菜	50 g
午餐	米饭	粳米	150 g
	青椒黑木耳炒猪肝	猪肝	50 g
		黑木耳	5 g
		青椒	150 g
	炒苋菜	苋菜	150 g
加餐	牛奶		250 mL
晚餐	米饭	粳米	150 g
	胡萝卜烧牛肉	胡萝卜	100 g
		牛肉	50 g
	韭菜炒鸡蛋	韭菜	200 g
		鸡蛋	50 g
加餐	橘子		100 g
全日	烹调用油		25 mL
	食盐		8 g

注：进餐时间安排——早餐 7:30，早餐与午餐间的加餐 10:00，午餐 11:30—12:00，午餐与晚餐间的加餐 14:00，晚餐 16:30—17:00，晚餐后的加餐 19:00。

妊娠缺铁性贫血孕妇一日食谱见表 3-15。

表 3-15　妊娠缺铁性贫血孕妇一日食谱

餐　次	食　物		食物食用量
早餐	红枣粥	粳米	50 g
		红枣	25 g
	煮鸡蛋		50 g
	豆沙包		50 g
加餐	红枣红豆汤	红枣	25 g
		赤小豆	25 g
午餐	米饭	粳米	100 g
	烧鸡	鸡块	100 g
	炒青菜	青菜	200 g
加餐	牛奶		220 mL
晚餐	米饭	粳米	100 g
	胡萝卜烧牛肉	胡萝卜	50 g
		牛肉	100 g
	菠菜猪肝汤	菠菜	200 g
		猪肝	50 g
加餐	橘子		100 g

注：进餐时间安排——早餐 7:30，早餐与午餐间的加餐 10:00，午餐 11:30—12:00，午餐与晚餐间的加餐 14:00，晚餐 16:30—17:00，晚餐后的加餐 19:00。

妊娠缺铁性贫血孕妇首选菜肴举例见表 3-16。

表 3-16　妊娠缺铁性贫血孕妇首选菜肴举例

菜肴	主料及用量		营养素含量		
			铁含量	核黄素含量	维生素 C 含量
煨牛肉	牛肉	200 g	7.2 mg	0.36 mg	
烧猪肉	猪肉	200 g	5.2 mg	0.38 mg	
韭菜炒猪肝	猪肝	100 g	24 mg	2.23 mg	118 mg
	韭菜	200 g			
菠菜猪肝汤	菠菜	200 g	10.4 mg	2.37 mg	71 mg
	猪肝	100 g			
黑木耳烩豆腐	黑木耳	25 g	12 mg		
	豆腐	200 g			
狮子头	瘦猪肉	250 g	6.1 mg		
	鸡蛋	25 g			
炒腰花	猪腰	150 g	21.8 mg		
鱼香猪肝片	猪肝	150 g	32.5 mg	2.6 mg	
烧排骨	猪排骨	200 g	20.3 mg		

七、甲亢病人的营养与膳食

甲亢是甲状腺功能亢进的简称，是由多种原因引起的甲状腺激素分泌过多所致的一组常见内分泌疾病。主要临床表现为多食、消瘦、畏热、多汗、心悸、激动等高代谢症候群，以及不同程度的甲状腺肿大和眼突、手颤、颈部血管杂音等特征，严重的可出现甲亢危象、昏迷，甚至危及生命。甲亢病人的饮食原则如下。

（1）忌碘。

（2）高能量、高蛋白质、高维生素，注意营养成分合理搭配。

（3）注意补充常量元素和微量元素，如钾、钙、钡、镁、锰、锌、锑等。

（4）可选用含淀粉类的食物，如米饭、面条、馒头、粉皮、马铃薯、南瓜及各种甜食；各种肉类，如牛肉、猪肉、羊肉、鱼虾类等；富含维生素的新鲜水果，如猕猴桃、橙子、杧果、草莓、橘子、西瓜等；富含钙、磷的食物，如牛奶、果仁、鲜鱼、乳制品、豆制品等；富含钾的食物，如扁豆、蚕豆、黄豆、竹笋、白蘑菇、橘子、苹果等；含锌、锰丰富的食物，如瘦牛肉、牛奶、瘦猪肉、菠菜、绿豆、豆腐等。

（5）忌用含碘食物，如海带、紫菜、发菜、海鱼、蛤类、虾等；中药类，如牡蛎、昆布、海藻、丹参等。适当控制高纤维素食物，尤其是腹泻时。

（6）少食多餐，不能暴饮暴食。忌辛辣、烟酒。

（7）补充充足的水分。每天饮水 2 500 mL 左右，忌咖啡、浓茶等兴奋性饮料。

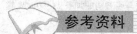 参考资料

甲亢病人一日食谱见表 3-17。

表 3-17　甲亢病人一日食谱

餐　　次	食　　物		食物食用量
早餐	牛奶	鲜牛奶	250 g
		白糖	10 g
	煮鸡蛋 1 个	鸡蛋	50 g
	面包		75 g
	蔬菜沙拉	胡萝卜	25 g
		圣女果	25 g
		苦苣	25 g
		黄瓜	25 g
加餐	水果	苹果	200 g
	饼干		50 g
午餐	大米饭	大米	100 g
	红烧牛肉	牛肉	150 g
	白菜炖豆腐	白菜	100 g
		豆腐	100 g

餐 次	食 物		食物食用量
加餐	冲藕粉	藕粉	50 g
	蛋糕		50 g
晚餐	包子 100 g	面粉	100 g
		瘦猪肉	50 g
		大白菜	200 g
	木樨肉 100 g	瘦猪肉	30 g
		黄花	10 g
		木耳	5 g
	西红柿鸡蛋汤	西红柿	50 g
		鸡蛋	50 g
加餐	牛奶	鲜牛奶	250 g
		白糖	10 g
全日	烹调用油		40 g
	以上食谱含热能		12 780 kJ (3 042 kcal)

八、糖尿病病人的营养与膳食

糖尿病是一种因胰岛素分泌或作用缺陷而引起的，以糖代谢紊乱为主的慢性血葡萄糖（血糖）水平升高为特征的代谢性疾病。正常人空腹血糖应<6.1 mmol/L，餐后血糖应<7.8 mmol/L。当人体空腹血糖≥7.0 mmol/L，餐后血糖≥11.1 mmol/L 时，即视为患有糖尿病。根据美国糖尿病协会 1997 年提出的糖尿病分型标准，糖尿病可分为 1 型糖尿病、2 型糖尿病、妊娠糖尿病及其他特殊类型的糖尿病。在糖尿病患者中，2 型糖尿病所占的比例约为 95%。

糖尿病患者因葡萄糖代谢紊乱，不能进入细胞中，结果导致血糖升高，尿糖增加，出现多食、多饮、多尿，体重和体力减少的所谓"三多一少"的症状。饮食方面需注意以下方面。

（1）要养成良好的饮食习惯，定时定量，少食多餐，适量增加运动，以增加热能的消耗。病人每日至少应保证三餐，按早、午、晚各占 1/5、2/5、2/5 的比例分配。此外，睡前可以加餐以防止夜间发生低血糖。每餐主食量不超过 100 g，对控制血糖有利。

（2）宜食用低血糖指数的食物，如粗加工的大麦、硬质小麦、通心面、黑米、荞麦、强化蛋白质面条、玉米面粥、稻麸等；干豆类及其制品，如绿豆、蚕豆、扁豆、四季豆等；乳类，如牛奶、酸奶、奶粉等；薯类，如马铃薯、粉条、藕粉等；水果类，如李子、樱桃、猕猴桃、柚子等，但应根据血糖情况酌情摄取。

（3）忌用或少用食物有单糖食品、甜饮料、甜饼干，富含饱和脂肪酸与胆固醇的食物，如牛油、猪油、奶油及动物内脏、蟹黄、鱼子等。忌油炸、腌制等食物。

常见糖类的血糖生成指数见表 3-18。

表3-18　常见糖类的血糖生成指数（GI）

食物	GI	食物	GI
葡萄糖	100	麦芽糖	105
蔗糖	65	绵白糖	84
果糖	23	乳糖	46

资料来源：葛可佑. 中国营养科学全书. 北京：人民卫生出版社，2004.

常见食物的血糖生成指数见表3-19。

表3-19　常见食物的血糖生成指数

食物名称	GI	食物名称	GI	食物名称	GI
馒头	88	玉米粉	68	可乐	40
白面包	88	土豆（煮）	66	扁豆	38
大米饭	83	大麦粉	66	梨	36
面条	82	菠萝	66	苹果	36
烙饼	80	荞麦面条	59	苕粉	35
玉米片	79	荞麦	54	藕粉	33
熟甘薯（红）	77	甘薯（生）	54	鲜桃	28
南瓜	75	香蕉	52	牛奶	28
油条	75	猕猴桃	52	绿豆	27
西瓜	72	山药	51	四季豆	27
苏打饼干	72	酸奶	48	柚子	25
小米（煮）	71	柑橘	43	大豆（浸泡，煮）	18
胡萝卜	71	葡萄	43	花生	14

资料来源：杨月欣. 中国食物成分表：2004. 北京：北京大学医学出版社，2005.

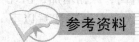 参考资料

尿为什么是甜的？

专家提示：中老年人的糖尿病主要是因为长期摄入高能量膳食导致胰岛素抵抗，最终发展而来的。

糖尿病在我国两千多年前的医书中就有记载，称为消渴病。糖尿病患者表现为多饮、多食、多尿、久之消瘦。无论是古人还是现代人，都知道糖尿病人的尿是甜的。

据记载，现代西方第一个发现糖尿病患者的尿是甜的人是威利斯，英国有一些病人出现了糖尿病的表现，医生认为可能是糖摄入过多引起的。威利斯对此非常关注，他研究了糖尿病患者的血液和尿液，发现其中的葡萄糖含量都超过了正常人，病人的尿是否也是甜的？他亲自尝了糖尿病人的尿液，发现糖尿病人的尿真的是甜的。为了纪念他的发现，糖尿病在西

方国家也被称为威利斯病。

为什么糖尿病人的尿会是甜的呢？糖是人们对碳水化合物的另一种叫法，为了规范，现在人们把有甜味的单糖、双糖等小分子碳水化合物称为糖，而将淀粉等大分子碳水化合物称为多糖。我们每天吃的碳水化合物类食物经消化酶分解成葡萄糖，这些葡萄糖一部分被机体利用，产生能量，另一部分则转化为糖原和脂肪储存起来。这个过程在体内是依赖胰岛素等激素调节的。脂肪和蛋白质也能够产生能量，但他们提供的能量是少部分，60%的能量来自碳水化合物。如果碳水化合物和脂肪摄入过多，血液中的葡萄糖就会很高，胰岛素的分泌量也就会增高，使过高的血糖回到正常水平。但是，如果长期如此，分泌胰岛素的细胞就会疲劳，甚至衰竭，不能够产生足量的胰岛素，或者胰岛素的作用不能正常发挥，导致血糖水平仍然很高。血液是通过肾脏来清除废物的，过多的葡萄糖会通过肾脏排到尿液中，这样尿就变甜了。

糖尿病人一周食谱见表3-20。

表3-20　糖尿病人一周食谱

日期	星期一	星期二	星期三	星期四	星期五	星期六	星期日
早餐	牛奶250 g 煮鸡蛋1个 窝头1个 (50 g) 凉拌豆芽1小碟	全麦面包片 (50 g) 豆浆1杯 (400 mL) 茶鸡蛋1个 凉拌苦瓜1小碟	蔬菜包子1个 (50 g) 米粥1碗 鸡蛋1个 拌白菜心1小碟	豆包1个 (50 g) 荷叶绿豆粥1碗 鸡蛋1个 凉拌三丝1小碟	牛奶燕麦粥 (牛奶250 mL, 燕麦25 g) 鸡蛋羹 (鸡蛋1个) 海米拌芹菜1小碟	全麦小馒头1个 (50 g) 薏苡仁粥1碗 鸡蛋1个 拌莴笋丝1小碟	牛奶240 mL 鸡蛋1个 馒头50 g
午餐	米饭1碗 (100 g) 雪菜豆腐 肉丝炒芹菜	烙饼2块 (100 g) 口蘑冬瓜 牛肉丝炒胡萝卜	荞麦面条1碗 (100 g) 西红柿炒鸡蛋 素炒菠菜	玉米面馒头1个 (100 g) 炒鱿鱼卷芹菜 素烧茄子	荞麦大米饭1碗 (100 g) 青椒肉丝 香菇豆腐汤	茭白鳝丝面 (含面条100 g) 醋熘大白菜	烙饼100 g 酱牛肉80 g 醋烹豆芽菜
晚餐	馒头1个 (100 g) 盐水大虾 鸡片炒油菜	米饭1碗 (100 g) 鸡汤豆腐小白菜 清炒虾仁黄瓜	紫米馒头1个 (100 g) 香菇菜心 砂锅小排骨	米饭1碗 (100 g) 葱花烧豆腐 椒油圆白菜	花卷1个 (100 g)醋椒鱼 西红柿炒扁豆	馄饨(100 g) 海蜇拌黄瓜 熏鸡丝	绿豆米粥1碗 玉米面馒头1个 (50 g) 拌茄泥 酱鸭肉

九、痛风病人的营养与膳食

痛风是嘌呤代谢紊乱所致的一种疾病，是细小针尖状的尿酸盐的慢性沉积，其临床表现为高尿酸盐结晶而引起的痛风性关节炎和关节畸形，它会让你周身局部出现红、肿、热、痛的症状，如不及时治疗，会引起痛风性肾炎、尿酸肾结石，以及性功能减退、高血压等多种并发症。

痛风是长期嘌呤代谢障碍，血尿酸增高引起。如果血中尿酸浓度长期高于饱和点，医学上称为"高尿酸血症"。

进食含有过多嘌呤成分的食品，而在新陈代谢过程中，身体未能将嘌呤进一步代谢成为可以从肾脏中经尿液排出的排泄物。血中尿酸浓度如果达到饱和溶解度，则这些物质最终会形成结晶体，积存于软组织中。如果有诱因引起沉积在软组织如关节膜或肌腱里的尿酸结晶释出，那便会导致身体免疫系统出现过敏而造成炎症。

痛风可以由饮食、天气变化（如温度、气压突变）、外伤等多方面引发。饮酒容易引发痛风，因为酒精在肝组织代谢时，大量吸收水分，使血浓度增高，从而使原来已经接近饱和的尿酸，加速进入软组织形成结晶，导致身体免疫系统过度反应（敏感）而造成炎症，痛风古称"王者之疾"，多发生在达官贵人的身上。患者在饮食上应注意以下方面。

（1）限制总能量摄入，减少碳水化合物摄入。

（2）限制蛋白质摄入，宜食用低脂肪饮食。

（3）严格限制嘌呤饮食。

（4）多饮水，忌饮酒。饮水量以 2 000～3 000 mL/d 为宜。

（5）多吃新鲜蔬菜和水果。

（6）宜食用含嘌呤低的食物，包括各类谷物及其制品、乳制品、蛋类及其制品、各类水果及硬果类。病情缓解可适当选用干豆类、干豌豆、鱼类、贝壳类、菠菜、扁豆、芦笋、蘑菇（每百克食物含嘌呤 90～100 mg）等。

（7）忌用或少用食物。急性期禁用含嘌呤高的食物，如瘦肉类，动物肝、肾、胰、心、脑及肉馅、肉汁、肉汤等；鱼类，如鲭鱼、鳀鱼、大比目鱼、沙丁鱼、凤尾鱼、牡蛎、鱼子、小虾、淡菜等（每百克食物含嘌呤 100～1 000 mg）；禽类，如鹅、鹧鸪等；含有酵母的食物。

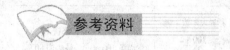

参考资料

痛风病人参考食物选择

根据嘌呤含量，将食物分为低嘌呤食物（每 100 g 食物含嘌呤小于 25 mg）、中等嘌呤食物（每 100 g 食物含嘌呤 25～150 mg）和高嘌呤食物（每 100 g 食物含嘌呤 150～1 000 mg）三类。这只是估计，在临床实践中需按实际情况做必要的调整。

1. 可吃的低嘌呤食物

① 主食类。如米（大米、玉米、小米、糯米等）、麦（大麦、小麦、燕麦、荞麦、麦片等）、面类制品（精白粉、富强粉、面条、玉米面、馒头、面包、饼干、蛋糕）、苏打饼干、黄油小点心、淀粉、高粱、通心粉、马铃薯（土豆）、甘薯、山芋、冬粉、荸荠等。

② 奶类。如鲜奶、炼乳、奶酪、酸奶、麦乳精、奶粉、冰激凌等。

③ 动物血类与蛋类。如鸡蛋、鸭蛋、皮蛋、猪血、鸭血、鸡血、鹅血等。

④ 蔬菜类。如白菜、圆白菜、莴苣菜（莴笋）、苋菜、雪里蕻、茼蒿菜、芹菜、芥菜叶、水瓮菜、韭菜、韭黄、西红柿、茄子、瓜类（黄瓜、冬瓜、丝瓜、南瓜、胡瓜、苦瓜等）、萝卜（包括胡萝卜、萝卜干等）、甘蓝、葫芦、青椒、洋葱、葱、蒜、蒜头、姜、木

耳、榨菜、辣椒、泡菜、咸菜等。

⑤ 水果类。如苹果、香蕉、红枣、黑枣、梨、杜果、橘子、橙、柠檬、杏、葡萄、石榴、桃、枇杷、菠萝、桃子、李子、金橘、西瓜、南瓜、木瓜、乳香瓜、葡萄干、龙眼干。

⑥ 饮料。如苏打水、可乐、汽水、矿泉水、茶、果汁、咖啡、麦乳精、巧克力等。

⑦ 其他。如黄油小点心、花生酱、果酱、酱油、冬瓜糖、蜂蜜。油脂类（瓜子、植物油、黄油、奶油、杏仁、核桃、榛子）、薏苡仁、干果、糖、蜂蜜、海蜇、海藻、动物胶或琼脂制的点心及调味品。

2. 宜限量的中等嘌呤食物

① 豆类及其制品。如豆制品（豆腐、豆腐干、乳豆腐、豆奶、豆浆）、干豆类（绿豆、红豆、黑豆、蚕豆）、豆苗、黄豆芽。

② 肉类。如鸡肉、野鸡、火鸡、斑鸡、石鸡、鸭肉、鹅肉、鸽肉、鹌鹑、猪肉、猪皮、牛肉、羊肉、狗肉、鹿肉、兔肉。

③ 水产类。如草鱼、鲤鱼、鳕鱼、比目鱼、鲈鱼、梭鱼、刀鱼、螃蟹、鳗鱼、鳝鱼、香螺、红鲙、红鲫、鲍鱼、鱼丸、鱼翅。

④ 蔬菜类。如菠菜、笋（冬笋、芦笋、笋干）、豆类（四季豆、青豆、菜豆、豇豆、豌豆）、海带、金针、银耳、蘑菇、九层塔、菜花、龙须菜。

⑤ 油脂类及其他。如花生、腰果、芝麻、栗子、莲子、杏仁。

3. 禁忌的高嘌呤食物

① 豆类及蔬菜类。如黄豆、扁豆、紫菜、香菇。

② 肉类。如肝（猪肝、牛肝、鸡肝、鸭肝、鹅肝）、肠（猪肠、牛肠、鸡肠、鸭肠、鹅肠）、心（猪心、牛心、鸡心、鸭心、鹅心）、肚与胃（猪肝、牛肝、鸡胃、鸭胃、鹅胃）、肾（猪肾、牛肾）、肺、脑、胰、肉脯、浓肉汁、肉馅等。

③ 水产类。如鱼类（鱼皮、鱼子、鱼干、沙丁鱼、凤尾鱼、鲭鱼、鲢鱼、乌鱼、鲨鱼、带鱼、吻仔鱼、海鳗、鳊鱼干、鲳鱼）、贝壳类（蛤蜊、牡蛎、蛤子、蚝、淡菜、干贝）、虾类（草虾、金钩虾、小虾、虾米）、海参。

④ 其他。如酵母粉、各种酒类（尤其是啤酒）。

十、骨质疏松症病人的营养与膳食

骨质疏松症是以慢性腰背疼痛，甚至畸形、骨折为主要表现的一种全身性骨量减少性疾病，中老年人易患。一般来说，低钙饮食者易发生骨质疏松。维生素 D 的缺乏导致骨基质的矿化受损，可出现骨质软化症。长期蛋白质缺乏造成骨基质蛋白合成不足，导致新骨生成落后，如同时有钙缺乏，骨质疏松则加快出现。患骨质疏松症病人饮食应注意以下方面。

（1）保证钙的正常摄入。

（2）维生素 D 充足摄入。

（3）磷的适量摄入。

（4）宜用食物为富含钙的食物，如鱼、虾、蟹、虾皮、动物骨、牛奶及乳制品等；维生素 D 丰富的食物，如沙丁鱼、鲑鱼、青鱼、牛奶、鸡蛋等，可加用鱼肝油。

（5）忌用高磷酸盐添加剂、动物内脏肝等（内脏肝含磷量高于钙25～50倍）。

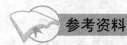

骨质疏松症病人一日食谱见表3-21。

表 3-21   骨质疏松症病人一日食谱

餐　次	食　物		食物食用量
早餐	牛奶	鲜牛奶	250 mL
		白糖	10 g
	芝麻酱花卷	芝麻酱	15 g
		面粉	50 g
	煮鸡蛋1个	鸡蛋	50 g
午餐	米饭或馒头	大米或面粉	100 g
	虾皮烧豆腐	虾皮	20 g
		豆腐	100 g
	炒油菜	油菜	250 g
晚餐	小米粥	小米	50 g
	馒头	面粉	75 g
	肉丝白菜炒木耳	肉丝	50 g
		黑木耳	5 g
		白菜	100 g
	菜花胡萝卜	菜花	100 g
		胡萝卜	50 g
加餐	牛奶	鲜牛奶	250 mL
		白糖	10 g
全日	烹调用油		30 g
	盐		5 g

十一、脂肪肝病人的营养与膳食

脂肪肝是指由于各种原因引起的肝细胞内脂肪堆积过多的病变。脂肪性肝病正严重威胁着国人的健康，成为仅次于病毒性肝炎的第二大肝病。

脂肪肝的病人多无自觉症状，或仅有轻度的疲乏、食欲不振、腹胀、嗳气、肝区胀满等感觉。由于患者转氨酶常有持续或反复升高，又有肝脏肿大，易误诊为肝炎。根据患病原因不同，可分为肥胖性脂肪肝、酒精性脂肪肝、快速减肥性脂肪肝、营养不良性脂肪肝、糖尿病性脂肪肝、药物性脂肪肝、妊娠脂肪肝、其他疾病引起的脂肪肝等类型。

一般诱发脂肪肝的原因为肥胖、过量饮酒、糖尿病。因此，除药物干涉外，在饮食上应注意以下方面。

（1）合理膳食。每日三餐膳食要调配合理，做到粗细搭配、营养平衡，足量的蛋白质能清除肝内脂肪。

（2）禁酒。酒精是损害肝脏的第一杀手。

（3）少吃肥肉和油炸食品。多食用瘦肉、鱼类、蛋清及新鲜蔬菜等富含亲脂性物质的膳食，同时应限制胆固醇的摄入量，如动物内脏、脑髓、蛋黄、鱼子、鱿鱼等。

（4）适当减肥、少吃肉食，尤其少吃内脏。特别是通过适当减肥之后，化解了多余的脂肪，有利于脂肪肝快速恢复。

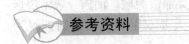
参考资料

脂肪肝病人一日食谱见表3-22。

表3-22 脂肪肝病人一日食谱

餐　次	食　物		食物食用量
早餐	馒头	面粉	50 g
	稀饭	大米	50 g
	红腐乳		10 g
	小咸菜		10 g
午餐	大米饭		100 g
	韭菜炒鸡蛋	韭菜	100 g
		鸡蛋	50 g
	菠菜牛肉丝	菠菜	100 g
		牛肉	50 g
	西红柿鸡蛋汤	西红柿	50 g
		鸡蛋	20 g
晚餐	面饼	面粉	50 g
	小米粥	小米	50 g
	菜花炖肉	菜花	100 g
		猪肉	50 g
	腐竹炒芹菜	腐竹	50 g
		芹菜	100 g
全日	烹调用油		15 g
	全日热能		6 972 kJ（1 660 kcal）左右

<h1 align="center">第四节　不同地域的饮食风俗</h1>

一、中国各民族饮食习俗

（一）回族

回族在我国人口较多、分布较广，以宁夏回族自治区为主，在部分省份也有大小不等的回族聚居区。回族信仰伊斯兰教。

回族人一日三餐，饮食习惯与汉族差别较大。回族日常饮食因聚居各地区的主要农产品不同而略有变化，以面粉、大米为主，辅以玉米、豌豆等杂粮。回族人喜欢吃牛肉、羊肉、鸡肉、鸭肉和带鳞的鱼类，爱吃蔬菜。但不吃马、驴、骡、狗的肉，尤其忌食猪肉。不食动物的血液，不食自死的禽畜和非穆斯林宰杀的牲畜和牛、羊肉罐头，也不吃非清真店制作的食品。

回族人热情好客，总以好茶好饭款待客人，还以给客人加菜加饭为敬。回族一般不嗜烟和酒，喜欢喝茶。回族给客人倒茶、端茶等都使用右手，客人要双手相接，否则被视为无礼。

（二）维吾尔族

维吾尔族占新疆总人口的 3/5，大部分聚居在天山以南，伊犁等北疆各地也有散居。维吾尔族信奉伊斯兰教，家庭、婚姻、饮食等诸方面均受到宗教的影响。因此，具有信奉伊斯兰教民族所共有的饮食禁忌，禁食猪肉、驴肉、骡肉、狗肉、动物血及自死的牲畜。维吾尔族人讲究卫生，尤其注意饮水清洁。吃饭时，不能随便拨弄盘中食物，也不能随便到灶台前面。盛饭或与人交谈时禁忌吐痰，吃剩的残骨要放在自己面前的桌布上，不可乱扔。

维吾尔族饮食很有特色，一种用白面或玉米面在特别的火坑中烤制而成，形似面饼被称为"馕"的食品是维吾尔族家常主食之一。在维吾尔族村镇上，家家户户都修有馕坑，维吾尔族人吃馕是有讲究的，都是用手掰开后再食用，不允许拿着整个馕咬食。烤羊肉串是维吾尔族的传统食品，烤出的肉味鲜、香辣，很有特色。抓饭、拉面也是维吾尔族人喜爱的食品。副食品有牛、羊、鸡肉和各种蔬菜，但不吃素菜，做菜必须加肉。

维吾尔族同其他信仰伊斯兰教的民族一样，特别重视三大宗教节日，尤其视"古尔邦节"为大年，庆祝活动极为隆重。节日里，他们沐浴礼拜、宰牛杀羊、馈赠亲友、接待客人。节日的筵席上，主要有手抓饭、馓子、手抓羊肉、各式糕点、瓜果等。维吾尔族人喜食水果，这与新疆盛产葡萄、哈密瓜、杏、苹果等果品有关，可以说瓜果是维吾尔族人民的生活必需品。

（三）藏族

藏族主要分布在辽阔的青藏高原，聚居在西藏自治区及青海、甘肃、四川、云南等地的藏族自治州、藏族自治县。藏族信喇嘛教，喇嘛教对藏族的文化和风俗有深远的影响。在饮食上，藏族人忌食奇蹄五爪类、禽兽类，如马、驴、骡、鸡、鸭、鹅等。大部分地区的藏族也不食海味及鱼类。藏族可以食用的是偶蹄动物的肉，如牧养的牛、羊、野生的鹿等，蹄都是双瓣的，即偶蹄，其肉才是可以食用的。

藏族牧民的饮食多为一日四餐。早 7 点第一餐，多食糌粑，喝酥油茶，10 点吃第二餐，午后 2 点食第三餐，亦称午餐，以食用肉食为主，晚 8 点吃第四餐，食品以粥为主。总体上牧民们以牛羊肉和奶茶为主要食物，奶制品有酥油、酸奶、奶酪等。农区藏民的饮食以粮食为主，蔬菜为辅。糌粑是藏族的日常食品，它是由青稞或豌豆经炒熟磨粉而成，再经数道加工调配工序制成粑食。粑食营养丰富，香酥甘美，不仅藏族终生食用，居住在藏区的其他民族也喜欢。

藏族日常生活不能没有茶，酥油茶是藏族人时刻不可缺少的饮料佳品。青稞酒是藏民过节必备的饮品。习惯上，青稞酒多指青稞啤酒，此酒黄绿清淡、酒香甘酸。在西藏，除僧人依教规忌酒外，藏族男女老幼几乎都喝青稞酒。

（四）蒙古族

蒙古族半数以上居住在内蒙古自治区，其余分布在东三省、新疆、甘肃、青海等地。各地蒙古族由于地理位置、自然条件、生产发展状况的差异，在饮食习惯上也不尽相同。在牧区，蒙古族以牛羊肉、乳食为主食，史书以"游牧民族四季出行，惟逐水草，所食惟肉酪"来形容游牧生活形成的饮食习惯。烤肉、烧肉、肉干、手抓肉均为蒙古族家常食品，其中手抓肉最有名，四季都可以食用。而吃全羊则是宴请远方宾客的最佳食品。吃全羊有两种做法：一是煮食，即把全羊分解为数段煮熟，在大木盘中按全羊形摆放好，就可食用；二是烧全羊，把收拾干净的整羊入炉微火熏烤，最后刀解上席，蘸板盐食用。炒米也是蒙古族特别喜爱的一种食品，可干嚼或泡奶，是牧民外出放牧的极好食物。

乳食是蒙古族居民一天中不可缺少的食品。奶食、奶茶、奶油、奶糕等均为蒙古族根据季节变化经常食用和饮用的食品。此外，夏季里人们还喜食酸奶，或拌饭或清饮，以清暑解热。蒙古族牧区夏天还喜欢饮马奶酒。

在农区、半农半牧区，蒙古族因与汉族杂居，所以饮食习惯已逐渐与汉族大体相同。农区的蒙古族主食以玉米面、小米为主，杂食大米、白面、黄米、荞面、高粱米。随着温室、塑料大棚的普及，农区蒙古族食用蔬菜的品种不断增加。在菜肴烹制上，农区以炖、炒为主，也加以烧烤，吃些牧区食品如手抓肉、奶制品等。蒙古族农民多保留了牧区的好客习俗，来了客人要先敬茶，无茶或不沏新茶皆为不恭，而且以"满杯酒、满杯茶"为敬，不同于"满杯酒、多半杯茶"的汉族习俗。

蒙古族豪放、粗犷、开朗热情、待人诚恳、实在，处处显现出塞外草原博大的胸怀。

（五）朝鲜族

朝鲜族主要分布在吉林省延边朝鲜族自治州、黑龙江省牡丹江地区、辽宁省丹东地区。朝鲜族比较讲究卫生，讲究礼貌，特别是敬老美德受到各民族人民的称赞。

朝鲜族聚居区盛产大米，主食以米饭为主，其次是冷面和米糕。米糕的品种很多，有打糕、切糕、发糕等。朝鲜族口味以咸辣为主，咸菜品种丰富，式样美观，非常可口。辣椒是每个朝鲜族家庭必备的调味品，朝鲜族嗜辣，绝不比四川、湖南人逊色。

朝鲜族的饮食特点之一是每餐必喝汤，最讲究的是汤浓味重的浓白汤。常用于吊汤的原料有牛肉、鸡肉、狗肉、兔肉等。

朝鲜族的烹调方法以煎、煮、炒、氽、烤等为主，菜肴多清淡、软烂、爽脆。朝鲜族对猪肉的消费量相对较少。朝鲜族不喜欢吃羊肉、河鱼，也不喜欢吃馒头。朝鲜族喜欢吃狗肉、牛肉、鸡肉、蛋品、海味、大酱和泡菜等。常以狗肉招待客人，狗肉的食法极有特色，将煮好的狗肉撕成丝，配以葱丝、姜末、蒜末、香菜、精盐、熟芝麻，食之不腥，香辣爽口。

（六）傣族

傣族主要聚居在云南省西双版纳和德宏地区，在临沧、大理和丽江等地也有分布。傣族聚居地盛产水稻，傣族人以大米为主食，最喜欢吃糯米，而且能用糯米加工食品，如把糯米装入香竹中烤制成竹筒饭，用芦叶把糯米、花生包成粽子，用米浆蒸成卷粉，油炸成糯米油果、糯米卷等。

傣族人口味以酸、辛辣和香味为主。其烹调方法主要有蒸、烤、煮、腌等。其中烤鱼很有特色，做法是先去除内脏，把葱、蒜、姜、辣椒剁成泥，放在鱼腹内，然后用香茅草包扎好，放在暗火上慢慢烤至焦黄，酥香而嫩。傣族人以酸竹煮鸡、煮鱼等视为待客的最佳菜肴。

傣族的"南米"（酱）风味独特，是用番茄酱及花生、青菜、鱼、竹笋等为主料制成的。各种酱中螃蟹酱最为名贵。"南米"的吃法有多种，有的用糯米饭蘸着吃，有的则同时做几种酱，然后备各种青菜或煮熟的南瓜等，不同的菜蘸不同的酱吃。傣族人爱饮酒和茶，会自己酿酒。吃饭时不喝酒，而是在饭后或空闲时饮用。

（七）白族

白族大部分居住在云南省大理白族自治州，其余散居于昆明、元江、丽江等地。大理白族自治州的粮食作物有水稻、小麦、玉米、薯类、荞麦等，经济作物有甘蔗、烤烟和茶叶。河湖盛产鱼类，山区有丰富的植物和动物资源。白族人以稻米、小麦、玉米、荞麦和马铃薯为主食，蔬菜品种多。还善于腌制肉类和咸菜，能自制蜜饯、苍山、雪炖甜梅等果品。节庆时，白族人喜欢用糯米或小麦、大麦酿造白酒、水酒，平时嗜好酸、凉、辣味饮食。

大理白族自治州洱海以产鱼著称，尤以弓鱼最有名。人们喜食砂锅菜。砂锅鱼的做法是将火腿片、嫩鸡块、冬菇、腊肝片、玉兰片、豆腐等十几种原料按比例与鱼放入砂锅内，加上胡椒、八角、盐等调味品，置于火上用微火炖熟，此菜味道极鲜。

乳扇是大理白族自治州的名特产品。乳扇一般由羊乳制成，制作并不复杂，但要求精细。先将羊乳放在锅中，再点酸水（可用明矾等），当羊乳呈半固态时，用竹筷往上挑成扇状，放在簸箕内晒干，乳扇可以生食或煮食，以煎食最为普遍。

（八）苗族

苗族半数以上居住在贵州，其余分布在湖南、云南、广西、四川等地。苗族人的食物以大米为主，辅以苞谷、小米、高粱、小麦和薯类等杂粮。苗族人最喜食糯米。副食品主要有瓜类、豆类、蔬菜及作为佐料的辣椒、葱、蒜等。肉类有猪、牛、羊、鸡、鸭及鱼类。

苗族人口味以酸、辣为主，尤其喜食辣椒。日常菜肴主要是酸辣味汤菜。酸菜味鲜可口，制作方便，可生食，也可熟食。平时吃新鲜蔬菜或瓜豆，苗家也掺些酸菜或酸汤，令人食欲增加。此外，苗家的酸汤煮鱼是风味名菜，其做法是将酸汤加水、食盐煮沸，取鲜活鱼去苦胆，入酸汤中煮制而成，此菜肉嫩汤鲜，清香可口，一年四季都可以做。

苗家能加工保存熏制腊肉、腌肉、腌鱼、鱼干、香肠等，其中腌鱼是苗族的传统佳肴。方法是将鲜鱼剖开，去内脏，抹上盐、辣椒粉，放火上方焙烤至半干，然后入坛密封，食时取出蒸熟。此鱼具有骨酥、咸辣适度、清香可口的特点。

苗族人还喜欢制作豆腐、豆豉，加工猪灌肠、血豆腐等，爱吃火锅，苗家男女都喜欢饮酒，大部分人家都能自己酿酒。他们自制酒粬，用土产的糯米、苞谷、高粱等酿出芳香的甜酒、泡酒、烧酒、窖酒等。有用牛角盛酒迎贵宾的习俗。

（九）满族

满族历史悠久，满族统治者曾建立清朝统治全国。满族人最主要的禁忌是不打狗、杀狗，不吃狗肉，不用狗皮制品；忌讳戴狗皮帽或狗皮套袖的客人。据说主要是因为狗在满族先人的长期渔猎生活中起到了帮手作用，人们不忍食其肉、用其皮，于是形成了这个习俗。

满族烹饪起源于东北松花江黑龙江流域，形成于辽宁，发展于北京。白肉血肠、黏豆包、打包饭、酸菜、火锅是满族风味，尤其"蘸"是满族人民一年四季的食俗，蘸酱菜从各种蔬菜到野菜比较普遍。

二、中国各地区饮食风俗

（一）各省份、区域饮食特点

我国幅员辽阔，人口众多，由于地理、气候、物产、历史、经济等状况不同，各地在饮食习惯上也形成各自的特点，现概括如下。

1. 北京人的饮食习惯

北京人以面食为主，面条、饺子、烙饼、馒头等是面食的主要品种。如主食中的打卤面、炸酱面是风味面食，吃完面条或饺子后，喜欢喝上一碗面汤。喜欢菜肉副食，但不喜欢吃茭白和东北的甜菜等蔬菜，早上爱吃烧饼、豆浆、油条、豆腐脑等食物，冬季爱喝茶及油茶。

饮食习惯：夏瘦冬肥，夏清素食品、冬厚味食品。如夏天喜食麻酱面、绿豆稀饭。冬天喜食腊八粥，由白米、小米、江米、黄米、红枣、红小豆、杏仁、栗子、菱角米、花生、白糖、红糖等熬制而成。特点是粥香味甜、黏糯爽口。功能是补中益气、温和、暖胃、强身健体。

2. 天津人的饮食习惯

天津人多数爱吃大米，吃面条时爱用炒菜浇面，认为味美，又喜食羊肉。天津临海，普遍也喜食鱼虾等海产品，早点喜欢吃浆子豆腐，豆腐中放些盐花，多数人爱喝咸味豆浆，也有饭前先喝汤的习惯，常喝酸梅汤等。

3. 东北人的饮食习惯

东北人的口味是喜爱咸、酸，东北产大米、大豆，普遍食黄豆油和大米，爱吃大酱、豆瓣酱，还爱吃汆白肉、白煮猪肉之类的菜肴，吃饭时还要有菜、有汤、有主食，大部分地区是讲究膳食的。

4. 西北人的饮食习惯

陕西、甘肃、宁夏、青海等地区的人喜爱酸辣口味，油辣子每餐必食，胡麻油是大西北人民的主要食油，一般人民都喜食面食，该地区有"烙饼像锅盖，面条像皮带"的民谚，陕西人则多喜食大米及米粉皮等食品。羊肉泡馍是西北地区的风味食品。

兰州人喜吃面条，而且花样多，有精汤牛肉面、浆水面、拉条面等风味小吃。浆水面是兰州、西安人夏季喜爱的食物。所谓浆水就是把圆白菜、芹菜用开水焯过后，放进备有水和少量面（用面把水搅混）的瓦罐内，上盖密封两三天后启封，闻之有酸味为好，吃时将浆水浇在拉条子面上即成，浆水面味醇、清凉爽口、辣酸开胃，是夏令佳食。

5. 江西人的饮食习惯

大部分地区一日三餐以大米为主，辅以甘薯和米粉，且甘薯的吃法很多，米的食法也很讲究。发糕、灯芯糕、煨牛肉月饼等饼糕是江西人最爱吃的食物。同时喜食各种水产品、鸡、鸭、狗肉和豆制品。习惯食用味浓油重、稠芡厚汁、鲜咸香辣、主料突出的整鸡、整鸭、整鱼和整块的猪前腿肉。江西人喜爱饮茶。

6. 山西人的饮食习惯

一日三餐基本上是早饭稠，午饭好，晚饭稀。重主食，轻副食。主食以面和小米为主，素有"一面百样吃"的美誉。不搞一餐数菜，一般口味喜咸中带酸。醋是山西人惯用的调料。一般人还爱食香油、胡麻油，山西人还爱做刀削面及拉面、面片儿、猫耳朵等面食。介休地区有吃"面条粥"的爱好，面条粥又名"鱼钻沙"，就是在小米粥中煮面条然后汤面一起食。喜庆节日时爱吃黄面炸糕，以及用猪肉、羊肉制作的美味佳肴。

7. 山东人的饮食习惯

山东人的口味是喜爱咸辣，青岛、烟台等沿海地区的人口味较咸。日常饮食中爱吃汤面、高压馍、包子、发面饼、锅饼等。泰安地区夏季吃麻酱凉面，冬季爱好汤面，普遍多喜欢生大葱、豆腐和粉皮，还喜欢黄豆芽、绿豆芽、黄瓜等小菜。临海的青岛、烟台、蓬莱喜欢海味，有吃鱼肉馅饺子和用京酱做鱼的习惯。

8. 四川人的饮食习惯

四川人的口味特点是尤喜麻辣，因四川所处地区潮湿，食麻辣具有驱湿气功效。他们普遍吃大米，菜油为主要食油，担担面、张老五凉面、龙抄手、钟水饺、赖汤圆、珍珠汤圆等为四川成都的著名风味小吃，菜肴中喜用麻辣佐料，素有"吃饭无辣不能下咽"之说。

9. 广东人的饮食习惯

广东人以大米为主食，面食只作调剂。"一日三餐，先茶后饭"是广东食俗的一大特色。广东人喜食杂食，副食不仅食猪肉、牛肉、羊肉、家禽、海鲜，还吃鼠、蛇、虫等。广东人一般口味喜清鲜，以甜为主，酸辣次之，并讲究吃时令菜，讲究鲜、滑、爽、嫩，以小炒见长，不喜辣味。广东以胡椒、生油、蚝油、虾酱等各种调料为菜肴烹饪佳品，猪油、花生油为主要食油，尤其爱吃鲜鱼海味等水产品。广东人还喜食蛇肉，有专门经营的蛇餐馆。普遍喜食鱼汤，潮安地区人有吃生鱼生肉的习惯。广东人做菜取料极为广泛，有"不问鸟兽虫蛇，均可制作佳肴"之说。广州等珠江三角洲地区人讲究饮茶，早点为各省份之冠。

10. 江苏人的饮食习惯

江苏人口味上喜清淡、甜咸、爽口，讲究营养，普遍喜食新鲜、细嫩食物，忌食辛辣之物；少用调料、辅料，特别讲究保持食物菜肴的原味，且质高量少。

11. 浙江人的饮食习惯

浙江人口味以滑嫩爽口、糯而不腻、清淡纯鲜为主，酸辣次之。主食以米为主，辅以玉米、甘薯等杂粮，部分地区有一日四餐的习惯。饮食习惯具有本地特色且多样：湖州、嘉兴一带喜吃鱼、虾、黄鳝；东阳等地喜食乌龟肉；海盐一带喜食"东坡肉"；金华地区喜食火腿和风肉；杭州一带喜食天目笋和虾；温州沿海地区有生食鱼鲜的习惯。

12. 湖南人的饮食习惯

湖南人一日三餐多以大米为主食，辅以玉米及薯类，极少食用面食。湖南人普遍嗜辣，且喜食苦味食品。口味多为辣、苦、酸、咸适中，对川菜、鲁菜也多能接受。

（二）我国各菜系菜肴特点

我国烹饪菜系中四大菜系包括川、粤、苏、鲁；八大菜系包括川、粤、苏、鲁、闽、浙、徽、湘；十大菜系包括川、粤、苏、鲁、闽、浙、徽、湘、京、沪。按三大河流分的四大菜系有长江上游为川菜，长江中下游为淮扬菜，黄河为鲁菜，珠江为粤菜。

中国菜肴的主要特点：选料讲究、刀工精细、配料巧妙、烹调方法多样、菜肴的滋味丰富、菜肴的品种繁多、精于用火候、讲究盛装器皿。

1. 川菜

川菜包括重庆、成都一带的菜肴，还包括江津、自贡、会山、乐山（北菜川烹、南菜川味）。擅长小煎、小炒、干烧、干煸，讲究色、香、味、形、器。调味多用辣椒、花椒、胡椒，以酸辣、麻辣、怪味著称。主要代表菜为回锅肉、鱼香肉丝、樟茶鸭子、宫保鸡丁、麻婆豆腐等。特点是选料严谨、刀工精细、讲究烹制、注重调味、花色多样、具有浓厚的地方色彩。常用味型有咸鲜、咸甜、鱼香、红油、豆瓣、麻辣、糊辣、酸菜、椒麻、家常、椒盐、怪味、姜汁、蒜泥、糖醋、芥末、麻酱、葱油。

2. 鲁菜

鲁菜包括济南、德州、泰安、胶东一带的地方菜肴。擅长爆、烧、炒、炸、扒，以烹制海鲜闻名，注重清汤和奶汤的调制。特点是选料严谨、刀法细腻、突出鲜味、讲究调汤、花色多样、味道清淡。主要代表菜为德州扒鸡、燽大虾、清汤燕窝、红烧海螺等。

3. 粤菜

粤菜由广州、潮州、东江等地方名菜发展而成。擅长煎、炒、焗、炸、烧、烤、酥、熏、烩、烘。常用味型有鲜、生、脆、淡，注重色、香、味、型、器，讲究香、松、臭、肥、浓、酸、甜、苦、辣、咸、鲜。特点是取料广、刀工精细、调料丰富、烹调考究、花色繁多。主要代表菜有龙虎斗、片皮乳猪、冬瓜盅、蚝油牛肉、脆皮鸡、东江豆腐煲等。

4. 苏菜

苏菜由淮扬、苏州、南京等地方菜发展而成。擅长炖、焖、蒸、煎、烧、炒、煨，注重原汁原汤、浓而不腻、烂而不糊、清淡适口、甜咸适中。特点是选料严谨、制作精细、四季有别、重视调汤、保持原汁、风味清鲜、讲究造型。主要代表菜有淮扬狮子头、叫花鸡、松鼠鳜鱼、盐水鸭、火烧马鞍桥。

5. 浙菜

浙菜包括杭州、宁波、绍兴等地的地方菜。擅长爆炒、烩、蒸、烤、炖，讲究鲜、嫩、滑，注重保持原味，汤浓味重。特点是注重刀工、制作精细、变化较多、因时而异、简朴实惠、富有乡土气息。主要代表菜有油焖竹笋、龙井虾仁、西湖醋鱼、干炸响铃等。

6. 闽菜

闽菜由福州、泉州、厦门等地方菜发展而来。擅长炸、炒、煨、焖、蒸、熘。口味咸香、甜酸。特点是制作细巧、讲究刀工、色调美观、调味清鲜。主要代表菜有佛跳墙、雪花鸡、太极明虾、闽生果、烧生糟鸭、梅开二度等。

7. 湘菜

湘菜包括湘江流域、洞庭湖、湘西一带的地方菜。擅长煨、炖、蒸、炒、烧，制作上讲究原料的入味。口味注重酸、辣。特点是用料广泛、制作精细、注重色浓、讲究实惠。主要代表菜有霸王别姬、麻辣仔鸡、腊味合蒸、东安仔鸡等。

8. 徽菜

徽菜包括沿江、沿淮、徽州的地方菜。擅长烧、炖、蒸，突出菜式的色、香、味。善于用糖调味，注重保持原汁原味。特点是选料朴实、讲究火功、芡大油重、朴素实惠。主要代表菜有火腿炖甲鱼、清蒸花菇、雪冬烧山鸡、腌鲜鳜鱼、徽州毛豆腐、徽州桃脂烧肉等。

9. 京菜

京菜由宫廷风味、清真风味、山东风味所构成。擅长烤、爆、炸、熘、炒，兼用烧、烩。注重色、质、味器，兼顾菜型。特点是选料广泛、刀法精细、烹调讲究、造型美观。主要代表菜有北京烤鸭、涮羊肉、酱爆鸡丁、炸肥肠、烤肉。

10. 沪菜

沪菜由沪、京、粤、苏、川、浙、闽、徽、湘等菜系组成。擅长烧、煸、煨、糟、炸、蒸等，喜爱采用浓油赤酱。特点是汤卤醇厚、咸淡适口、保持原味。主要代表菜有椒盐蹄髈、生煸草头、大闸蟹、卤味猪脚。

11. 辽菜

辽菜包括沈阳、大连、锦州、阜新、营口等地方菜。擅长熬、炖、蒸、扒、烧、爆，以煎、炒、烹、炸而著称。特点是咸甜分明、油而不腻、鲜脆爽口、酥烂入味，油重、色浓、味厚，四季有别，重视调味、调汤，保持原汁风味，清鲜，讲究造型。辽菜中宫廷菜取料珍稀，不仅口味独特，工艺讲究，且菜名典雅富有诗情画意，文化内涵丰富，是辽菜的精华。主要代表菜有掌上明珠、凤还巢、麒麟送子、蟠桃猴首、清汤鹿尾、红娘自配、宫门献鱼，还有高级名贵的王府鸭、王府八宝酱、王府砂锅、王府鹿尾等。

12. 秦菜

秦菜以西安风味为正宗，以古代宫廷菜、宫邸菜和民间菜为主，包括隐士家珍、少数民族的美食和酒市珍馐。特点是选料广泛、加工精细、火候讲究、菜味爽口、汁浓香醇、色彩绚丽。主要代表菜有葫芦鸡、奶汤锅子鱼、枸杞炖银耳等。

13. 鄂菜

鄂菜包括武汉、黄州、荆州等地方菜。擅长蒸、爆、炸、炒，讲究汁浓、芡稠、口重味浓。特点是注重刀工、善于变化、强调配色、讲究造型、汁浓口重。主要代表菜有武昌鱼、双黄鱼片、烧野鸭等。

第五节　传统节日及不同国家的饮食风俗

一、各种传统节日的由来及风俗

（一）佛诞节

佛诞节为佛教节日，又叫浴佛节，是纪念佛教创立者释迦牟尼诞辰的节日。我国汉族历史记载的是农历四月初八，在我国云南傣族人民聚集的地区，此节日已演变成泼水节。这一天寺院与民间的人们相互以撒豆结缘方式以示纪念，人们用桐叶等树叶的汁液制作青黑色的米饭（乌饭），或用树木的春花、榆钱、玫瑰做成糕饼相互赠送，联结友谊。

（二）中元节

农历七月十五为中元节，又叫盂兰盆节、鬼节，是纪念释迦牟尼逝世及祭奠先人的日子，人们习惯用硕大的果料糕饼来供奉祖先，在北方民间节日饮食以素食为主。

（三）腊八节

腊八节又叫佛成道节，为佛教传统节日。农历十二月初八是释迦牟尼得道成佛之日。届时寺庙中都要焚香礼佛，钟鼓齐鸣，举行纪念法会。在头一天的晚上，人们用五谷杂粮、干果熬煮成腊八粥，在节日早上食用。熬制腊八粥的原料有大米、小米、江米、大麦米、小麦米、薏仁米、红豆、绿豆、芸豆、莲子、白果、花生仁、桂圆、杏仁、瓜子仁、葡萄干、红枣、栗子、果脯等。除了喝腊八粥之外，这一天还要做腊八醋，泡腊八蒜，做腊肉，祭祀佛祖，期盼丰年。

（四）古尔邦节

古尔邦节，又叫宰牲节、忠孝节。古尔邦是阿拉伯语献牲的意思。馓子、卷果、油香、烤全羊、烤羊腿等都是该节日的重要食物。在阿拉伯，人们不仅宰杀牛羊，而且还宰杀骆驼。伊斯兰教严格的教规规定：忌食自死的动物，忌食动物血液，忌食非伊斯兰方式宰杀的牛、羊、驼、鸡、鸭、鹅等动物，忌食形象丑陋的动物，忌食猪肉、驴肉、狗肉等。

（五）圣诞节

圣诞节是基督教各派信徒纪念耶稣诞辰的日子，圣诞节日期间，人们以圣诞面包、圣诞蛋糕、圣诞布丁、圣诞糖果、圣诞巧克力、圣诞酒、烤乳猪、烤火鸡、烤鸭、烤鹅、烤牛排、甜品装点节日餐桌。

（六）复活节

在基督教的节日中，复活节是仅次于圣诞节的节日。为了纪念耶稣的复活，虔诚的信徒们，要举行斋戒，不吃动物肉食，不用刀叉进食，减少娱乐。复活节是孩子们欢乐的节日，拣拾彩蛋是节日期间重要的活动。用小动物形状做成的巧克力糖果，装点精美的甜点，是节日中的重要食物。

二、外国的饮食风俗

（一）亚洲饮食

1. 日本

日本位于亚洲的东北部，是一个四面环海的岛国，渔业十分发达。俗话说"靠山吃山，靠水吃水"，日本独特的地理位置决定了其饮食中蕴含了丰富的海洋食品原料，形成了日本人饮食的传统习惯。

1）刺身

在日本人的餐桌上最显著的特征，就是品种各样的海鲜食物，生食、熟食、冷食、热食、大食、小食应有尽有。日本人极为注重原料的新鲜品质，什么季节吃什么样的品种，有着严格的规定。刺身是日本最有代表性的菜肴品种，原料主要是新鲜的海鲜食物，如鱼、虾、蟹、贝类等，经过仔细的加工，切成漂亮的形状，蘸食由辣根、芥末与酱油调制成的味汁食用，吃美味的刺身还要配一些有辛香味的蔬菜，比如苏子叶、萝卜丝、黄姜丝、萝卜苗等帮助杀菌和抑制邪味。

2）传统食物

牛肉、鸡肉、鸡蛋、豆腐、蘑菇、白菜、萝卜、海带、紫菜、牛蒡等，是日本人生活中的传统食物原料。日本火锅、烧烤虽然是秋冬季最为时尚的饮食象征，但是在现代生活中，白米饭和大酱汤在日本饮食中仍具有深厚根基，几乎每餐必有。在日本人的早餐中，白米饭、大酱汤、美味的腌渍小菜可谓丰俭由人。由米饭演绎出来的寿司（四喜饭）、盒饭是最为流行的食品。香脆可口的天妇罗是日本料理中最为常见的主菜品。荞麦面条依然是人们最为钟爱的食物。

3）日本料理

根据地理位置的不同，日本料理总体上可以分为关东料理和关西料理。关东料理有着鲜明的都市时尚风情，口味浓重，以东京料理为代表。关西料理以京都料理、大阪料理为主。京都由于水质特别好，加之是千年古都，寺庙多，所以菜肴呈现宫廷、寺庙的特点，用蒸煮法做出来的菜很可口，如汤豆腐、蔬菜类的菜。怀石料理堪称日本的国技，是最为正统的日本料理。据说怀石一词，源于日本的寺庙，修行中的僧侣必须遵守清规戒律，过午不食，只食早午餐，而忍耐不住饥饿和寒冷的僧侣们，将加热的石头包于碎布中揣在怀里以抵御饥寒。怀石料理中尤以素食最为典雅，精美别致的器皿与造型巧妙的菜品相映生辉。怀石料理是与茶道一起发展起来的，一般是伴随着茶道而进行，是一种极为隆重的饮食活动。怀石料理的烹调方法一直沿袭古代的传统方法，体现原料的自然本质特征，主要原料是鱼、蔬菜和豆腐，讲究时令节气的变化。

4）节日饮食

每逢喜庆节日之时，红色的食物有着良好的寓意，一定会带来好运，红色的年糕，红色的豆沙和红豆饭成为节日吉祥食物。1月1日是日本最大的节日新年，在新年的餐桌上年糕是必备的食物，用木炭火烤食、炸食、煮食、煎食，或者直接包裹红豆沙食用。蔬菜鸡块汤也是新年的主角。1月7日七草节吃的是蔬菜和粥。1月15日成人节吃包裹红豆沙的点心和红豆饭。2月3日立春时节的打鬼节要吃炒黄豆，不能随便吃，一定要多少岁吃多少个；饭店餐馆要撒黄，用黄豆打窗户打鬼驱邪。3月15日—4月15日期间的樱花节是一个鲜花盛开的时节，人们喜欢食用樱花黏米制作的粉色年糕。农历五月初五端午节吃蒸制的豆沙年糕和粽子。7月20日鳗鱼节，一定要吃补身恩物的鳗鱼，烤鳗鱼配米饭的定食是节日中盛行的食物。农历八月十五中秋节，人们喜欢吃甜味实心的球形年糕。12月31日晚上，人们习惯吃荞麦面条来结束旧的一年。

2. 韩国

韩国位于亚洲的东北部，是一个依山傍水三面环海的半岛国家，与中国隔海相望。由于地缘的关系，韩国和中国的历史文化一脉相承、息息相关，古老的儒家文化已经广泛融入韩国人的生活之中。

1）韩国泡菜

每天清晨，韩国人从白米饭、大酱汤和腌制小菜的传统饮食中开始一天的生活，基于农耕文化的缘故，白米饭、大酱汤和腌制小菜依然是现代韩国人饮食生活的根基。泡菜是韩国人日常饮食生活中的阳光，它凝结着韩国人的传统与智慧，从这一古老发酵的蔬菜制品中酝酿出浓厚的韩国泡菜文化，几乎每一个韩国妇女都能亲手制作清脆可口的泡菜。在韩国，任何地方、任何季节、任何家庭，无不弥漫着泡菜醇厚的清香。用大白菜、萝卜、黄瓜等蔬菜制作的泡菜多姿多彩，其中由大白菜制作的包裹式泡菜将栗子、大枣、鱿鱼、章鱼、鲍鱼、大虾和松子等统统包裹在一起的豪华泡菜堪称韩国美食一绝。在泡菜中自然少不了葱、姜、蒜、虾酱、辣椒粉这些必不可少的调料。

2）韩国烤肉

脍炙人口的韩国烤肉有着豪放般的情趣，具有新时代的文化特色，这主要归功于韩国的畜牧养殖业为韩国提供了高品质的牛肉。烤牛肉、烤牛排（多切片后用调料腌制后再烤）、烤猪五花肉是最为多见的经典烧烤食品，在擦有牛油炽热的铁板上经过烤炙后的肉食，再拌以豆瓣酱、辣椒酱或酱油调味汁，用新鲜的生菜、芝麻叶包裹在一起，一口咬下去别有一番滋味。韩国人特别喜爱大蒜，吃韩国烤肉时，具有杀菌、调味、强身作用的大蒜一定不能少。

3）冷面

冷面是韩国最为传统的面食品种，是夏季的清凉食物。它是以荞麦面为主，配以马铃薯淀粉制成的，适宜冷食，冷面中的汤汁多是牛肉汤，泛着淡淡的辣椒红色，口味酸辣、咸鲜、微甜，清凉爽口宜人，柔韧光滑，在面食的上方放着配食的水煮鸡蛋、熟肉、蔬菜，将大碗装点得十分丰满。

4）石锅拌饭

韩国石锅拌饭独具特色，在滚烫的石锅中，首先放入白米饭，盖上黄豆芽、胡萝卜丝、生菜及熟牛肉末、鸡蛋、芝麻、紫菜等原料，加上辣椒酱，食用时一同搅拌，"吱吱"作响、热气腾腾，大有旧石器时代饮食风范。

5）韩国定食

韩国定食是韩国的大餐，又称韩国客饭，是由成套菜品组合的餐食服务形式，是由朝鲜时代宫廷膳食服务衍变而成。在定食的前菜中，琳琅满目、各式各样的小菜能够摆满整个桌面，除了正宗的泡菜以外，其他食物不加辣椒是其典型特征，配菜巧妙且丰富多彩，烹调方法以蒸、烤、煎、熏为主，其中用小麦煎饼包裹肉类、蔬菜等原料而食的"九折板"最为著名。

6）神仙炉火锅

由肉类、鱼类、蔬菜、蘑菇组成的神仙炉火锅也是韩国饮食中一道亮丽的风景线，火锅体现出韩国家庭团聚时温暖、和睦、蒸蒸日上的饮食传统。火锅中放入的原料品种不同，以海鲜牛肠火锅最有名，牛肉锅最普遍，尤其是在天寒地冻的冬季，韩国人极为重视日常膳食的滋补功效，火锅中的鲜汤甚至选用高丽人参等多种草药与牛骨、大枣、海鲜原料一同熬制，具有强身健体、延年益寿的作用。

7）传统面食

绿豆煎饼又叫葱煎饼，也是韩国餐桌上的传统面食，主要以绿豆及米粉为主料，加上海鲜原料煎成大而圆的饼状，蘸食酱油一起食用，百吃不厌，芳香溢齿。韩果源于古代的祭祀供品，是韩国人在婚礼宴席上和饮茶时食用的传统点心，用面粉或糯米粉配以蜂蜜、麦芽糖、姜糖制成，美妙可口。

8）节日饮食

元旦（1月1日）、春节（农历正月初一）期间的传统节日食品是煎海鲜饼、白年糕汤、打糕。佛诞节（农历四月初八）、制宪节（7月17日）、光复节（8月15日）、秋夕（农历八月十五）期间的传统节日食品是带馅的年糕。

9）饮食习俗与禁忌

海洋渔业资源丰富的韩国，生鱼片的吃法不像日本那样清淡，韩国人的口味要比日本人重得多，一般是蘸食辣椒酱或黄豆酱，用生菜包裹着一起吃。

韩国人不喜欢吃羊肉、香菜、味苦的蔬菜及油大肥腻的菜肴，不喜欢麻味。在日常生活中除了西式的面包和蛋糕，一般不吃其他发面的蒸制食物。韩国人进餐时的礼节是非常重要的，吃米饭时不能端在手上，而是放在桌子上，用勺子盛着吃；筷子则是吃菜时的专用工具，吃任何东西不要出声，咀嚼时不要张嘴，吃饭前一定要由长辈先动筷子为敬，双手接递食物及餐具；在长辈面前饮茶、喝酒要双手捧杯侧身饮用以示尊敬之意。韩国人喜爱饮用由炒制大麦熬煮的水，他们称之为大麦茶。

3. 泰国

泰国位于亚洲中南半岛，94% 的人信仰佛教，其他人则信奉伊斯兰教、天主教、印度教，国花是睡莲，国树是桂花树，热带雨林气候造就了泰国人独特的饮食物产。在泰国北部，水稻是重要的农作物；鸡和猪养殖业发达；热带水果的品种最为丰富，每年 3—11 月是盛产水果的季节。

1）泰国物产

泰国是世界上最大的大米出口国，泰国细眉香米是泰国特有的香米物种，香米是泰国人民的主要食物。三面环海的泰国南部盛产鱼虾蟹贝，泰国是世界人工养殖对虾出口的大国，在马来半岛东侧的宋卡地区还出产珍贵的燕窝。泰国北部山高路险、森林茂密，出产许多森林食物产品，比如竹笋、昆虫和牛蛙等。

2）饮食习俗与禁忌

泰国人的熟食行业特别繁荣，从米饭到菜肴什么都有成品出售，由于多用塑料袋盛装，又被叫作胶食。泰国人特别喜欢腥鲜酸辣刺激性强烈的味道，鱼露、咖喱、辣椒、白醋、虾酱是用途最广的调料。几乎所有鲜味的菜品都要用鱼露调理味道。任何餐桌上都有辣椒的踪影，甚至在吃水果时也喜欢用辣椒粉和糖调理滋味。不喜欢偏甜的菜品，不喜欢在烹制菜品中加糖和深色酱油，不喜欢海参和红烧的菜品。泰国绝对忌食牛肉，明令禁食狗肉、猫肉和野生动物，烈性酒绝对没有，冰红茶、冰果汁是餐中主要的饮品。在泰国的餐厅、家庭就餐时一般不设桌椅，都是席地而坐，可以使用叉勺就餐，忌用左手接递、传送食物器皿。

3）泰国火锅

泰国火锅是该国的特色，炎热的气候也不能阻挡泰国人吃火锅的热情。泰国人特别喜欢食用名叫塔奥奇澳的酱料调味。泰国人爱吃的是咖喱饭、酸辣汤、冬阴功汤、鱼辣汤、粉蒸糯米粽、卡侬金米线、甲亚萨、糯米大蒜香肠等。冬阴功汤是用鱼露、柠檬汁、糖、香草、鸡汤一起熬制的，具有甜酸咸鲜的味道；酸辣汤是用鱼块蘸着用干辣椒、蒜、虾酱、酸角、鱼露配置的调料与水共同熬制而成，辣酸中略有甜味；鱼辣汤是用鱼块、辣椒、椰子、虾酱、姜、香茅草、罗望子和水一同熬制的，有酸辣咸鲜的味道。泰国人常常将鸡、牛蛙、鸭、虾、茄子和竹笋煮着吃。

4）传统的食物

卡侬金米线是传统的食物，是在圆形的米粉上浇上辣汤一起吃。粉蒸糯米粽是用芭蕉叶将糯米、椰浆、粉蕉、糖、盐包成的长方形粽子。甲亚萨是泰国人秋日节中相互馈赠的甜食，是用糯米花、芝麻、花生、糖一起熬制而成的，酥脆香甜，美味可口。

5）僧侣食物

被誉为千佛之国的泰国，人们普遍信奉佛教，由于宗教信仰的原因，到处都能看到身披黄袍的僧侣化缘食物，因为僧侣的食物完全依赖人们，所以虔诚的人们常在街道旁准备好食物进行布施。

4. 印度

1）饮食禁忌

位于南亚的印度，是一个由多民族组成的大国，主要宗教有印度教、伊斯兰教、锡克教、佛教、基督教。印度教、佛教把牛视为尊贵的神明，赋予神牛崇高的地位，因此在人们的餐桌上，以及国际快餐店中都没有牛肉汉堡包和用牛肉做成的美味佳肴。蛇是神圣庙宇的保护者，不能杀戮，更不能吃蛇肉。信奉伊斯兰教的人们，在饮食方面则严格保持着伊斯兰的教规，不食猪肉、驴肉、马肉、狗肉、鳗鱼、圆鱼、牛蛙、螃蟹等，因此印度人的食物原料主要是小麦、乳品、禽蛋、蔬菜。

2）饮食喜好

在宗教文化影响下，素食主义者很多，他们相信素食不仅可以强身健体而且能够净化心灵。人们在正式场合用刀叉进餐。在家庭和街头巷尾的餐馆仍保持着手抓进食的传统习俗。印度人在口味方面喜爱辛辣刺激浓重的味道，尤其擅长使用咖喱进行调味，印度人特别爱吃一种用洋葱炸成的春卷食物，以及黄豆汤、烤羊肉串、腌泡鸡肉。最受欢迎的是一种名叫"坦杜理"的食物，该食物是将鸡肉用许多香料经过腌制后，放在炉子里烤炙成熟制成，恰到好处，美妙无比。印度人无论是吃米饭还是面饼都喜欢蘸食咖喱。南部人喜欢吃米饭，北部人喜欢吃薄饼、炸面包。印度人爱吃甜品，尤其是用奶制成的甜品较多。虔诚的印度人一般不喝酒及含有酒精的饮料，印度人喝红茶的同时要加些牛奶。印度的饼有很多，但是能够在厨师手上飞舞的飞饼最著名，薄如蝉翼，晶莹剔透。

（二）欧洲饮食

1. 法国

法国位于欧洲大陆的西部，是欧盟最大的农牧渔业生产国家，这造就了其丰富多彩的食物资源，人杰地灵、物华天宝，天时地利人和，无疑为法国的饮食文化积淀了深厚的物质文化基础。在法国，由于各地区地理位置不同，形成了不同的物产分布，独特的物产又形成了不同的饮食文化。

1）饮食态度

法国人有着严肃的治餐态度，在饮食方面作风严谨，绝不凑合，不完美的食物不食，他们坚信：发明一道美食远比发现一个星球、创作一首诗的价值更高，烹饪是文明的无名先锋。在法国流传着这样一个故事：一个名叫泰勒的贵族，1671年在城堡里宴请法国国王路易十四的过程中，因为主菜烤肉和鱼没有令国王满意，于是羞于在世，当即拔刀自刎。法国历代的厨师们对于烹饪事业一丝不苟，孜孜以求，用他们的辛勤与智慧，用他们非凡的想象力和极富艺术性的创意，创造出登峰造极的世界美食。今日法国人的日常饮食不仅成为维系法国人民文化生活的纽带，也成为法国社会经济文化最为重要的国家象征。充满魅力的法国菜肴，以其浓重、鲜明、严谨的艺术个性给人以视觉、味觉、嗅觉的强烈震撼，得到世人的称赞并广为流传，成为西方饮食文化中最为亮丽的风景线。

2）发酵饮食

在发酵饮食方面，著名化学微生物学家巴斯德，为法国人开辟了崭新的饮食天地，由微生物创造的经典食物是法国最为明显的代表，如面包、葡萄酒、奶酪、黑块菌、鱼子酱等。面包是法国人饮食生活的根基，奶酪是法国人饮食生活中最灿烂的阳光，葡萄酒是法国人饮食生活的精髓，黑块菌是法国人饮食生活的高贵象征。

3）一日三餐

在就餐的时间和内容方面，法国人早餐时间一般为7点至9点。早餐中的主要内容是红茶、咖啡、可可、牛奶、酸奶、果汁、果酱、黄油、长棍面包、牛角面包。午餐时间一般为12点至13点，对于工作和学习的人来说，午间匆忙短暂，在法国长棍面包切片中夹片状西红柿、奶酪和生菜等的快餐，以及比萨饼、三明治、汉堡包、热狗等食物成为饮食的热点。

晚餐时间一般为 20 点至 22 点，隆重豪华的法式大餐甚至在 21 点才开始举行，时间长达三四个小时，直至深夜，晚餐可以使人们尽情感受生活的美好时光。

4）宴席

在正式的法餐宴会活动中，落座之前先要食用餐前小吃，饮用开胃酒，面包、黄油是餐桌上必不可少的食物。落座进餐首先是冷头盘，也叫冷菜或头盘，品种一般是用蔬菜、火腿、香肠、烟熏三文鱼、鸭胗、海鲜原料等配以各种味型沙拉汁的冷食菜肴，伴以干白葡萄酒。接下来就是汤羹，品种有用不同原料制成的各种浓汤或清汤等，有冷、热、荤、素各种汤品。汤羹营养美味，其主要作用是为了配食面包解决温饱。喝汤是秋冬寒冷季节中的传统习惯，春夏季节则以各种冰水、矿泉水取代汤的位置。接下来上主菜，主菜又叫大菜，一般情况只有一道或两道，如果是两道，头道主菜也可称为热头盘，一般是选用海鲜主料制成的清淡鲜美的热食菜肴；第二道主菜一般是选用禽类、肉类主料制成的味道醇厚的热食菜肴，原料品种有鱼、虾、蟹、贝、牛肉、牛排、羊排、小牛肉、牛肚、小牛胸腺、鸭肝、鸭胗、鸡肉、猪肉、肉肠、蜗牛等。一般红色的牛、猪、野味肉类配红葡萄酒，白色的鱼、虾、蟹、贝配白葡萄酒，如普罗旺斯烤蜗牛、乡村式洋葱浓汤、海鲜奶油汤、烤牛排、煎牛扒、烤小牛肉、波而多红酒烤鸡等。吃主菜时应该慢慢品尝，只有当同桌最后一个人吃完后才会上下一道菜，要耐心等待。大菜之后紧接着就是奶酪和蔬菜。奶酪最好要有两个品种以上供人选择，奶酪是法餐的典型标志，一般配干红葡萄酒。甜食到来意味着美食的结束，精美的甜品有冷有热，主要是以面粉、奶制品、巧克力制品及水果等为原料制作而成的糕饼甜点和冰点美食，食品中蕴含着甜美醇厚的味道。典雅精美的盘饰及梦幻般的色彩和造型，犹如歌剧中的咏叹调给人以永久美好的回忆，从中也能让你领略到法国绘画、雕塑中浪漫典雅的艺术风格在饮食生活中的具体再现。

5）菜肴调理

在菜肴的调理方面，调味汁少司是菜肴的灵魂，一点都不能少，菜肴一定要配有特殊的呈流体状的汁酱才是完美的结合，不同的菜肴应该配备不同的汁酱，这样才能显现独特的调理。除了大蒜、细香葱、欧芹（法香菜、洋香菜）之外，习惯使用具有特殊香型的各种天然植物香料调味是法国菜的一大特色，如百里香、迷迭香、西子、鼠尾草等，什么主料用什么香料有着严格的规定。法国人习惯在就餐时配以适宜佐餐用的美酒，佐餐用的果类美酒一般是由葡萄、苹果、香橙、樱桃为原料制作的酿造酒或蒸馏酒。法国人在进餐时不喝啤酒、饮料。用花卉装饰点缀菜肴时要慎重行事，不要使用菊花、杜鹃花，以及其他黄色的花卉，不要使用纸花，不要用核桃和仙鹤、孔雀图案。法国人不喜欢吃有刺的淡水鱼，绝对不食猫肉、狗肉，不喜欢辣味及味重的菜肴，不喜欢摇晃酒杯，不一口酒喝干。上菜、撤盘、酒水服务都是从食客身体的右侧，只有面包是从客人的左侧服务。

2. 意大利

意大利位于欧洲的南部，古老文明的罗马文化、欧洲文艺复兴文化为意大利的饮食增添了深厚凝重的生活艺术魅力。意大利饮食既华丽、高雅、娴静又豪放热情、浪漫不羁、标新立异，带着野味的质朴，不拘一格，是西方国家最早形成的风味流派，对英法菜影响很大。

1）意大利面食

早在 13 世纪，意大利著名的旅行家马可·波罗，在世界东方元朝的大都生活了 7 年之久，他将东方饮食文化中的面食，最早传播到意大利，使意大利在面食品种的制作方面，融进了东方文化的理念，形成了今日意大利面食独特的风格，丰富多彩的面食为意大利的饮食赢得了极高的赞誉。

2）饮食习俗与禁忌

意大利有着丰富的物产，如海鲜类的鱼虾蟹贝、葡萄美酒、牛肉、猪肉、羊肉、肉肠、鸡肉、奶酪、西红柿、橄榄油、橄榄、香料、著名的火腿和色拉米香肠等。意大利人特别喜欢用橄榄油、番茄酱、香草来调理菜品的口味，注重咸鲜酸辣，喜欢味道浓重，原汁原味，喜欢红色的汁酱，尤其是番茄酱无所不用，不喜欢油腻动物的内脏食物。意大利著名的代表食物有墨西拿的剑鱼、地中海的狼鲈鱼、撒丁岛烤乳猪、帕尔玛生火腿、佛罗伦萨烤牛排和烤鱼、米兰式煎猪排、米兰利索托米饭、比萨饼、罗马式魔鬼烤鸡、西西里的甜点。意大利人不喜欢餐桌上的黄色菊花。

3. 西班牙

西班牙位于欧洲的西南部，是一个充满阳光和海滩的旅游大国，蓝色的大海造就了极为丰富的海鲜原料品种，大西洋和地中海的沿岸，盛产大量的鱼虾蟹贝，灿烂的阳光孕育了橄榄、辣椒和蔬菜等农作物，茂盛的草原盛产成群的牛羊。

1）饮食习俗

在西班牙首推的便是海鲜食物，西班牙三面环海，得天独厚的渔业资源一年四季充斥着市场和餐桌，金枪鱼、比目鱼、鲑鱼、鳟鱼、虾、蟹、贝类应有尽有，但是人们讲究的还是活食，马德里人喜欢用煮和烤的方法吃海鲜食物。著名的巴斯克风格盐包烤鱼，是用盐腌制后，用锡纸包裹后烤熟的。炒鳗鱼苗类似炒银鱼。西班牙人早餐喜欢吃麦片、玉米片、高乐高兑着牛奶就着面包一起食用。西班牙人的晚餐是名副其实的真正晚餐，正式晚餐往往在晚上9点开始。在菜肴的口味上注重咸鲜辛辣，味道醇厚自然，日常食品有周达海鲜汤、海鲜炒饭、烤鱼、烤虾、烤猪肉、烤乳猪、烤羊肉、焖兔肉、焖火鸡、面条、米饭、沙拉等。西班牙的饮食就像西班牙的斗牛和舞蹈一样热烈洒脱、豪爽奔放。斗牛之乡不仅以斗牛而著名，烤牛肉也同样四海闻名，尤其是巴斯克风味的烤肉更是热情豪放。

2）特色美食与节日饮食

西班牙最著名的食物哈蒙其实就是生煎火腿，火腿的身价在人们的心目中很高，哈蒙火腿是选用上等的猪后腿，经腌制并用低温慢慢烘烤熏制加工而成，诱人的紫红色泽，鲜美细嫩，芳香可口，专供生食，人人爱吃。

"托尔大"是一道雅俗共赏的食物，无论是平民百姓还是王公贵族，大餐小吃都能见到它的踪迹，"托尔大"其实是由切碎的土豆与鸡蛋液一起用黄油煎制而成。

"巧里索"就是经过生熏风干脱水的牛肉肠。西班牙人喜欢蒸吃烤食，特别喜欢在露天、户外、野炊时烧烤食用。正式晚餐后的甜品必须要有，吃完甜品最习惯的便是喝咖啡。西班牙盛产大量的葡萄美酒，尤以雪利酒闻名于世，为西班牙饮食增添了浪漫的色彩。

4. 俄罗斯

俄罗斯位于欧洲的东部和亚洲的北部。俄罗斯饮食在其形成的历史过程中，尤其是沙皇时代由于上层社会贵族人士十分崇拜法国文化，借鉴了法国、意大利饮食的许多优良特点，根据俄罗斯民族的饮食习惯和物产文化，创造性地塑造出了俄罗斯的饮食新文化。

1) 特色美食

俄罗斯是一个地域辽阔的大国，丰美的牧草，低矮平缓的丘陵，使俄罗斯成为世界性的奶业大国，牛奶、奶酪、奶油、酸奶产量较大，使用奶制品烹调菜品是俄式菜品的一大特点。俄罗斯盛产莜麦，黑色的面包是俄罗斯民族最为传统的食物，洁白的食盐象征着纯洁、友好、尊贵，在重大的礼仪活动中，俄罗斯姑娘盛装托盘将面包和食盐敬献给老人、父母、长辈以示至尊。鱼子酱是俄罗斯饮食文化的特征，是高贵的饮食象征，一般是将鱼子酱放在面包上一起食用。

2) 饮食习俗

由于气候寒冷，俄罗斯出产土豆、洋葱、胡萝卜、紫菜头、蔓菁、圆白菜等。由于俄罗斯地处寒冷地区，人身体需要的热量很大，因此在俄式菜品中不仅用油量较大，而且口味较厚重，注重咸酸浓香，不怕油腻，注重软烂浓稠，落落大方，朴实无华。俄罗斯人最喜爱吃的是冷酸鱼、鱼子酱、酸黄瓜、泡菜、俄罗斯红菜汤、高加索牛肉。俄罗斯饮食跟自然气候有着很多的联系，热汤是俄罗斯饮食的重要组成部分，因为汤可以驱走寒冷带来温暖，可以帮助进食面包增进营养。俄罗斯的冷食也是其饮食文化中的一个特色，即使是在冰天雪地的冬季，人们照样在饭后吃冰激凌甜品和冰点美食。上菜撤盘、酒水服务都是从食客身体的右侧进行，只有面包是从客人的左侧服务。

5. 德国

1) 酒文化

酒在德国人的生活中占有崇高的地位，德国出产的白葡萄酒及加气葡萄酒和葡萄冰酒非常著名，都是佐餐休闲的美酒。啤酒则是德国人最为青睐的休闲酒精饮品，德国被誉为啤酒花之国。每年9月的最后一周至10月的第一周在慕尼黑都要举行盛大的啤酒节，啤酒节的活动起源于100多年以前的一次婚礼。为了使遭受黑死病劫难的慕尼黑城恢复昔日的繁荣，1810年10月10日德国皇储与邻邦公主结婚的庆祝仪式就定在慕尼黑举行，用啤酒狂欢节的形式庆祝婚礼，年复一年演变成德国每年一度的大型节日。啤酒节同样也是德国人庆祝丰收的重大节日。

2) 饮食习俗

德国人在饮食方面有着明显的特色，那就是极强的肉食性饮食，德国人非常喜欢吃猪肉，以及由猪肉制作的各式各样的肉肠、火腿、咸肉，甚至吃面包时都喜欢涂抹香味浓重的猪油。烧、煎、煮、焖，德国人的烹调方法简单实用。口味上喜爱咸香酸甜，吃猪肉时特别喜欢配食焖制软烂的酸白菜，以解猪肉油大肥腻之感。德国式烤猪腿配酸菜、酸菜焖猪肠、烤香肠配芥末酱、黑椒烤咸猪腿是最典型的德国风格。除了猪肉以外，牛肉是最为重要的肉食品种，著名的巴伐利亚牛扒，面包加煎牛肉馅饼的汉堡包，是德国人对快餐的一大贡献。然而德国人特别喜欢生吞活剥，用洋葱调料拌着生鲜牛肉像中国的小葱拌豆腐一样吃。德国人喜欢吃土豆，炸的、烤的、炒的、煮的，或者土豆泥、土豆丝煎饼等，土豆是德国人饮食中的一大主食。饭后甜品一定要有，因为甜品是饮食中最完美的象征。德国人不喜欢吃鱼，尤其是刺较多的淡水鱼。忌食核桃，不喜欢茶色和深红色。午餐较为简单，以快餐为主，主要有三明治、汉堡包、热狗、比萨饼、蔬菜沙拉、冰激凌、奶酪、水果、面条等。

6. 英国

英国位于欧洲西部大西洋的大不列颠岛上。英国人极为重视正式餐饮中的礼仪，要求尊重与被尊重。在有着绅士风度的男人中间，女士优先在整个餐饮中得到了充分的体现，男人应当主动为女士开门、拉椅让座，点菜、倒酒、布菜等，一切都围绕着女士优先的宗旨。

1）饮食习俗

由于英伦三岛的天然牧场养育了世界优质的肉用牛羊品种，使英国饮食在国际上享有一定的威望，如英格兰式煎牛扒、英格兰烤皇冠牛排、煎羊排等。薄荷汁是英国美食的代表。甜品主要有各种冰激凌、水果派、核桃酥饼、果冻布丁、牛奶布丁等。英国人的早餐比较丰盛，主要品种有燕麦片、牛奶粥、面包片、煎鸡蛋（单面煎）、水煮蛋，煎咸肉、黄油、果酱、威夫饼、火腿片、香肠、红茶等。

2）饮茶习俗

在床上享用被窝茶是绅士贵族们的生活习惯，而当今午后茶在英国十分流行，它的形成受到东方中国文化的深远影响，中世纪的中国十分强大，而陶瓷和茶叶贸易使中国文化广泛地传播到欧洲的贵族社会，使用中国瓷器饮用中国茶，成为贵族生活的一部分，由于海上运输周期长、温度高，茶叶发酵变成了红茶，长此以往，英国人渐渐爱上了红茶。午后茶一般在下午 3 点至 4 点。由于现代生活频率加快，而中午的简单餐食并不能够保证充足的营养，下午 3 点人们会因为工作学习而疲劳困乏，因此喝点红茶以解除疲乏。英国人在喝茶时喜欢添加牛奶和糖，配食一些茶点饼干。晚餐是最为重要的饮食活动，正式的晚宴中，菜点是成套的服务。晚餐结束后，英国人从来不会忘记喝上一杯红茶。在英国，上菜撤盘都是从食客身体的左侧服务，只有酒水是从客人的右侧服务。

（三）美洲饮食

1. 美国

美国位于北美洲，饮食文化受到早期欧洲移民的影响较深，英式、法式、意式传统饮食文化较为明显，其中糅合了印第安人的饮食传统。近年来，中国式饮食文化也对其有一定的影响。

1）节日饮食

感恩节是美国家庭的重要节日。感恩节源于欧洲移民得到印第安人搭救的缘故。传统食物是烤火鸡、玉米面布丁（印第安布丁）、蛋糕甜品。万圣节的节日食物是南瓜馅饼，节日期间喜欢郊外野餐。圣诞节中的美食有烤火鸡配酸果酱、圣诞布丁、圣诞酒、圣诞蛋糕、圣诞巧克力、圣诞面包、圣诞饼干等。在口味上注重鲜香辣甜，清淡适度，原汁原味。

2）饮食喜好

甜食是美国人最为喜爱的食物，咸中带甜的食物或配有水果的食物也非常受美国人喜欢，此外，美国人还喜欢油炸的芳香酥脆食物。玉米是美国大宗的农业物产，人们喜欢烤食、煮食、奶油烩食嫩玉米。烘豆是美国人喜爱的豆类食物，方便快捷味美。牛肉是美国最大的畜产品，烤牛排、煎牛扒是较为多见的肉食品种，尤其以德克萨斯牛排最为有名。美国人喜欢简捷、随意、实惠的饮食，绝不会浪费半点食物，不喜欢大鱼大肉，不喜欢山珍海味暴殄天物，不喜欢动物的外皮、内脏做成的菜品，不喜欢带刺、带骨的食物。随着工业技术在现代食品工业中的推广，20 世纪中叶，现代国际快餐在美国迅速崛起，并很快发展成为跨越不同国界、跨越不同政治经济制度的饮食服务业，深深影响了人们传统的饮食观念。

2. 墨西哥

墨西哥位于北美洲的南部。在墨西哥人的心目中，他们当今的烹饪艺术就是美洲文化的代表，墨西哥饮食文化继承了印第安古老的文化精髓，吸取了西班牙、法国、葡萄牙和意大利移民文化的影响，在美洲独树一帜。

1）物产

墨西哥是古代印第安人的居住地，在这块土地上，古代的印第安人创造了光辉灿烂的文明。他们为全世界培育出了辣椒、玉米、西红柿、土豆、可可、鳄梨、甘薯、南瓜、花生、香子兰等许多农业作物；驯化了大型禽类——火鸡。而欧洲移民为墨西哥带去了牛、小麦和稻米。

2）特色美食

玛雅文化和阿兹特克文明是创造了玉米的文明，在墨西哥人的饮食中，玉米是最为重要的食粮。如：名叫"tortilla chip"的玉米煎制的薄饼；将玉米饼或面粉饼放上米饭、豆子、芝士、番茄及塔可酱、卷成长条状的名叫"burrito"的玉米手卷；将圆形的玉米饼片炸卷，截面呈 U 形，中间夹上豆制品及专用调味料的名叫"taco"的脆塔可饼；将圆形或三角形的玉米片放置烤盘上，铺上一层墨西哥豆泥及奶酪，再以墨西哥绿辣椒装饰，入烤箱烤到芝士融化的"nacho"；将牛排、鸡排或猪排夹入面饼，并加特殊酱料的"恺撒迪亚"；在玉米叶里夹入玉米面糊，再加入传统的莫莱酱和鸡丝，包好蒸熟制成的玉米粽子；还有主要原料为玉米并添加水果的名叫"阿托雷"的饮料，是玉米粽子的搭配饮料。

3）饮食习俗

在墨西哥的汤羹中除了鸡清汤、奶油汤、牛肉汤、骨髓汤之外，还有一种鲍索莱斯汤，它是用剁碎的猪蹄、肘子、下水与玉米粒炖制而成的，吃的时候加上生菜丝、水萝卜丝、洋葱丝。被誉为仙人掌之国的墨西哥，硕大肥嫩的仙人掌叶茎是天然美妙的蔬菜。墨西哥人特别喜欢辛辣味重的食物，辣椒是墨西哥人生活中不可缺少的调料，红红的辣辣的墨西哥菜肴，对于不能吃辣的人来说，能够使人有腾云驾雾、七窍生烟的真正辣感。高蛋白、低脂肪、矿物质含量高的昆虫食物在墨西哥有着很大的市场，如蚂蚁卵、蚂蚁、蝗虫、蝴蝶、蜜蜂、苍蝇卵、蚂蚱、蟋蟀、蟑螂、螳螂等，都是昆虫美食的天然原料。

3. 阿根廷

阿根廷位于美洲的南部，是一个阳光灿烂、牧草茂盛的畜牧大国。宽广的草原盛产肥壮的牛羊，大块吃肉是阿根廷人典型的生活特征。阿根廷人饮食注重咸鲜辛辣，味道醇厚自然。肉食主要是烤炙品种，如烤牛肉、烤猪肉、烤乳猪、烤羊肉等。阿根廷人吃烤肉的时候，喜欢加点柠檬汁，撒上少许盐，细品牛肉香味。此外，也可以加一些酱汁。最传统的酱汁有 3 种：橄榄油、醋、洋葱和青椒配制的克里奥亚酱；配方相似但洋葱和青椒颗粒更小、稍带辣味的奇米楚里酱；大蒜、欧芹和橄榄油制成的普罗旺斯酱。这些酱汁都取材于新鲜蔬菜和配料，现吃现做。阿根廷人吃烤肉喜欢搭配蔬菜沙拉或炸薯条。蔬菜沙拉通常是新鲜洋葱、生菜加西红柿，浇柠檬汁和橄榄油制成；吃炸薯条时会加少许普罗旺斯酱和盐。蔬菜沙拉消去肉的油腻感并助消化。在阿根廷被誉为"国宝""国茶"的马黛茶，发源于南美洲，在当地语言中，"马黛茶"就是"仙草""天赐神茶"的意思。马黛茶有着相当好的口感，喝过的人都赞不绝口，这是喝其他茶所没有的味觉体验。喝"马黛茶"时还可以根据自己的口味喜好，加入牛奶、蜂蜜、果汁，味道更是绝妙。

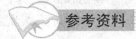

参考资料

十大不合理的膳食习惯

下面是近 20 年来，人们在饮食结构和生活习惯上的一些不合理的改变，我们可以看看自己占了几种，看看是什么样的饮食习惯让自己和家人的身体处于一种不健康的状态。

1. 食盐摄入过多

食盐，现在被营养学专家称为"秘密杀手"。长期吃盐过多，会让血压持续升高，对心、脑、肾等重要器官造成损害，引起心肌梗死、动脉硬化、中风等疾病。日本北海道的农民，一天要吃 27 g 食盐，高血压发病率接近 40%。我国居民平均每人每天要吃盐 13.5 g，与世界卫生组织建议的 5 g 以下的标准相比，显然也很高。

我国有"南甜北咸"的饮食习惯，这也导致了高血压患病率由南至北呈明显上升趋势的现象。例如，北京市的高血压患病率是广州市的 4.4 倍。2002 年完成的调查发现，全国 35～74 岁年龄段的人群有 1/4 以上患有高血压病。因此，提倡少吃盐是控制高血压高发的重要方法。

2. 肉越吃越多

我国古代圣贤孔子，对传统膳食结构理论有着重要的贡献，在《论语·乡党》中，有"肉虽多，不使胜食气"的句子，即日常膳食应以植物性食物为主，即使肉多，吃肉的量也不能超过吃粮食和蔬菜的量。吃太多鸡鸭鱼肉，会让人感到发腻，这是"轻度酸中毒"的表现。吃肉多的人犯老年性痴呆症的比率也较高。可见，长期过量食肉对大脑健康是非常不利的。

3. 嗜吃甜食

含蔗糖量高的膳食比较可口，容易让人不知不觉吃很多。但是吃太多高蔗糖食物常常会引起高胰岛素血症，而高胰岛素血症又是冠心病、高血压、高血脂、2 型糖尿病、脑中风等疾病的发病基础。它还能让人在不增加体重的情况下，引起体内脂肪的积累，让人不知不觉变得肥胖起来。

高蔗糖的食品包括巧克力、糖、冰激凌等，糖果类零食是纯热量食品，巧克力虽然含有一些蛋白质和脂肪，但主要也是提供热能。这类食品营养价值不高，而且吃多了有可能会造成龋齿，尤其是孩子不能多吃。雪糕、冰激凌也是孩子们喜欢吃的，但由于它们含糖量都很高，吃多了会影响孩子的胃口，刺激胃肠道，所以也不能经常让孩子吃。

4. 偏食"洋快餐"

根据世界卫生组织提供的数据，2000 年由营养过剩引发死亡的人数首次超过了由营养不良引发死亡的人数。欧美等发达国家已经意识到，营养过剩和不良的生活方式已成为威胁人类健康的主要杀手。

在我国，随着经济发展，吃"洋快餐"、喝含糖饮料的现象日趋普遍，以肥胖、高血压、高脂血症、心脑血管病和糖尿病为代表的"文明病"已经开始严重影响人们的身体健康。城市居民每人每日油脂消费量由 1992 年的 37 克增加到 2002 年的 44 克，2002 年居民每日脂肪供能比达到 35%，超过世界卫生组织推荐的 30% 的上限。2001 年中国恶性肿瘤、心脏病和脑血管疾病占总死亡比率分别为 26.33%、20.88%、20.23%，合计 67.44%，已成为我国城市居民的前三位疾病死因。

肥胖已经成为影响我国青少年健康的突出问题。城市中的小胖子越来越多，这与他们喜欢"洋快餐"有着很大的关系。洋快餐虽然好吃、方便，但是汉堡中肉多、菜少，能量高、脂肪高、膳食纤维低、维生素低、矿物质低；用马铃薯炸制的薯条与炸之前相比，能量增加了，维生素被破坏了，是典型的"能量炸弹"。处在生长发育期的儿童，还没有形成稳定的饮食习惯，就餐心理的可塑性比较强，作为家长，应该保证孩子的营养均衡，做到健康饮食，使孩子从小就养成良好的饮食习惯。

5. 不吃蔬菜

我国有 140 多种蔬菜，是世界上食用蔬菜最多的国家，素有"食，不可无绿"的饮食习俗。

蔬菜中富含叶绿素，有很强的消除感染的能力，具有显著的抗感染作用，还可增强心脏功能，促进肠道机能。绿色蔬菜含有钙、维生素 C、胡萝卜素、叶酸、核黄素、硫胺素和烟酸等多种成分，对于增强人体的功能有十分重要的作用。李时珍在《本草纲目》中说："五菜为充，所以辅佐谷气，疏通壅滞也。"适量食用蔬菜、水果可以降低癌症和心脏病的发病率。普通人每天吃不同种类的新鲜蔬菜 500 g，就能满足人体的基本需求。

6. 酗酒

酒类，是一种纯能量食物，会带来一系列健康问题。流行病学调查表明，我国内蒙古、东北地区，心脑血管病的高发与无节制饮用白酒的关系十分密切。在当今世界上，酒精已是仅次于香烟的第二大"杀手"，由它引起的死亡人数已超过了因非法吸毒而丧生的人数。酒精能使人上瘾，一旦喝酒成瘾，便难以摆脱。从生理学上说，喝酒的不是嘴而是肝脏，因为酒直接对肝脏造成影响，所以脂肪肝、肝硬化等与肝脏相关的疾病"偏爱"嗜酒徒，这形象地描述了酗酒的危害。更严重的是，酒醉后极易引起暴力或犯罪等社会问题。

7. 偏爱油炸食品

油炸食品香气诱人、口感酥脆，很多人喜欢吃。许多肥胖者的共同嗜好就是吃油炸食品，有的人竟然一次能吃掉十几只炸鸡翅。殊不知，油炸食物对人体危害是很大的：

① 炸油条、油饼需要加入含铝的膨化剂，铝可导致老年性痴呆；

② 炸制过程中会产生有致癌作用的多环芳烃等物质；

③ 炸制食品的油经过反复使用后，会导致过氧化物的积累，多吃会引起脑细胞早衰；

④ 吃过多的油炸食品会增加能量，使身体发胖。

所以，为了身体健康，不要长期食用油炸食品。

8. 饮食不规律

饮食要有规律。摄食不足或饮食过度都会伤害脾胃，导致消化系统功能紊乱。因此，饥不可太饥，饱不可太饱，饥与饱要保持均衡。除了摄入量不均之外，不按时、不定次数进食都是饮食不规律的表现，都会给健康带来不利影响，容易引发疾病。

9. 过度追求"美食"

现在很多人喜欢当"美食家",纷纷追逐"名厨大菜"和"美食文化",却不懂得美食的要领,也不知道如何合理食用美食。因此,"宴会"和"海味珍馐"常常成为"美食"和"大吃大喝"的代名词,一系列的小宴、大餐也为现代"文明病"推波助澜。有的人平时饮食清淡,一到节假日鸡鸭鱼肉堆满桌,暴饮暴食。这种"一顿吃伤,十顿喝汤"的做法十分不利于身体健康。因此,我们必须尽可能地保持良好的习惯,要尽量做到冷热、酸碱平衡,防止营养过剩或不足。

10. 偏食

在日常生活中,我们应提倡食品多样化,提倡不同食物之间的互补,提倡"五谷为养,五畜为意,五果为助,五菜为充"的膳食结构。在食物的选择上应该广而杂、有主有副、合理搭配,以适合人类消化道的组织结构和人体生理全面营养的需要。许多长寿老人吃的食品多而杂,就很有说服力。

膳食如果偏简求精,就会对健康不利。因为偏食容易造成铁、锌、碘、钙和某些维生素的缺乏。自然界中没有一种食物可以单独满足人体的营养需要,因此,除了需要注意食品的色、香、味、形以外,我们还应该提倡食品来源的多样化,每天要吃大约30种不同的食物,这样才有利于健康。

课后练习题

一、单项选择题

1. 世界上最早提出居民膳食指南的国家是（　　）。
   A. 美国　　　　　　　B. 瑞典　　　　　　　C. 日本　　　　　　　D. 中国

2. 针对国民膳食状况,我国在（　　）年首次制定了《中国居民膳食指南》。
   A. 1996　　　　　　　B. 1997　　　　　　　C. 2006　　　　　　　D. 2007

3. 《中国居民膳食指南（2016）》中,一般人群膳食指南适用于（　　）岁以上人群。
   A. 2　　　　　　　　　B. 7　　　　　　　　　C. 8　　　　　　　　　D. 12

4. 中国传统膳食的主体是（　　）食物。
   A. 蛋类　　　　　　　B. 奶类　　　　　　　C. 谷类　　　　　　　D. 豆类

5. 《中国居民膳食指南》建议人们应保持每天适量的谷类食物摄入,一般成年人每天摄入（　　）g为宜。
   A. 200～350　　　　　B. 300～450　　　　　C. 250～400　　　　　D. 350～500

6. 《中国居民膳食指南》推荐我国成年人每天吃蔬菜（　　）g。
   A. 200～400　　　　　B. 300～500　　　　　C. 250　　　　　　　D. 500

7. 《中国居民膳食指南》建议每人每天平均饮奶量是（　　）g。
   A. 200　　　　　　　B. 300　　　　　　　C. 400　　　　　　　D. 500

8. 铁含量高且利用率好的食物是（　　）。
   A. 鱼　　　　　　　　B. 紫菜　　　　　　　C. 蛋　　　　　　　　D. 瘦畜肉

9. 每日食盐摄进量应不超过（　　）g。
   A. 8　　　　　　　　　B. 7　　　　　　　　　C. 6　　　　　　　　　D. 5

10. 增加膳食中（ ）的供给量，可以提高机体对苯、卤代烃类和磷等毒物的抵抗力。

　　A. 蛋白质　　　　　　B. 脂肪　　　　　　C. 膳食纤维　　　　　　D. 碳水化合物

二、多项选择题

1. 蔬菜水果能量低，是（ ）的重要来源。

　　A. 维生素　　　　　　B. 矿物质　　　　　　C. 膳食纤维　　　　　　D. 植物化学物质

2. 脂肪摄入过多可引起（ ）等多种慢性疾病。

　　A. 肥胖　　　　　　B. 动脉粥样硬化　　　　　　C. 高血脂　　　　　　D. 糖尿病

3. 摄入（ ）过多是现阶段我国城乡居民共同存在的营养问题。

　　A. 食用油　　　　　　B. 食糖　　　　　　C. 食盐　　　　　　D. 食用肉

4. 下列食物中不能摄食过多的选项是（ ）。

　　A. 动物性食物　　　　B. 烟熏食物　　　　C. 油炸食物　　　　D. 腌制食物

5. 中国孕期妇女和哺乳期妇女膳食指南指出孕前期妇女膳食应注意摄入（ ）。

　　A. 富含叶酸的食物　　　　　　　　　B. 含铁丰富的食物

　　C. 加碘盐或海产品　　　　　　　　　D. 适量酒精饮品

6. 低温条件下人群的营养与膳食应注意多摄入的耐寒食物有（ ）。

　　A. 牛肉　　　　　　B. 狗肉　　　　　　C. 鹿肉

　　D. 人参　　　　　　E. 羊肉

7. 粉尘环境条件下人群的营养与膳食应适当增加（ ）较多的食物，促进粉尘的排出。

　　A. 海带　　　　　　B. 银耳　　　　　　C. 西瓜

　　D. 木耳　　　　　　E. 茄子

8. 冠心病患者应在饮食中忌用（ ）食物。

　　A. 肥肉　　　　　　B. 肝脏　　　　　　C. 鱼子　　　　　　D. 蟹黄

9. 下列选项中符合消化道溃疡病人膳食原则的是（ ）。

　　A. 少量多餐、定时定量　　　　　　B. 以清淡为主，不宜过酸、过甜、过咸

　　C. 细嚼慢咽，养成好的进餐习惯　　D. 选用细软、易消化、刺激性弱的食品

　　E. 注意烹调方法，以蒸、煮、烩、炖、焖为主

10. 胆囊炎与胆石症患者饮食禁忌有（ ）。

　　A. 高胆固醇食物　　　　　　　　　B. 高脂肪食物

　　C. 过酸性食物　　　　　　　　　　D. 高膳食纤维食物

三、判断题

1. 动物性食物一般都含有一定量的饱和脂肪和胆固醇，摄入过多可能增加患心血管病的危险性。　　　　　　　　　　　　　　　　　　　　　　　　　　　　　（　　）

2. 大豆含丰富的优质蛋白质、必需脂肪酸、多种维生素和膳食纤维，应适当多吃大豆及其制品，建议每人每天摄入 100 g 大豆或相当量的豆制品。　　　　　　（　　）

3. 《中国居民膳食指南》指出我国人民每天应足量饮水，饮用含糖的饮料可代替喝水。
　　　　　　　　　　　　　　　　　　　　　　　　　　　　　　　　　　　（　　）

4. 坚果类是低水分含量和高能量的食品，不能过多食用。　　　　　　　　（　　）

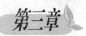

5. 母乳中维生素 D 含量较低，家长应尽早抱婴儿到户外活动，适宜的阳光会促进皮肤维生素 D 的合成。 （　　）

6. 高血压、高血脂、冠心病的营养防治均要控制能量摄入。 （　　）

7. 高温环境下大量出汗可引起人体无机盐、水溶性维生素的大量丢失。 （　　）

8. 足月出生的新生儿体内铁的储备可预防 4 个月以内的铁缺乏。 （　　）

9. 牛奶有中和胃酸的作用，萎缩性胃炎患者不宜饮用。 （　　）

10. 水果中的糖分可在短时间内提升血糖，故糖尿病人不宜吃水果。 （　　）

四、简答题

1. 中国哺乳期妇女膳食应注意哪些问题？

2. 生活中常见的含嘌呤高的食物有哪些？

3. 脂肪肝患者饮食上应注意哪些方面？

4. 糖尿病人的膳食原则有哪些？

5. 我国烹饪菜系中四大菜系菜肴分别有哪些特点？

6. 我国回族人民饮食习俗有哪些？

五、论述题

1. 试述《中国居民膳食指南（2016）》中一般人群膳食指南的具体内容。

2. 绘制中国居民平衡膳食宝塔并给出膳食宝塔建议的食物量。

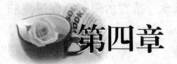

第四章

酒店营养配餐设计

知识目标

重点掌握酒店营养配餐的原则、酒店菜肴营养配餐方法、营养配餐计算、营养食谱的设计和宴席菜谱设计等知识。

技能目标

具备依据酒店营养配餐原则对酒店菜肴进行营养配餐的能力和运用营养配餐计算设计营养食谱和宴席菜谱的能力。

本章导语

随着社会的进步和经济的发展，人们的生活水平日益提高，来酒店就餐的人群比例逐年上升。吃得营养、吃得健康已越来越受到人们的关注。酒店工作人员如何做好营养菜点的设计、制作和销售工作是关键所在。酒店注重饮食营养是大势所趋，它是人类文明进步的标志。小而言之是为了个体的健康，大而言之是为了提高整个民族的身体素质。

观念决定行为，行为产生结果。要想使人们更健康，从饮食的角度，方方面面都要做到合理营养。以往人们往往有误区，认为在酒店就餐是想吃什么，就点什么。偶尔吃一顿，即使营养不合理也没关系。实际上我们身体的健康状况与每一餐都有关系，量的积累才会产生质的飞跃。另外，如果有了正确的健康意识、养成了良好的饮食和就餐习惯，在日常生活中也会注意合理营养。所以酒店讲究营养配餐不仅可以带给人们健康的美食，还有助于帮助人们养成良好的饮食习惯，从长远讲意义重大。一些人觉得疾病与饮食关系不大，有病去医院看一下就行了。实际上如果属于食源性疾病，这与饮食不合理有着密切的关系，只注重治疗不注意调养，身体恢复的速度慢。而长期饮食不合理又会加快疾病发生、发展的速度。酒店工作人员一定要转变观念，认识到自身工作与人类健康之间的密切关系，明确自己的责任。在工作中将营养与烹饪紧密结合，使前来就餐的人们吃出健康、吃出美丽、吃出好心情，为创建和谐社会贡献一份力量。

本章主要讲解酒店营养配餐的概念及原则、酒店菜肴营养配餐方法、营养配餐计算、营养食谱的设计和宴席菜谱的设计。

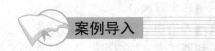

中国居民营养与慢性病状况报告

过去十年间，我国居民膳食营养状况总体改善，2012 年居民每人每天平均能量摄入量为 2172 kcal，蛋白质摄入量为 65 g，脂肪摄入量为 80 g，碳水化合物摄入量为 301 g，三大营养素供能充足，能量需要得到满足。全国 18 岁及以上男性和女性的平均身高分别为 167.1 cm 和 155.8 cm，平均体重分别为 66.2 kg 和 57.3 kg。与 2002 年相比，居民身高、体重均有所增长，尤其是 6～17 岁儿童青少年身高、体重增幅更为显著。成人营养不良率为 6.0%，比 2002 年降低 2.5 个百分点。儿童青少年生长迟缓率和消瘦率分别为 3.2% 和 9.0%，比 2002 年降低 3.1 和 4.4 个百分点。6 岁及以上居民贫血率为 9.7%，比 2002 年下降 10.4 个百分点。其中 6～11 岁儿童和孕妇贫血率分别为 5.0% 和 17.2%，比 2002 年下降了 7.1 和 11.7 个百分点。

过去十年间，我国城乡居民膳食结构有所变化，超重肥胖问题凸显。城乡居民粮谷类食物摄入量保持稳定。总蛋白质摄入量基本持平，优质蛋白质摄入量有所增加，豆类和奶类消费量依然偏低。脂肪摄入量过多，平均膳食脂肪供能比超过 30%。蔬菜、水果摄入量略有下降，钙、铁、维生素 A、维生素 D 等部分营养素缺乏依然存在。2012 年居民平均每天烹调用盐 10.5 g，较 2002 年下降 1.5 g。全国 18 岁及以上成人的超重率为 30.1%，肥胖率为 11.9%，比 2002 年上升了 7.3 和 4.8 个百分点，6～17 岁儿童青少年超重率为 9.6%，肥胖率为 6.4%，比 2002 年上升了 5.1 和 4.3 个百分点。

2012 年全国 18 岁及以上成人高血压患病率为 25.2%，糖尿病患病率为 9.7%，40 岁及以上人群慢性肺病患病率为 9.9%。2012 年全国居民慢性病死亡率为 533/10 万，占总死亡人数的 86.6%。心脑血管疾病、癌症和慢性呼吸系统疾病为主要死因，占总死亡率的 79.4%。专家分析吸烟、过量饮酒、身体活动不足和高盐、高脂等不健康饮食是导致慢性病发生、发展的主要危险行为因素。经济社会快速发展和社会转型，给人们带来的工作、生活压力，对健康造成的影响也不容忽视。

资料来源：国家卫生计生委疾病预防控制局. 中国居民营养与慢性病状况报告：2015. (2015-06-30).

案例分析：

要解决我国公众营养问题和避免罹患营养相关性疾病，核心措施是开展营养教育与指导。改善居民在酒店就餐的营养状况需要大量营养配餐员进入餐饮企业，从事科学的营养搭配工作，宣传营养常识，促进国民经济持续健康发展。

第一节　酒店营养配餐概述

一、酒店营养配餐的概念

现代酒店越来越讲究饮食菜品的营养调配，进行酒店营养配餐具体包括营养菜点的设计、营养食谱的设计、营养菜点的销售和营养菜点的质量控制四个方面。

所谓酒店营养配餐是指将营养理论、烹饪理论及中医食疗理论相结合，以顾客心理学为基础，考虑不同地区和人群的饮食习惯，利用现代科技手段和酒店现有的厨房设备，针对前来酒店就餐的人群的特点，设计营养菜点和营养食谱、制作营养菜点及销售营养菜点的过程。

二、酒店营养配餐的原则

在酒店营养配餐中，为满足用餐者的营养需求，应遵循以下原则。

（一）原料丰富，食物多样

在众多的食物中，营养素种类、含量各有所长，只有选择多样化的食物种类，才能避免营养素的缺失和不足，才能摄入更多有益的营养物质，最终满足人体健康的需求。

在点菜服务过程中，不但要注意推荐营养丰富的原料和食物，还要选择合适的烹调方法，以不同口味的菜肴和面点来激发用餐者的食欲，最终达到理想的营养配餐的效果。

1. 注意色、香、味、形、器的合理搭配

菜肴和面点对人体的影响是由多种感官刺激产生的，其中色彩、造型及盛器的外观对用餐者产生的是视觉刺激。如果一味注意营养的搭配而忽略了菜点色、香、味、形、器的搭配，则会影响用餐者的食欲。

2. 食物品种丰富，口味多样

中国的饮食文化有着深厚底蕴，中国菜点品种丰富，风味独特。在点菜服务中，既要推荐酒店的特色营养菜点，还要考虑地方菜点的介绍与推荐，丰富菜点种类，满足不同食客的要求，使用餐者既能享受进食美味的满足感，又达到了从多种食物中获取足够营养素的目的。

要保证食物多样，选料多样是最基本的。在选择主食原料时，除选择大米和面粉外，还应注意选择杂粮和薯类，要避免推荐的品种单调。在选择蛋白质来源的食物时，除蛋类、肉类、鱼虾类、奶类等动物性食物外，还应注意大豆及其他豆类等的选择。为了保证酸碱平衡，并满足维生素 C 等维生素和矿物质的摄入量，一定要选择多种蔬菜水果和野菜、菌藻类原料。

除保证选料多样、食物多样外，烹调技法和菜式也要多变。比如热菜与凉菜、炒菜与汤菜、爆炒与红烧、滑熘与炖煮、馒头与米饭、包子与水饺、蛋炒饭与豆沙包、馅饼与馄饨、面包与蛋糕等。

（二）适应季节特点，满足食客生理需要

应根据季节的不同进行饮食养生，顺应四季气候。不同的季节，人体的脏腑功能各异。春季气候温和，膳食宜清淡可口，忌油腻、生冷、刺激性食物，以高蛋白、高能量为主；夏季气候炎热，食物宜清凉爽口，以酸味食物为宜，多选清热解毒食物；秋季气候干燥，宜滋阴润肺、生津止渴，是进补的好季节，可选择具有滋补作用的食物；冬季气候寒冷，食补时应以助阳为主，适量加入优质蛋白质、高能量的食物，以提高人体的耐寒和抗病能力。

（三）了解各地的饮食习惯，尊重不同食客的饮食爱好

我国幅员辽阔、人口众多，饮食文化源远流长，不同地域的人群有着不同的饮食习惯。酒店一线工作人员应掌握不同地区的饮食习惯，根据不同人群进行科学配餐。

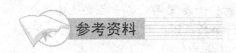

评菜新标准出炉

东方美食提出评菜新五字标准，核心是菜品评价角度从"厨艺"到"市场"的转变。其意义非凡：它将厨师烹调菜品的着眼点放在客人的需求上，将厨师创新菜品的目的转移到接受市场检验上……这符合中国餐饮市场的发展规律，必将深远地影响中国厨艺的未来。

从厨艺的角度讲，菜品评价的标准是色、香、味、形、器。这五字标准一直沿用了数十年，深刻地影响了中餐的变化与发展。

时代在进步，市场在发展，菜品在变化，菜品的评价标准完全可以从市场运营的角度，拓展出新的、更实用的内涵。

旺　食客爱吃是硬道理

作为餐饮的专业人士，评价菜品好坏的标准有很多，菜品口感要好，卖相要靓，刀工要细致……但是对食客而言，只有他们喜欢吃的才是好菜，而且也只有他们说好才是硬道理。所以说，评价一款菜到底好不好应该从食客的角度，也就是市场的角度出发，而不能仅仅是从厨艺出发。那么我们用什么标准来衡量好菜呢？销售量，也就是说销售量高的必定是好菜。在第五届东方美食国际大奖赛上，我们着重推出了"旺"字标准，就是要通过比赛，跟全国各地的旺店和厨师朋友一起交流和学习旺销菜。把这些经过市场检验的菜品用最快捷的方式传递到全国各地。

快　菜品提速迫在眉睫

食客去酒店吃饭，点菜后15分钟都没上一道菜，客人只能一催再催，再后来干脆就不来就餐了，这说明什么？食客对于上菜速度的要求也越来越高。但是如何才能提高出菜速度呢？那就需要推广快菜。

利　赚钱的菜才有价值

再好的菜肴，如果没有利润，或者利润很低，恐怕老板也不会推广。所以在老板的眼中，利润高、客人认可的菜才是好菜，能够提高菜品的利润率的厨师才是真正的好厨师。鉴于此，我们在烹饪和创新菜肴时，应该更多地关注利润。特别是在综合成本不断提高的今天，怎样把普通的原料做成高利润菜，还得让顾客乐于埋单，是厨师不得不面对的难题，更是老板最为关注的焦点。

简　制作简单省时省工

现在的菜肴制作起来较以前简单得多，为什么菜品会有这样的变化呢？一是菜品制作需要提速，制作方法必须快捷；二是金融危机来临之后，要想降低能耗和人力成本，就必须简化菜肴的加工工序；三是菜品追求原汁原味，无须复杂的加工工艺。所以简单也是新时代对菜品提出的新要求。

康　健康饮食成主流

以前，食客就餐主要是为了品尝美味。现在，除了美味外，是否能给自己带来健康，即品尝之后对人体有没有好处已经成为食客就餐的目的之一。所以东方美食倡议，厨师在烹调时，除了要体现烹调应有的水准外，还要做到三个关键点：一是烹调菜品一定要选择绿色、有益于健康的好食材；二是烹调过程中，一定要符合无污染的原则；三是一定要拒绝非食用物质，合理运用或者尽量不用食品添加剂。

第二节　酒店菜肴营养配餐方法

一、酒店营养配餐的方法

（一）确定营养食谱类型

就餐方式一般有两种，一类是包餐制，另一类是选购制；营养食谱的费用根据客人的经济状况确定；确定就餐人群是普通人群还是特殊人群。

（二）选择食物品种多样

选择食物品种应注意食物来源品种的多样性。做到主副食平衡，粗细搭配，荤素兼食，有干有稀，多品种、多口味，最终做到食物多样，口味多变，营养合理。

（三）烹调方法适当

酒店营养配餐烹调方法的选择既要保证菜肴质量又要尽可能地减少营养素的损失。

（四）平衡调配

平衡调配的基本原则是：酸碱平衡，荤素搭配，口味多变，营养平衡。

（五）核定饭菜数量

饭菜品种选定后，需要核定饭菜的原料用量。核定原则是既要满足就餐人员的营养需要，又要注意节约、防止浪费。核定的依据是已选定的就餐人员膳食营养供给量标准、就餐人员习惯进食量、膳食消费水平及常用菜单的饭菜单位组成数量。

（六）调整营养素供给量

在制定营养食谱并核定食物原料用量以后，就应该核定与调整营养食谱营养素的供给量。首先根据食谱定量计算出每人平均获得的营养素是否符合营养素供给量标准的要求，然后对不符合要求的方面加以调整。在能量方面，达到供给量标准规定的90%以上即正常。在营养素方面，首先要注意蛋白质的供给量，以每日不超出供给量标准的±10%为正常。其次注意其他营养素的摄取量，每日达到供给量标准的80%以上，周平均量不低于供给量标准的90%为正常；若每日供给量低于标准量的80%，周平均量低于标准量的90%，则需要进行调整。

（七）菜肴原料

菜肴原料的选择、口味的搭配、烹调方法的确定及营养素的供给都要满足消费者的需求。

二、点餐中的营养配膳的方法

（一）了解就餐者的饮食心理

根据就餐者的年龄、性别、职业、健康状况特点进行配餐。

来酒店就餐人群的就餐心理过程比较复杂，心理状态也多种多样。大致可以分为：理智型、冲动型、求实型、习惯型和混合型等几种。

1. 理智型

就餐主导心理是以就餐者的学识、经验和思维分析为基础，不易受环境的影响和情感的支配。这种类型的消费者，选择食物时往往把营养和卫生放在第一位。他们能根据自身的情况和当时的食物，挑选出营养最为合理的饮食，也能够大体判断食物的安全卫生情况。这种类型的就餐者中老年人居多，一般受过较好的教育。针对这样的消费者，服务员不要主动为其点菜配餐，要把握好推荐菜点的机会。

2. 冲动型

就餐主导心理表现出强烈的个人情感意愿，不会过多地思考。常把饭菜的档次、口味放在首位，只要认为好的菜点，就胃口大开，饱餐一顿。有强烈的求新心理，乐于选择时鲜菜点；还有明显的攀比心理，容易受环境的影响。这种就餐者年轻人居多，他们生活放松，没有严格的饮食规律，对自己的健康状况比较自信。这样的消费者是最需要做工作的，服务员要掌握好说话分寸，争取将健康的生活方式和合理的膳食制度逐渐渗透给他们。

3. 求实型

就餐主导心理表现为对情感过程控制能力较强，不易受感知的刺激而冲动。也较少受周围环境的影响而轻易改变主意，以求快、求廉、求实惠为主。就餐时主要考虑饭菜要经济实惠。针对这样的客人，服务员要推荐价位较低廉、质量上乘的菜点。

4. 习惯型

就餐主导心理与长期稳定的生活规律有关。在饮食结构和口味方面不会轻易超越以往的习惯。相信某些菜点是自己最好的选择，对某些时令食物特别偏爱，对有些名菜特别欣赏，逢宴必选。服务员可推荐一些上档次的菜点。

5. 混合型

兼有以上几种心理特征，有较强的控制能力，有一定的求实心理，能兼顾个人习惯。这类就餐者通常能根据实际情况，大跨度地作出选择。需要选择高档菜点宴请宾朋时，毫不吝惜；独自消费时，就选择经济实惠、营养卫生的菜点。

（二）根据各类人群的就餐心理进行点菜服务

虽然不同人员的就餐心理有较大差别，但是工作、籍贯、性别不同的人，就餐心理也有许多共同点。

1. 体力劳动者就餐心理

体力劳动者的就餐心理主要受劳动性质、劳动强度和经济收入的影响。体力劳动者因为能量消耗大，饭量较大，就餐以求实型为主。他们希望在短时间内就能选到合乎口味、经济实惠的饭菜，一般口味较重。中年工人就餐心理比较稳定，趋向习惯型。

2. 学生就餐心理

大学生和中学生的就餐心理，常表现为冲动型和求实型两者的混合。学生虽以脑力劳动为主，但机体活动旺盛，食欲较强，对食物的需求量较大，希望餐食既合口味又经济实惠。由于就餐时间集中，就餐人员多，通常不愿花费过多的时间等待。常受求新心理或改善口味的情感驱使，或受同学的心理感染而从众。因此，有时不能理智地选择餐食。

3. 白领就餐心理

这类人以脑力劳动为主，生活经验比较丰富，饮食习惯已经形成，就餐心理比较稳定，主导心理常表现为理智型和习惯型。他们一般经济收入较高，但由于年龄的差别，家庭负担不同，文化层次不同，就餐心理差别会较大。年轻的、家庭负担较轻的人，常倾向于冲动型的就餐心理；年长些的、家庭负担较重的人，常倾向于求实型的心理。一般来说，他们的就餐讲求卫生，注意营养，乐于挑选新菜点，既不拘泥于已形成的饮食习惯，也不易受外界环境的影响。

4. 儿童就餐心理

儿童处于生长发育阶段，对饮食的需求易受环境的影响。由于消化功能较弱，良好的饮食习惯没有养成，易受食物的颜色、形状、香味的刺激及儿童间的相互感染。儿童心理大多表现为冲动型，对未曾见识过的食物都可能引起兴趣，不同花色与造型的食物常常能引起儿童的好奇心理。儿童就餐心理可塑性较强，不良饮食习惯多是在不知不觉的过程中形成的，但可以通过诱导逐步纠正。

（三）根据就餐者的不同健康状况特点进行点菜服务

要了解就餐者的身体状况，针对不同症状进行合理配餐。普通体虚及年老体衰者用平补法，不热不寒；阴虚者用清补法，泻中求补；阳虚者用温补法；对特殊体质及急需补益的可选用热补法，以达到补益的功效。

1. 平补型

平补型主要用于一般体虚、年老体弱者，选的原料应是不热、不寒的平和食物，如粳米、玉米、扁豆、白菜、猪肉、牛奶等。

2. 清补型

清补型主要用于阴虚者和普通人的夏季滋补，所选的原料应是平和或偏于寒凉的食物，如萝卜、冬瓜、小米、苹果、梨、鸭肉等。

3. 温补型

温补型用于阳虚者和普通人的冬季滋补，所选的原料应是偏温热性的食物，如核桃仁、大枣、龙眼肉、猪肝、牛肉、鸡肉、鳝鱼、海虾等。

4. 热补型

热补型用于急需补益显效的人群，但要特别注意不同体质、季节、病因，可选用狗肉、鹿肉、甲鱼、黄花鱼等。

（四）根据不同季节进行点菜服务

不同季节和气温的变化，对人们的食欲和营养素的需要也有影响。因此，服务员应针对不同季节向食客介绍和推荐不同的菜品。

1. 春季

春季是万物复苏之季，阳气渐渐升腾，人体的阳气也随之升发，导致肝气旺盛。由于气温渐渐回升，细菌病毒大量繁殖，所以易患感冒、肺炎等症。此时，五脏属肝，应省酸增甘以养脾气。可选清淡可口、辛温、甘甜的食物。忌酸、涩、油、生冷和刺激性食物。可适当搭配清肝原料，以防肝阳升发太过。多选用绿色蔬菜、水果来提高人体免疫力，如春笋、菠菜、芹菜、小白菜、油菜、荠菜等。少食肥肉等高脂肪食物，饮酒也不宜过多。

2. 夏季

夏季气候炎热，是万物生长最茂盛的季节，暑湿之气乘虚而入，使人体力消耗增大。由于出汗较多，蛋白质分解增加，易导致人体的耐力和抵抗力降低，流失较多的维生素和矿物质等营养素，并且人的食欲易下降。此时五脏属心，应省苦增辛以养肺气，应以甘寒、清凉为宜，适当加入清心火、补气生津的原料，并调剂食物的色、香、味以增加食欲，及时补充水分。可选用绿豆、西瓜、乌梅、梨、小米、薏米、瘦肉、鸭肉、蛋黄、大枣、香菇、黄瓜、绿豆芽、茄子、丝瓜等原料配餐。应选用清淡、爽口的菜点，多搭配蔬菜水果，尤其注意优质蛋白原料的选择，烹调方法以炝、拌为主。

3. 秋季

秋季秋高气爽、气候宜人、气温易变，是旧病复发的季节。随着天气干燥，易出现口干、唇焦、鼻燥等症状，宜选用滋养、润燥的补品。可选用养阴润燥、生津养肺的食物，如党参、麦冬、燕窝、百合、银耳、南瓜、黑芝麻、核桃、蜂蜜、香蕉、梨、西红柿、菠萝等。可适当增加些厚味的食物，如肉类、鱼类等。

4. 冬季

冬季天气寒冷，万物收藏，人体阳气潜藏，脏腑功能减退。此时五脏属肾，应省咸增苦以养心气。中医认为，冬季是储藏的季节，有利于人体营养物质的吸收和储藏。因此，是进补的最好时机，它可以改善人体的健康状况，促进新陈代谢，强壮身体。食补配膳可选用温辛、补肾阳的食物，如羊肉、狗肉、牛肉、桂圆、胡萝卜、油菜、菠菜、辣椒、胡椒、葱、姜、蒜等。由于热能消耗多，此时应加大浓厚、热食的分量，多推荐富含热量的动物性食品，同时注意维生素的配给。

（五）点餐服务一般程序

（1）了解用餐客人基本情况，确定主客、主宾，引领客人就坐。用餐基本状况主要包括用餐人数、餐次、用餐口味、喜好要求、消费水平等。

（2）了解客人用餐的特殊需求，判断消费心理。用餐客人的特殊需求主要包括用餐客人的年龄特点、性别特点、口味特点、民族、宗教信仰、国籍、身体状况等方面对菜品的要求。

（3）根据用餐客人需求、消费心理判断，结合客人身体状况、用餐季节时令、消费水平及菜品的营养、口味特点等，介绍酒店较为适宜用餐客人食用的菜品和酒店的特色菜品，帮助客人点餐。

（4）根据营养配餐的一般原则，对用餐客人的点餐给予合理的、适当的建议，如有必要对建议调整的菜品给出改换菜品的方案，以供用餐客人参考。

（六）点餐服务营养配膳的注意事项

（1）点餐时应注意菜品原料的合理搭配，做到原料丰富、食物多样、口味多样、烹调方法多样；菜品应尽量适应季节时令的特点，满足食客的生理需要，尊重食客的饮食爱好和习惯。

（2）点餐时应注意估算客人菜品中的营养素比例，尽量做到营养素比例适当，一般提倡高蛋白、高维生素、低热量、低脂肪、低盐。应适当增加植物性原料的菜品比例，酌情控制菜品数量，避免营养过剩和浪费。

（3）点餐服务时营养配膳应注意菜品的粗细搭配，荤素搭配，干稀搭配，冷热搭配、开胃菜、饱腹菜和高档菜的搭配，口感和口味搭配，菜品和颜色搭配，饮品和菜品搭配等问题。

（4）点餐服务中应注意服务的基本礼仪，尽量做到礼貌、大方、热情、周到，对用餐客人的询问和介绍应合理、简洁，要适度推荐特色菜品、新菜品、高价菜品，态度不能急躁、强硬，以免影响用餐客人的就餐情绪。贵重原料和总菜单要经过食客确认，豪华类菜品应朗诵以便所有用餐客人知情。

（5）点餐时还要考虑菜品的上菜时间，适当地调配上菜顺序和时间，防止影响进餐质量和用餐客人的情绪。

第三节 营养配餐计算

营养计算是实施营养配餐的基础，是开启营养科学之门的一把钥匙。在给不同对象、不同人群进行配餐时，不仅要定性，更要定量（定性、定量、标准化），使之量化，以达到科学配餐的目的。

营养计算包括两大部分。第一部分，不同对象、不同性质的人群所需营养成分的计算；第二部分，食物中所含营养成分的计算。只有完全掌握这两大部分的营养计算知识，在进行营养配餐时才能达到更合理化、科学化。

一、计算所涉及的知识

（一）几个概念

人体所需的热能来自生热营养素。为了便于以后进行科学的配餐，在进行营养计算前，需要了解以下几个名词。

1. 生热营养素

生热营养素是指在体内能够产生热量的营养素，包括蛋白质、脂肪、碳水化合物三种。

2. 生热系数

生热系数是指每克生热营养素即蛋白质、脂肪和碳水化合物在体内实际产生的热量。

蛋白质的生热系数为 4 kcal/g（16.7 kJ/g）；

脂肪的生热系数为 9 kcal/g（37.7 kJ/g）；

碳水化合物的生热系数为 4 kcal/g（16.7 kJ/g）。

3. 生热比

三种生热营养素所产生的热量占每人每天所摄入总热量的百分比，称为生热比。三大营养素的生热比通常为：蛋白质 10%～20%，脂肪 20%～30%，碳水化合物 50%～65%。

（二）营养计算的重要工具

《食物成分表》——市品与食部之间换算的工具。

首先，了解两个概念：市品和食部。

市品：指从市场上购来的样品。

食部：从市场上购来的样品去掉其不可食部分之后所剩余的部分。

$$食部 = 市品质量 \times 食部百分数 \qquad (4-1)$$

其次，了解两个概念的含义。

第一，《食物成分表》中所列数值均为100 g食部中所含的各种营养素的量。第二，进行计算时，务必要将市品（实际质量）换算成食部后方可进行营养计算。

（三）营养计算步骤

（1）按类别将所摄入食物排序，并列出每种食物的数量。

（2）计算出每种食物所含营养素的量。从《食物成分表》中分别查出各类食物所含各种营养素的量，所有食物均换算成食部后，再算出每种食物所含营养素的量。

（3）累加计算营养素含量。累计相加，计算出一日食谱（或一道菜、一餐菜）中三大生热营养素的量及其他营养素含量。

（4）计算每日食谱所产生的总热量。根据蛋白质、脂肪、碳水化合物的生热系数，既可计算每日食谱所产生的总热量，又可计算出蛋白质、脂肪、碳水化合物产生热量占总热量的百分比。

（5）营养评价，适当调整。与供给量标准进行比较，进行营养评价，并找出不足之处，适当调整、改进、提高，使之更科学化。

二、有关营养计算

（一）关于人体所需营养的计算

1. 有关人体营养状况的计算

1）标准体重计算

$$标准体重(kg) = 实际身高(cm) - 105 \qquad (4-2)$$

2）健康体重判断

依据公式判断体重是否正常，了解就餐对象体力活动，根据成人每日能量供给表确定供给能量。健康体重用国际通用的体重指数（BMI）来衡量。计算公式为：

$$BMI = 体重(kg) / 身高^2(m^2) \qquad (4-3)$$

我国健康成年人体重的BMI正常范围值为 $18.5 \sim 23.9 \ kg/m^2$，BMI值在 $24 \sim 27.9 \ kg/m^2$ 之间者属于超重，大于或等于 $28 \ kg/m^2$ 者属于肥胖，低于 $18.5 \ kg/m^2$ 者属于消瘦。

例4-1 一成年男性，实际身高为175 cm，体重为80 kg，评价他的营养状况。

解 ① BMI = 体重（kg）/身高²（m²）= $80 \ kg/(1.75 \ m)^2 = 26.1 \ kg/m^2$

② BMI值介于 $24 \sim 27.9 \ kg/m^2$ 之间，此男性属于超重。

例4-2 某成年男性身高为177 cm，体重为56 kg，评价他的营养状况。

解 ① BMI = 体重（kg）/身高²（m²）= $56 \ kg/(1.77 \ m)^2 = 17.9 \ kg/m^2$

② BMI值低于 $18.5 \ kg/m^2$，此男性属于消瘦，为营养不良，临床上应及时查清病因，适当地补充营养，增强体质。

2. 有关人体每日所需热能的计算

人们从事脑力劳动和各种体力活动时都要消耗热能，而且所消耗的热能直接受劳动的性质、强度、工作时间、动作熟练程度等诸多因素的影响。

正常成人每日每千克体重在不同劳动强度下热能的需要量见表4-1。

表 4-1　正常成人每日每千克体重在不同劳动强度下热能的需要量

单位：kcal/kg·d（标准体重）

体形	体力活动量			
	极轻体力活动	轻体力活动	中等体力活动	重体力活动
消瘦	40～45	45～50	50～55	55～70
正常	30～35	35～40	40～45	45～60
肥胖	25～30	30～35	35～40	40～45

例 4-3　某男性，身高为 175 cm，体重为 80 kg，从事办公室工作（轻体力活动），请计算此人每日需要多少热能。

解　① 标准体重（kg）= 175 cm-105 = 70 kg。

② 查表 4-1，轻体力活动，每日每千克体重消耗热能为 35～40 kcal。

则全天所需热能 = 标准体重(kg)×每日每千克体重热能需要量

= 70 kg×（35～40）kcal/kg·d = 2 450～2 800 kcal/d

注：计算全天热能需要量，一定要用标准体重与每日每千克体重热能需要量相乘，而不能用实际体重。

3. 有关人体每日所需蛋白质、脂肪和碳水化合物的计算

蛋白质、脂肪、碳水化合物需要量的计算公式为：

蛋白质的量(g) = 蛋白质产生的热能(kcal)/蛋白质生热系数　　　　　(4-4)

碳水化合物的量(g) = 碳水化合物产生的热能(kcal)/碳水化合物生热系数　(4-5)

脂肪的量(g) = 脂肪产生的热能(kcal)/脂肪生热系数　　　　　(4-6)

例 4-4　20 岁男性，体重为 65 kg，轻体力劳动，需要热能 2 600 kcal，每日摄入蛋白质 75 g，摄入脂肪产生的热能占总热能的 20%～25%。请计算他每日所需碳水化合物和脂肪的量。

解　① 蛋白质 75 g，产生热量为 75 g×4 kcal/g = 300 kcal。

② 脂肪产热占总热能的 20%～25%，总热能为 2 600 kcal，故脂肪产生的热能为 2 600 kcal×（20%～25%）= 520～650 kcal。

每克脂肪产生 9 kcal 的热能，故脂肪的量为（520～650）kcal/9 kcal/g = 58～72 g。

③ 碳水化合物产生热为 2 600 kcal-300 kcal-（520～650）kcal = 1 780～1 650 kcal。

碳水化合物需要量为（1 780～1 650）kcal/4 kcal/g = 445～412.5 g。

所以，此男性每日需 445～412.5 g 的碳水化合物及 58～72 g 的脂肪。

（二）关于食物中所含营养素的计算

1. 主食所含营养素的计算

例 4-5　150 g 馒头中含蛋白质、脂肪、碳水化合物各为多少克？产生多少热量？

解　① 谷类及其制品馒头（蒸，标准粉），食部为 100%，直接查《食物成分表》（见附录 B）得每 100 g 馒头中蛋白质为 7.8 g，脂肪为 1.0 g，碳水化合物为 48.3 g。

② 150 g 馒头中含蛋白质：（150×7.8）g/100 = 11.7 g

脂肪：（150×1.0）g/100 = 1.5 g

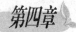

碳水化合物：(150×48.3)g/100=72.45 g

③ 150 g 馒头中，蛋白质产生的热量为 11.7 g×4 kcal/g=46.8 kcal；

脂肪产生的热量为 1.5 g×9 kcal/g=13.5 kcal；

碳水化合物产生的热量为 72.45 g×4 kcal/g=289.8 kcal

150 g 馒头所产生的热量为 46.8 kcal+13.5 kcal+289.8 kcal=350.1 kcal

因此，150 g 馒头中所含蛋白质 11.7 g，脂肪 1.5 g，碳水化合物 72.45 g，共产生热量 350.1 kcal。

例 4-6 用大白菜（青白口）150 g 做饺子馅，将白菜漂洗、蒸煮，其维生素 C 的损失率为 71.1%。计算饺子馅中维生素 C 的含量。

解 ① 查《食物成分表》，大白菜 100 g 的食部中，维生素 C 的含量为 28 mg，则 150 g 饺子馅中维生素 C 的含量为 42 mg。

② 已知经漂洗、蒸煮后，大白菜维生素 C 的损失率为 71.1%，则最后煮熟的饺子馅中的维生素 C 的含量为 42 mg×(100−71.1)%=12.14 mg

因此，150 g 大白菜做的饺子馅中维生素 C 的含量为 12.14 mg。

2. 副食所含营养素的计算

例 4-7 一个红皮鸡蛋（按 55 g 计算）中含蛋白质、脂肪、碳水化合物各多少克？产生多少热量？

解 ① 查《食物成分表》，红皮鸡蛋的食部为 88%，先计算出可食部质量方可继续计算。

可食部质量=食物的实际质量×食部百分数=55 g×88%=48.4 g

即一个 55 g 的红皮鸡蛋，去掉鸡蛋皮，可食部分为 48.4 g。

② 从《食物成分表》中可知，鸡蛋食部为 100 g 情况下，红皮鸡蛋含有蛋白质 12.8 g，脂肪 11.1 g，碳水化合物 1.3 g，则一个红皮鸡蛋中含：

蛋白质：(48.4×12.8)g/100=6.2 g

脂肪：(48.4×11.1)g/100=5.4 g

碳水化合物：(48.4×1.3)g/100=0.6 g

③ 通过三大营养素的生热系数，分别计算一个红皮鸡蛋中蛋白质、脂肪、碳水化合物产生的热量。

蛋白质：6.2 g×4 kcal/g=24.8 kcal

脂肪：5.4 g×9 kcal/g=48.6 kcal

碳水化合物：0.6 g×4 kcal/g=2.4 kcal

④ 一个红皮鸡蛋所产生的总热量为 24.8 kcal+48.6 kcal+2.4 kcal=75.8 kcal

3. 饮品所含营养素的计算

例 4-8 一听啤酒为 330 g，酒精度为 3.4%，计算其产生的热量（已知每克酒精释放 7 kcal 热量）。

解 酒精含量：330 g×3.4%=11.22 g

产生热量：11.22 g×7 kcal/g=78.54 kcal

4. 菜品所含营养素的计算

例 4-9 请计算红烧鸡块（一只整鸡 1 540 g，食部为 66%）产生的热量是多少（用油 25 g）。

解 ① 计算可食部：可食部质量 = 1 540 g×66% = 1 016.4 g

② 查《食物成分表》，鸡的食部为 100 g 情况下，含蛋白质 19.3 g，脂肪 9.4 g，碳水化合物 1.3 g，则这只 1 540 g 的整鸡中蛋白质、脂肪、碳水化合物的含量及产生的热量分别为：

蛋白质，（1 016.4×19.3）g/100 = 196.2 g

产生热量，196.2 g×4 kcal/g = 784.8 kcal

脂肪，（1 016.4×9.4）g/100 = 95.5 g

产生热量，95.5 g×9 kcal/g = 859.5 kcal

碳水化合物，（1 016.4×1.3）g/100 = 13.2 g

产生热量，13.2 g×4 kcal/g = 52.8 kcal

③ 食用油产生的热量：25 g×9 kcal/g = 225 kcal

④ 红烧鸡块产生的总热量 = 鸡块产生的热量 + 食用油产生的热量，即

（784.8+859.5+52.8+225）kcal = 1 922.1 kcal

则红烧鸡块共产生 1 922.1 kcal 的热量。

例 4-10 请计算清炒荷兰豆的营养价值，其中用色拉油 15 g，荷兰豆 350 g。

解 通过查《食物成分表》计算得知清炒荷兰豆中各种食物的营养素含量，见表 4-2。

表 4-2　各种食物的营养素含量（清炒荷兰豆）

食物	质量/g	蛋白质/g	脂肪/g	碳水化合物/g	维生素 C/mg	钙/mg
荷兰豆	350	8.75	1.05	12.25	56	178.5
色拉油	15	—	14.97	—	—	2.7
合计	—	8.75	16.02	12.25	56	181.2

产生总热量：8.75 g×4 kcal/g+16.02 g×9 kcal/g+12.25 g×4 kcal/g = 228.18 kcal

所以，这道菜中含蛋白质 8.75 g，脂肪 16.02 g，碳水化合物 12.25 g，维生素 C 56 mg，钙 181.2 mg，共产生 228.18 kcal 的热量。

5. 一餐食谱的营养计算

例 4-11 早餐：牛奶 227 g，馒头 100 g，煮鸡蛋 55 g，小菜（葱油萝卜丝 100 g）、色拉油 5 g，请计算这顿早餐的总热量。

解 查《食物成分表》计算得知本餐中各种食物的营养素含量，见表 4-3。

表 4-3　早餐中食物的营养素含量

食物名称	质量/g	蛋白质/g	脂肪/g	碳水化合物/g
馒头	100	7.80	1.00	48.3
牛奶	227	6.81	7.26	7.72
鸡蛋	55	7.04	6.11	0.72
萝卜	100	0.80	0.20	4.10
色拉油	5	—	4.99	
合计	—	22.45	19.56	60.84

全餐的热量：22.45 g×4 kcal/g+19.56 g×9 kcal/g+60.84 g×4 kcal/g = 509.2 kcal

故早餐的营养价值为蛋白质 22.45 g，脂肪 19.56 g，碳水化合物 60.84 g，热量 509.2 kcal。

第四节 营养食谱的设计

一、营养食谱概述

（一）营养食谱的定义

营养食谱通常是指膳食调配计划，即为了合理调配食物以达到营养需求而安排的膳食计划，包括吃什么、吃多少和怎么吃。

（二）营养食谱的组成与分类

1. 组成营养食谱的要素

组成营养食谱的要素包括餐别、使用时间（或用餐时间）、适应人群、营养菜点名称及原料种类和数量。

2. 营养食谱的分类

营养食谱按使用周期分为一餐食谱、日食谱、周食谱和月食谱等；按适应人群可分为一般人群的营养食谱和特殊人群的营养食谱（具体目标人群还可细化）；按使用的时间可分为春季食谱、夏季食谱、秋季食谱和冬季食谱。

二、营养食谱的设计方法

（一）计算法设计营养食谱

（1）人体能量需要量的计算。人体能量需要量的计算方法主要有两种：

① 根据我国建议的《中国居民膳食营养素参考摄入量表》（见附录 A）确定用餐者的能量需要量，这是最常用、最方便的一种方法；

② 根据标准体重计算能量的需要量。

（2）根据膳食组成计算蛋白质、脂肪和碳水化合物每日摄入量。

我国目前建议每人每日的膳食组成为蛋白质 10%～15%，脂肪 20%～30%，碳水化合物 55%～65%。根据膳食组成和三大生热营养素的生热系数，计算蛋白质、脂肪和碳水化合物的每日摄入量。

（3）根据《食物成分表》选定一日食物的种类和数量。

根据以上计算的各种生热营养素供给量，参考每日维生素、无机盐供给量，查阅常见《食物成分表》，大致选定一日食物的种类和数量。

（4）将具体食物分配到各餐中。

（二）配餐软件法设计营养食谱

首先，将营养配餐软件安装在计算机上。然后，进行营养食谱的相关设计。在开始使用配餐软件之前，应先在系统中输入配餐所需要的各种菜肴，建立丰富的菜肴库。根据目标人群的特点设计配餐方案，在营养配餐及分析功能区编制一餐、一日或一周的营养食谱。一般利用软件可进行营养菜肴设计，营养配餐及分析、配餐方案设计等。

（三）食物交换份法设计营养食谱

（1）计算人体能量需要量。

（2）根据能量需要量确定各类食物原料交换份数（见表4-4）。

（3）根据餐次分配比例确定每餐各类食物原料交换份数（见表4-5）。一般正常成年人早、午、晚三餐比例为30%∶40%∶30%。

（4）根据个人喜好，在等份食物交换表中选择各餐食物原料的品种和数量（见表4-6～表4-9）。

表4-4　不同能量饮食中各类食物原料交换份数分配

能量/kcal	总交换单位份	谷薯类		蔬果类		肉蛋类		豆乳类			油脂类	
		质量/g	交换单位份	质量/g	交换单位份	质量/g	交换单位份	豆浆量/mL	牛奶量/mL	交换单位份	质量/汤匙	交换单位份
1 200	14	150	6	500	1	150	3	200	250	2	2	2
1 400	16	200	8	500	1	150	3	200	250	2	2	2
1 600	18	250	10	500	1	150	3	200	250	2	2	2
1 800	20	300	12	500	1	150	3	200	250	2	2	2
2 000	22	350	14	500	1	150	3	200	250	2	2	2

注：本表所列饮食并非固定模式，可根据就餐者饮食习惯，并参照有关内容加以调整。

配餐饮食可参考各类食物能量等值交换表，作出具体安排。

瘦肉50 g=鸡蛋1个=豆腐干50 g=北豆腐100 g；

牛奶250 mL=瘦肉50 g+谷类（10～12 g）或豆浆400 g；

水果1交换单位换成谷类1交换单位。

表4-5　提供1 600 kcal能量的饮食各餐食物原料交换份表

食物原料类别	早餐/份	中餐/份	晚餐/份	合计/份
谷类	3	4	3	10
蔬菜	—	0.5	0.5	1
水果	—	1	—	1
肉蛋	0.9	1.2	0.9	3
乳类	2	—	—	2
油脂	—	1	1	2
合计/份	5.9	7.7	5.4	19

表4-6　谷薯类食物的能量等值交换份表

食物原料名称	质量/g	食物原料名称	质量/g
大米、小米、糯米、薏米	25	干粉条、干莲子	25
高粱米、玉米糁	25	油条、油饼、苏打饼干	25
面粉、米粉、玉米面	25	烧饼、烙饼、馒头	35
燕麦片、莜麦面	25	生面条、魔芋生面条	35
荞麦面	25	马铃薯	100
各种挂面、龙须面	25	湿粉皮	150

注：每份谷薯类食品提供蛋白质2 g，碳水化合物20 g，能量90 kcal（376 kJ）。根茎类一律以净食部计算。

表 4-7　大豆类食物原料能量等值交换份表

食物原料名称	质量/g	食物原料名称	质量/g
腐竹	20	北豆腐	100
大豆	25	南豆腐	150
大豆粉	25	豆浆	400
豆腐丝、干豆腐	50		

注：每份大豆及其制品提供蛋白质 9 g，脂肪 4 g，碳水化合物 4 g，能量 90 kcal。

表 4-8　肉蛋类、海鲜类、油类、酱类食物原料能量等值交换份表

食物原料名称	质量/g	食物原料名称	质量/g
热火腿、香肠	20	鸡蛋（带壳）	60
肥瘦猪肉	25	鸭蛋、松花蛋（带壳）	60
熟叉烧肉（无糖）、午餐肉	35	鹌鹑蛋（6 个带壳）	60
酱牛肉、酱鸭、大肉肠	35	鸡蛋清	150
瘦猪肉、牛肉、羊肉	50	带鱼	80
带骨排骨	50	草鱼、鲤鱼、甲鱼、比目鱼	80
鸭肉	50	大黄鱼、鲫鱼	80
鹅肉	50	对虾、青虾、鲜贝	80
兔肉	100	蟹肉、水发鱿鱼	100
鸡蛋粉	15	水发海参	350
豆油、菜油、麻油	9	南瓜子	30
核桃仁	12.5	花生仁、芝麻酱	15

注：每份肉蛋类食品提供蛋白质 9 g，脂肪 6 g，能量 90 kcal。除蛋类为市品质量，其余一律以净食部计算。

表 4-9　蔬菜类食物原料能量等值交换份表

食物原料名称	质量/g	食物原料名称	质量/g
白菜、圆白菜、菠菜、油菜	500	白萝卜、青椒、茭白、冬笋	400
韭菜、茴香	500	倭瓜、南瓜、菜花	350
芹菜、莴苣、油菜薹	500	鲜豇豆、扁豆、洋葱、蒜苗	250
西葫芦、西红柿、冬瓜、苦瓜	500	胡萝卜	200
黄瓜、茄子、丝瓜	500	山药、荸荠、藕、凉薯	150
芥蓝、瓢菜	500	百合、芋头、慈姑	100
苋菜、龙须菜	500	毛豆、鲜豌豆	70
绿豆芽	500		

（四）营养食谱设计技巧

（1）一餐食谱一般选择 1～2 种动物性原料，1 种豆制品，3～4 种蔬菜，1～2 种谷薯类食物。

（2）一日食谱要选择 2 种以上动物性原料，1～2 种豆制品及多种蔬菜，2 种以上谷薯类食物。

（3）设计一周食谱要做到食物种类多样、品种齐全。应选择营养素含量丰富的食物，精心搭配，以达到膳食平衡。表 4-10～表 4-21 列出了部分营养素含量丰富的食物，是设计食谱的重要参考。

（4）动物性食物种类要齐全，即家畜、家禽、鱼类原料搭配合理。

（5）植物性食物种类要全，根、茎、叶、花、果类蔬菜要尽量齐全，每周搭配菌、藻、坚果类食物。

总之，设计营养食谱要做到：一周菜谱不重原料，一个月菜谱不重菜；烹调方法多变，口味搭配合理，色彩引人入胜；口感以适合不同人群为宜；食谱所提供的营养素应尽可能满足用餐者需要。

表 4-10　含蛋白质丰富的食物　　　　　　单位：g/100 g

食物名称	蛋白质	食物名称	蛋白质
牛奶	3.0	猪肝	22.7
酸奶	3.1	猪腰	15.2
鸡蛋	13.3	牛肚	12.1
猪瘦肉	21.3	小麦粉	10.9
牛瘦肉	19.8	大米	8.0
羊瘦肉	17.1	玉米面	9.2
鸡肉	19.1	黄豆	35.6
鸡腿	17.2	豆腐	11.0
鸭肉	17.3	红小豆	20.1
黄鱼	20.2	绿豆	20.6
带鱼	21.2	花生	26.6
鲤鱼	18.2	香菇	20.1
鲢鱼	17.4	木耳	12.4
对虾	16.5	海带（鲜）	4.0
海蟹	12.2	紫菜	28.2

表 4-11　含糖类（碳水化合物）丰富的食物　　　　　　单位：g/100 g

种类	食物名称	糖类	食物名称	糖类
粮食类	稻米	78.6	小米	71.9
	富强粉	75.8	黑米	70.4
	荞麦面	74.8	玉米	67.5
豆类	绿豆	60.2	蚕豆	57.1
	小红豆	59.6	黄豆	19.5
块根类	甘薯	28.2	芋头	15.3
	马铃薯	19.4	山药	13.9
干果类	莲子（干）	58.9	炒花生仁	21.2
	鲜板栗	44.4	炒葵花子	12.5
纯糖类	绵白糖	98.6	蜂蜜	80.2

表 4-12 含脂肪丰富的食物   单位: g/100 g

食物名称	脂 肪	食物名称	脂 肪
植物油	100	黄油	89.9
核桃	65.6	猪油	87.6
松仁	58.5	北京填鸭	41.3
葵花子	52.8	猪肉（五花）	30.9
花生	51.9	猪肉（里脊）	10.5
芝麻	48.0	猪肝	5.7
腐竹	26.2	牛肉（五花）	6.3
黄豆	19.0	羊肉（后腿）	4.0
豆腐（北）	4.6	鸡（华都肉鸡）	9.6
白豆腐干	7.1	鸡蛋	9.1
豆浆	1.0	牛奶	2.9

表 4-13 含钙丰富的食物   单位: mg/100 g

食物名称	钙	食物名称	钙
虾皮	1 037	木耳	295
牛乳	161	炒花生仁	284
海蟹	207	豆腐干	179
水发海参	236	香菇	172
麻酱	1 394	芹菜（茎）	152
黑芝麻	814	芹菜（叶）	366
海带（鲜）	445	炒葵花子	332
紫菜	422	油菜	148

表 4-14 含铁丰富的食物   单位: mg/100 g

食物名称	铁	食物名称	铁
海蜇皮	17.6	黄豆	8.3
虾米皮	16.5	木耳	6.3
鸡肝	8.5	炒西瓜子	5.9
猪肝	7.9	小米	5.6
猪腰	3.9	小红枣	2.7
牛肉	2.3	小白菜	2.1
鸡蛋	1.2	小麦粉	1.5
芝麻酱	10.1		

表 4-15　含锌丰富的食物　　　　　　　　　单位：mg/100 g

食物名称	锌	食物名称	锌
牡蛎	13.25	牛奶	3.36
蚌肉	8.50	螃蟹	2.98
炒西瓜子	6.47	鲫鱼	2.75
芝麻酱	6.24	鸡肝	2.64
松仁	5.49	对虾	2.62
黑芝麻	5.00	鸡胗	2.55
海蜇头	4.73	牛肉	2.36
海米	4.65	鹌鹑蛋	2.32
猪肝	3.86	虾皮	2.28
黑米	3.79		

表 4-16　含维生素 A 丰富的食物　　　　　　单位：μg/100 g

食物名称	维生素 A	食物名称	维生素 A
牛肝	5 490	鸡蛋	310
羊肝	8 970	鸡翅	68
猪肝	2 610	牛奶（强化）	66
鸡肝	15 270	河蟹	1 788
鸭肝	2 670	猪腰	41
鸡心	910	酸奶	26
奶油	1 042		

表 4-17　含胡萝卜素丰富的食物　　　　　　单位：mg/100 g

食物名称	胡萝卜素	食物名称	胡萝卜素
菠菜	13.32	柑橘	0.82
小白菜	5.33	青豆	0.75
胡萝卜	4.81	莴笋叶	0.72
金针菜	2.63	海棠	0.71
紫菜	2.43	柿子椒	0.62
南瓜	2.40	豆油	0.52
哈密瓜	0.92	花生	0.45
红心甘薯	0.21	番茄	0.38
西瓜	12.00	芝麻酱	0.19

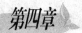

表 4-18　含维生素 B₁ 丰富的食物　　　　　　单位：mg/100 g

食物名称	维生素 B₁	食物名称	维生素 B₁
稻米	0.22	鲜蘑	0.11
标准粉	0.40	猪里脊	0.54
富强粉	0.18	猪肝	0.20
小米	0.67	猪肾（腰子）	0.32
玉米面（黄）	0.30	鸡心	0.46
黄豆	0.83	鸡蛋	0.15
红小豆	0.25	牛奶	0.02
绿豆	0.78	菜花	0.13
花生仁（炒）	0.12	蒜苗	0.17
葵花子（炒）	0.43	青蒜	0.10
黑芝麻	0.74	芹菜	0.05

表 4-19　含维生素 B₂ 丰富的食物　　　　　　单位：mg/100 g

食物名称	维生素 B₂	食物名称	维生素 B₂
猪肝	2.41	紫菜	1.10
猪肾（腰子）	1.39	冬菇	0.92
鸭肉	0.34	黑芝麻	0.30
鸡心	0.26	芹菜叶	0.20
鸡蛋	0.26	芝麻酱	0.16
羊肉	0.26	鲜玉米	0.12
牛肉	0.24	鲜豌豆	0.29
黄鳝	0.20	炒花生仁	0.10
猪肉	0.14	炒葵花子	0.26

表 4-20　含维生素 C 丰富的食物　　　　　　单位：mg/100 g

食物名称	维生素 C	食物名称	维生素 C
枣	297	小红萝卜	33
草莓	35	鲜毛豆	29
橙	22	白萝卜	27
红果	19	白菜	21
苦瓜	125	菜花	17
甘蓝	73	菠菜	15
土豆	40	韭菜	15

表 4-21　含膳食纤维丰富的食物　　　　　　　　　　单位：g/100 g

种类	食物名称	膳食纤维	食物名称	膳食纤维
谷类及其制品	大麦米	6.5	大豆粉（全脂）	11.9
	麦麸	44.0	大豆粉（低脂）	14.3
	全麦面粉	9.6	面包（全麦粉）	8.5
	"八五"面	7.5	面包（标准粉）	5.1
	富强粉	3.0	面包（富强粉）	2.7
	燕麦片	7.0	玉米片（干）	11.0
	白米	2.4		
果类	苹果肉	2.0	橙子（汁）	0
	鲜杏	2.1	鲜桃	1.4
	杏干	24.0	桃干	14.3
	罐头杏	1.3	梨（肉）	2.3
	香蕉	3.4	梨（皮）	8.5
	樱桃	1.7	梨（罐头）	1.7
	干枣	8.7	菠萝（鲜）	1.2
	葡萄（紫）	0.4	菠萝（罐头）	0.9
	葡萄（白）	0.9	李子	2.1
	葡萄（干）	6.8	梅子干	16.1
	柠檬（整）	5.2	草莓（鲜）	2.3
	柠檬（汁）	0	草莓（罐头）	1.0
	橙子（鲜）	2.0	蜜橘	1.9
硬果	杏仁	6.8	花生仁	7.6
	栗子	13.6	核桃	5.2
	椰子	8.1	榛子	6.1
蔬菜	芦笋（煮）	1.5	青椒	0.9
	蚕豆（煮）	4.2	土豆	2.1
	豌豆（鲜）	5.2	南瓜	0.5
	豌豆（干）	16.7	小水萝卜	1.0
	扁豆	2.9	老玉米（生）	3.7
	豆芽菜	3.0	黄瓜	0.4
	圆白菜	3.7	菠菜（煮）	6.3
	胡萝卜	2.9	红薯	2.5
	菜花	2.1	西红柿（生）	1.5
	芹菜	1.8	西红柿（罐头）	0.9
	韭菜	3.1	萝卜	2.8
	生菜	1.5	山药	4.1
	鲜蘑	2.5	荠菜	3.7
	洋葱	1.3		

（五）利用食物交换份法编制食谱举例

例 4-12 某糖尿病成人患者全天需能量 5.86 MJ（1 400 kcal），利用食物交换份法为其配餐。

解 查表 4-22 和表 4-23，5.86 MJ（1 400 kcal）共需 16.5 个食物能量等值交换份，其中谷薯类食物 9 个交换份，蔬菜类食物 1 个交换份，肉蛋类食物 3 个交换份，豆乳类食物 2 个交换份，可分配为豆类食物 0.5 个交换份，乳类食物 1.5 个交换份，油脂类食物 1.5 个交换份。

具体到每类食物的选择上，则应吃谷薯类食物 225 g，蔬菜类食物 500 g，肉蛋类食物可选用鸡蛋 1 个（约 70 g）、瘦猪肉 80 g，豆类选豆腐 100 g，乳类选牛奶 1 袋（250 g），油脂选用植物油 15 g。根据个人喜好参考表 4-6～表 4-9，把这些食物及用量安排到一日三餐中，即完成了配餐。食谱如下：

早餐　牛奶（1 袋 250 g）

　　　葱花卷（含面粉 50 g、葱花 5 g）

　　　拌苦苣（含瘦肉丝 25 g、苦苣 50 g）

午餐　二米饭（含生大米、小米各 50 g）

　　　蛋花菠菜汤（含鸡蛋 1 个、菠菜 100 g）

　　　肉丝炒豆芽（含瘦肉丝 25 g、豆芽 150 g）

晚餐　肉丝青菜荞麦面条（含肉丝 25 g、青菜 50 g、荞麦面 75 g）

　　　西红柿烩豆腐（西红柿 150 g、豆腐 100 g）

全天烹调油控制在 15 g 即可。

表 4-22　不同能量饮食中各类食物原料交换份数分配
（以糖尿病人使用交换份表例）

能量/kcal	谷薯类/份	蔬菜类/份	肉蛋类/份	豆乳类/份	水果/份	油脂/份	合计/份
1 000	6	1	2	2	—	1	12
1 200	7	1	3	2	—	1.5	14.5
1 400	9	1	3	2	—	1.5	16.5
1 600	9	1	4	2	1	1.5	18.5
1 800	11	1	4	2	1	2	21
2 000	13	1	4.5	2	1	2	23.5
2 200	15	1	4.5	2	1	2	25.5
2 400	17	1	5	2	1	2	28

表 4-23　食物原料中每份交换食物的能量和营养素含量

组别	食物原料名称	食物质量/g	能量/kcal	碳水化合物/g	蛋白质/g	脂肪/g	主要营养素
谷薯类	谷薯类	25	90	20.0	2.0	0.5	碳水化合物
蔬果类	蔬菜类	500	90	17.0	5.0	—	矿物质 维生素 膳食纤维
	水果类	200	90	21.0	1.0	—	

组别	食物原料名称	食物质量/g	能量/kcal	碳水化合物/g	蛋白质/g	脂肪/g	主要营养素
豆乳类	大豆类	25	90	4.0	9.0	4.0	蛋白质 矿物质 脂肪 维生素
	奶类	160	90	6.0	5.0	5.0	
肉蛋组	肉蛋类	50	90	—	9.0	6.0	
油脂组	硬果类	15	90	2.0	4.0	7.0	脂肪 维生素
	油脂类	10	90	—	—	10.0	

注：表中 90 kcal 约合 376 kJ。

三、正常人群营养食谱举例

（一）学龄前儿童膳食（2～6岁）

1. 食谱制定基本原则

（1）多种食物合理搭配，满足生长发育的需要，达到营养全面平衡。

（2）一日三餐，两餐中间增加适量点心。

（3）每日食物应包括粮食、肉类、蛋类、鱼类、豆类、乳类、蔬菜和水果等，食物选择要多样化。

（4）食物的烹调加工要求与幼儿相比可以适当放宽，但仍需注意质地细软、易于消化，少吃用油煎、炸过的食物，避免刺激性食物。

2. 学龄前儿童食谱举例（见表4-24）

表4-24 学龄前儿童食谱举例

餐次	时间	食谱1	食谱2	食谱3
早餐	7:00	牛奶	牛奶	牛奶
		面包	摊鸡蛋饼	麻酱糖花卷
		煮鸡蛋	碎菜粥	胡萝卜豆腐丝
		土豆胡萝卜沙拉		
加餐	9:30	橙子	梨	哈密瓜
午餐	12:00	软米饭	软米饭	葱花饼
		烩肉丝豌豆	余小丸子菠菜汤	玉米面粥
		虾皮紫菜豆腐汤	卤肝片	肉末西红柿菜花
加餐	15:00	点心、水果	蛋糕、水果	点心、水果
晚餐	17:30	肉末小白菜水饺	小花卷	什锦软米饭
		小豆粥	豆沙山药羹	冬瓜丸子汤
			西红柿炒豆腐	熘鱼片
加餐	20:00	牛奶	酸奶	牛奶

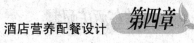

（二）少年儿童膳食

1. 食谱制定基本原则

（1）食谱的制定要遵循平衡膳食的原则。

（2）一日三餐，课间加餐一次。要重视早餐，早餐所提供的能量应达到全日总能量的30%左右，以满足上午学习的需要。

（3）膳食应多样化，食物种类全面，搭配合理，美味可口。

2. 少年儿童食谱举例（见表4-25）

表4-25　少年儿童食谱举例

餐次	食谱1	食谱2	食谱3
早餐	牛奶	豆浆、鸡蛋羹	豆腐脑、煮鸡蛋
	面包	小枣发糕	烧饼
	素什锦	炝黄瓜条	圣女果
课间加餐	水果	酸奶、低脂肪饼干	酸奶
午餐	葱花饼	红豆米饭	米饭
	熘鱼片	西红柿牛肉	清炖排骨小白菜
	香菇油菜	清炒荷兰豆	西红柿烧茄子
	酸辣豆腐汤	小白菜粉丝汤	
晚餐	扬州炒饭	鸡蛋胡萝卜馅包子	小花卷
	玉米面粥	小米粥	紫米粥
	糖醋排骨	酱鸡肝	虾仁豆腐
	木耳菜花		炒青椒胡萝卜丝
加餐	酸奶	水果	牛奶

（三）青少年膳食

1. 食谱制定基本原则

膳食中各种营养素要能够完全满足此阶段身体生长的需要，达到平衡膳食要求。

（1）选择多样化的食物，供给蛋白质、钙、铁及维生素 A、维生素 B_2、维生素 C 丰富的食物。

（2）食谱安排要注意荤素搭配、粗细搭配等。

（3）根据个人的具体情况进行调整，当身高增长很快、活动量大时，要适当增加能量和蛋白质的摄入；活动量小，体重迅速超过标准体重时，就要适当控制饮食，少吃油炸食物、肥肉、零食和饮料等。

（4）一日三餐，条件允许时可在两餐之间加餐一次。

2. 青少年食谱举例（见表 4-26）

表 4-26　青少年食谱举例

餐次	食谱 1	食谱 2	食谱 3
早餐	玉米楂粥	牛奶	豆浆
	蛋糕	豆包	千层饼
	炒雪菜豆腐干	拌胡萝卜莴笋丝	毛豆萝卜干
	酸奶	五香鹌鹑蛋	煮鸡蛋
午餐	馄饨	蒸红薯	米饭、蒸玉米
	发面饼	米饭	熘肝片配柿子椒
	拌海带丝	红烧牛肉海带	西红柿菜花
	香菇胡萝卜丝	草菇芥蓝	虾皮紫菜鸡蛋汤
加餐	水果	水果	水果
晚餐	二米饭	银耳红枣粥	鸡肉粥
	酱爆鸡丁	花卷	玉米面饼
	蒜茸豇豆	锅塌豆腐	洋葱牛柳
	西红柿鸡蛋汤	蒜泥茄子	蒜茸芥菜

（四）成年人膳食（18～49 岁）

1. 食谱制定基本原则

（1）膳食安排达到平衡膳食要求，能量充足但不要过量。

（2）食物要多样化，以谷类为主，蔬菜水果充足，蛋白质食物来源以瘦肉、牛奶、鸡蛋、鱼等为主，少吃肥肉、动物内脏和含脂肪多的其他食物。

（3）饮食要清淡、少盐；若饮酒应限量。

（4）一日三餐，定时定量，勿暴饮暴食。

2. 成年人食谱举例（见表 4-27）

表 4-27　成年人食谱举例

餐次	食谱 1	食谱 2	食谱 3
早餐	牛奶	豆浆	酸牛奶
	全麦面包	芝麻烧饼	大米粥、豆包
	炝芹菜胡萝卜花生米	椒油黄瓜条	拌酸辣豆芽
	煮鸡蛋	卤鸡蛋	咸鸭蛋
午餐	煮玉米、馒头	红豆米饭	素馅包子
	小米粥	酸辣汤	玉米面粥
	洋葱炒牛柳	青椒鸡丁	五香熏鱼
	草菇芥蓝	蚝油生菜	蒜茸木耳菜
加餐	水果	水果	水果
晚餐	米饭	发面饼	米饭
	砂锅鱼头豆腐	小枣紫米粥	清炖排骨小白菜
	西红柿茄子	肉片扁豆	西红柿菜花
		海米冬瓜	

（五）中年人膳食（50～59 岁）

1. 食谱制定基本原则

（1）膳食所提供的总能量与成年人相比要适当减少。

（2）在选择蛋白质的食物来源时，尽量挑选含饱和脂肪酸低的优质蛋白，如瘦肉、脱脂奶、大豆及其制品等，避免摄入过量脂肪。

（3）注意选择一些含钙丰富的食物，如牛奶、豆类等。

（4）摄入充足的蔬菜、水果、大豆类食物、粗杂粮以满足机体对维生素、矿物质和膳食纤维的需要。

2. 中年人食谱举例（见表 4-28）

表 4-28　中年人食谱举例

餐次	食谱 1	食谱 2	食谱 3
早餐	牛奶	紫米粥	牛奶麦片粥
	卤豆腐干	五香鹌鹑蛋	芝麻酱糖花卷
	全麦面包	素馅包子	椒油绿豆芽
	海带黄瓜丝	酸奶	
加餐	水果	水果	水果
午餐	葱花饼	米饭	玉米面粥
	薏米绿豆粥	肉片鲜蘑	西葫芦饼
	盐水鸭子	西芹百合	软熘鸡片
	木耳烧菜心	酸辣豆腐汤	草菇芥菜
加餐	蛋糕	酸奶	豌豆黄
晚餐	米饭	八宝粥	米饭
	清蒸鲈鱼	花卷	红烧牛肉魔芋
	香菇炒油菜	肉丝香干青椒丝	蒜茸木耳菜
	西红柿鸡蛋汤	清炒芥蓝	豌豆苗汤

（六）老年人膳食（60 岁以上）

1. 食谱制定基本原则

（1）食物多样化，达到平衡膳食的要求。

（2）饮食清淡易消化，少量多餐。不要饱食，每餐七八分饱为好，每日除 3 次正餐外，在两餐之间可有加餐，但食物总量最好不要超过推荐的食物数量。

（3）食物质地宜软、细、烂，适合老年人咀嚼、消化和吸收；多采用蒸、煮、烩、炖的烹调方法。

（4）干稀搭配，注意色、香、味、形，以增进老年人的食欲。

2. 老年人食谱举例（见表 4-29）

表 4-29　老年人食谱举例

餐次	食谱 1	食谱 2	食谱 3
早餐	牛奶麦片粥	豆腐脑	玉米楂粥
	小豆包	紫米面发糕	小花卷
加餐	水果	酸奶	水果
午餐	小枣玉米面发糕	软米饭	小馒头
	鸡肉粥	芙蓉鸡片	砂锅豆腐
	肉丝香干胡萝卜丝	碎香菇油菜	海米冬瓜
	椒油西葫芦	粟米鸡蛋汤	西红柿面片
加餐	蛋糕、水果	桂花山药羹、水果	酸奶、饼干
晚餐	软米饭	猪肉小白菜馄饨	玉米红豆羹
	西红柿炒鸡蛋	小馒头	蒸千层饼
	鱼圆青菜汤	火腿末碎菜花	萝卜丝余鲤鱼

第五节　宴席菜谱设计

宴席，这种人们为了某种社交目的，以一定规格的酒菜食品和礼仪来款待客人的聚餐方式，成为人与人之间的一种礼仪表现和沟通方式，成为现代社会的一种新的文化产业现象。宴席菜单作为宴席不可或缺的部分，是餐饮产品和服务的宣传品，是餐饮经营最佳的指导方针，是餐饮企业与顾客之间信息交流的工具。宴席菜单菜肴的设计必须以顾客的需求为中心，以顾客提出的宴席主题和参加宴席的客人具体情况为依据，充分考虑宴席的各种因素，使参加宴席的客人能得到最佳的物质和精神享受。

宴席设计的指导思想和宴席制作的具体要求，需要用文字记录下来，以便遵循，这就是编制宴席菜单。

设计宴席菜单，应持严谨态度，只有掌握宴席的结构和要求，遵循宴席菜单的编制原则，采用正确的方法，合理选配每道菜点，才能使宴席菜单完善合理。

一、宴席菜单的定义及作用

1. 宴席菜单的定义

宴席菜单又称宴席菜谱，是指按照宴席的结构和要求，将酒水冷碟、热炒大菜、饭点蜜果等三组食品按一定比例和程序编成的菜点清单。

2. 宴席菜单的种类

宴席菜单包括零点菜单、套菜菜单、团体包餐菜单、宴会菜单。

3. 宴席菜单的作用

（1）是采购原料、生产菜品、接待服务的依据。

（2）是所有宴席工作的"施工图"和"示意图"。

（3）是沟通企业与顾客的桥梁。

（4）是实现宴席经营效益的工具。

（5）是宴席推销的有力手段。

（6）是体现经营水平和管理水平的标志。

二、宴席菜单的种类

宴席菜单按其设计性质与应用特点分类，有固定式宴席菜单、专供性宴席菜单和点菜式宴席菜单。

按菜品排列形式分类，有提纲式宴席菜单、表格式宴席菜单和框架式宴席菜单。

按中西菜式分类，有中餐宴席菜单和西餐宴席菜单。

按宴饮形式分类，有正式宴席菜单、冷餐会菜单、鸡尾酒会菜单和便宴菜单。

1. 固定式宴席菜单（自选）

固定式宴席菜单是餐饮企业设计人员预先设计的列有不同价格档次和菜品组合的系列宴席菜单。

特点：一是价格档次分明，由低到高，基本上涵盖了一个餐饮企业经营宴会的范围；二是所有档次宴会菜品组合都已基本确定；三是同一档次列有几份不同菜品组合的菜单，以便供顾客挑选。

根据宴席主题的不同，固定式宴席菜单有套装婚宴菜单、套装寿宴菜单、套装商务宴菜单、套装欢庆宴菜单、套装全席菜单等。此类菜单针对的是顾客的一般性需要，因而对有特殊需要的顾客而言，其最大的不足是针对性不强。

2. 专供性宴席菜单（定做）

专供性宴席菜单是餐饮企业设计人员根据顾客的要求和消费标准，结合本企业资源情况专门设计的菜单。这种类型的菜单设计，由于顾客的需求十分清楚，有明确的目标，有充裕的设计时间，因而其针对性很强，特色展示很充分。此类菜单在实际生活中应用较广，是目前宴席菜单的一种主要应用形式。

3. 点菜式宴席菜单（自助）

点菜式宴席菜单是指顾客根据自己的饮食喜好，在饭店提供的点菜单或原料中自主选择菜品，组成一套宴席菜品的菜单。

许多餐饮企业把宴席菜单的设计权利交给顾客，饭店提供通用的点菜菜单，任顾客在其中选择菜品，或在饭店提供的原料中由顾客自己确定烹调方法、菜肴味型，组合成宴席套菜，饭店设计人员或接待人员在一旁作情况说明，提供建议。让顾客在一个更大的范围内，自主点菜、自主设计宴席菜单，在某种意义上说，针对性更强。

4. 提纲式宴席菜单（又称简式宴席菜单）

提纲式宴席菜单须根据宴席规格和客人要求，按照上菜顺序依次列出各种菜肴的类别和名称，清晰醒目地分行整齐排列。所要购进的原料及其他说明，则往往用一附表作为补充。提纲式宴席菜单是宴席菜单的主要形式，在餐饮企业中应用极广。

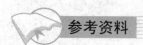

华中地区婚庆宴席菜单

一彩碟：拼比翼双飞

六围碟：拌芝麻芹菜　　冻蜜汁湘莲
　　　　卤夫妻肺片　　　熏瓦块龙鱼
　　　　炸核桃酥饼　　　炝如意肚丝

四热炒：炒松仁玉米　　爆芙蓉鸡丁
　　　　熘金菇兰片　　　煎番匣虾饼

七大菜：扒四喜海参　　烩玻璃鱿鱼
　　　　蒸珍珠双圆　　　烤八珍酥鸡
　　　　酿敦煌蟹斗　　　烧鸳鸯鳜鱼
　　　　炖龙凤瓜盅

二饭点：烫牛肉豆皮　　烘椰蓉软糕

二水果：切月湖红菱　　汁桂林马蹄

一茶食：泡君山银针

5. 表格式宴席菜单（又称繁式宴席菜单）

表格式宴席菜单将宴席格局，菜品类别和上菜程序、菜名及主辅料数量，刀工成型与主要烹调技法，成菜色泽、口味和质感，菜品营养，餐具尺寸、形状和色调，还有成本与售价等，都列得清清楚楚，宴席结构的三大部分也都剖析得明明白白，如同一张详备的施工图样。

此类菜单比较详尽，但设计较困难，只适用于部分大型的风味宴席或对设计者特别有影响的宴席。

三、宴席菜单设计的指导思想

宴席菜单设计的指导思想是：科学合理、整体协调、丰俭适度、营养合理、确保盈利。

（一）科学合理

科学合理是指在宴会菜单设计时，既要考虑顾客饮食习惯和品味习惯的合理性，又要考虑宴会膳食组合的科学性。

宴会膳食不是山珍海味、珍禽异兽、大鱼大肉的堆叠，不能出现炫富摆阔或暴殄天物等畸形消费现象，要突出宴会菜品组合的营养、科学与美味的统一性。

（二）整体协调

整体协调是指在设计宴席菜单时，既要考虑菜品的相互联系与相互作用，更要考虑菜品与整个菜单的相互联系与相互作用。

强调整体协调，意在防止顾此失彼或只见树木、不见森林等设计现象的发生。

（三）丰俭适度

丰俭适度是指在设计宴席菜单时，要正确引导宴会消费：菜品数量丰足或档次高时，不浪费；菜品数量偏少或档次低时，要保证吃好、吃饱。丰俭适度，有利于倡导文明健康的宴会消费观念和消费行为。

（四）营养合理

设计宴席菜单时要考虑菜品提供的营养素全面均衡、科学合理，符合人体健康的需求，适合宴会用餐者的健康需求。

（五）确保盈利

确保盈利是指餐饮企业要把自己的盈利目标自始至终贯穿到宴席菜单的设计中去。要做到双赢，既让顾客的需要从菜单中得到满足、利益得到保护，又要通过合理有效的手段使菜单为本企业带来应有的利润。

四、宴席菜单设计的原则

（一）按需配菜，参考制约因素

"需"指宾主的要求，"制约因素"指客观条件。忽视任何一方，都会影响宴席效果。编制宴席菜单，一要考虑宾主的愿望，对于订席人提出的要求，只要是在条件允许的范围内，都应当尽量满足；二要考虑宴席类别和规模，类别不同，配置菜点也需变化；三要考虑货源的供应情况，因料施艺；四要考虑设备条件；五要考虑厨师的技术力量。

（二）随价配菜，讲究品种调配

"价"指宴席的售价。随价配菜即是按照"质价相称""优质优价"的原则，合理选配宴席菜点。一般来说，高档宴席，料贵质精；普通酒宴，料贱质粗。随价配菜既要保证餐馆合理的收入，又不使顾客吃亏。

调配方法：

（1）选用多种原料，适当增加素料的比例；

（2）以名特菜品为主，乡土菜品为辅；

（3）多用造价低廉又能烘托席面的菜品；

（4）适当安排技法奇特或造型艳美的菜点；

（5）巧用粗料，精细烹调；

（6）合理安排边角余料，物尽其用。

（三）因人配菜，迎合宾主嗜好

"因人配菜"就是根据宾主的国籍、民族、宗教、职业、年龄、体质及个人嗜好和忌讳，灵活安排菜式。

编制宴席菜单，一要了解国籍，国籍不同，口味嗜好也会有差异，如日本人喜清淡、嗜生鲜、忌油腻，爱鲜甜。二要注意就餐者的民族和宗教信仰，例如，信奉伊斯兰教的禁血生，信奉喇嘛教的禁鱼虾，不吃糖醋菜。三要考虑地域，我国自古就有"南甜北咸、东辣西酸"的口味偏好。四是考虑宾客的职业、体质，职业、体质不同，其饮食习惯也有差异，如体力劳动者爱肥浓，脑力劳动者喜清淡。五是对当地的传统风味及宾主指定的菜肴，更应注意编排，配菜的目标应该是让客人满意。

（四）应时配菜，突出名特物产

"应时配菜"指设计宴席菜单要符合节令的要求。原料的选用、口味的调配、质地的确定、色泽的变化、冷热干稀的安排等，都需视气候不同而有差异。

首先，要注意选择应时当令的原料。

其次，要按照节令变化调配口味，"春多酸、夏多苦、秋多辛、冬多咸，调以滑甘"。

最后，注意菜肴滋汁、色泽和质地的变化。夏秋气温高，应是汁稀、色淡、质脆的菜居多；春冬气温低，要以汁浓、色深、质烂的菜为主。

（五）酒为中心，席面贵在变化

"酒为席魂""菜为酒设"。从宴席编排的程序来看，先上冷碟是劝酒，跟上热菜是佐酒，辅以甜食和蔬菜是解酒，配备汤品与茶果是醒酒。至于饭食和点心，其作用是"压酒"。

宴席是菜品的艺术组合，向来强调"席贵多变"。菜品间的配合，注重冷热、荤素、咸甜、浓淡、酥软、干稀的调和。菜品间的配合，要重视原料的调配、刀口的错落、色泽的变换、技法的区别、味型的层次、质地的差异、餐具的组合和品种的衔接。

（六）营养平衡，强调经济实惠

人们赴宴，除了获得口感上、精神上的享受之外，主要还是借助宴席补充营养，调节人体机能，满足健康合理膳食的要求。

配置宴席菜点，要多从宏观上考虑整桌菜点的营养是否合理，而不能单纯累计所用原料营养素的含量；应考虑所用食品是否利于消化，便于吸收，以及原料之间的互补效应和抑制作用。

食品种类应齐全，营养素比例要适当，并提倡高蛋白、高维生素、低热量、低脂肪、低盐。现今的宴席，应适当增加植物性原料，使之保持在 1/3 左右；应控制菜品数量，突出宴席风味特色；应控制用盐量，清鲜为主；应重视烹制工艺，突出原料本味。

宴席营养食谱的设计要以客人的就餐标准为依据，以科学合理的营养搭配为主要目标，要通过丰富的菜点品种、适宜的口味、合理的营养供给和多样的烹饪技法，使客人满意。

总体要求：

（1）用料广泛，色泽多样；

（2）烹调方法多样，口味丰富；

（3）酸碱平衡，营养均衡；

（4）主食、菜品兼顾，力争做到三大生热营养素平衡。

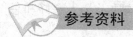 参考资料

武汉商业服务学院迎送宴菜单

凉菜：透味东风螺　　　　五香卤扎蹄
　　　手撕肥鳜鱼　　　　　脆皮乳黄瓜
　　　乳瓜拌蜇皮　　　　　巧拌菱角米

热菜：鲍参翅肚羹（各份）　　莲子炒虾仁
　　　台湾溜溜肉　　　　　　金汤长江回
　　　炖巴掌牛肉　　　　　　照烧鳗鱼方
　　　鹅肝酱藕排　　　　　　脆笋笔鳝糊
　　　西芹炒山药　　　　　　上汤焗茭白
　　　香煎银鳕鱼　　　　　　黑椒汁花蟹
咸汤：养生金龟汤
点心：鸳鸯戏水　　　　　　　雪山雀巢
　　　葫芦香酥　　　　　　　龟灵果膏
水果：迎宾水果拼盘

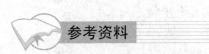

参考资料

选择蔬菜有讲究

　　蔬菜的品种很多，不同蔬菜的营养价值相差很大，只有选择不同品种的蔬菜进行合理搭配才有利于健康。建议每天摄入多种蔬菜300～500 g。首先鼓励选择新鲜和应季蔬菜，以免储存时间过长，造成一些营养物质的流失。另外，在条件允许的情况下，尽可能选择多种蔬菜食用。鉴于深色蔬菜的营养优势，应特别注意摄入深色蔬菜，使其占到蔬菜总摄入量的一半，还要注意增加十字花科蔬菜、菌藻类食物的摄入。腌菜和酱菜含盐较多，维生素损失较大，应少吃。吃马铃薯、芋头、莲藕、山药等含淀粉较多的蔬菜时，要适当减少主食，以避免能量摄入过多。

五、宴席菜单的设计方法

宴席菜单设计的过程：菜单设计前的调查研究、菜单菜品设计和菜单设计的检查。

（一）设计前的调查研究

1. 调查内容

（1）宴席主题和正式名称，主办人或主办单位。

（2）宴席的用餐标准。

（3）出席宴席的人数，或宴席的席数。

（4）宴席的日期及宴席开始时间。

（5）宴席的就餐形式。是设座式还是站立式；是分食制、共食制还是自助式。

（6）宴席的类型，即中餐宴席、西餐宴席、冷餐会、鸡尾酒会或茶话会等。

（7）出席宴席的宾客，尤其是主宾对宴席菜品的要求，他们的职业、年龄、生活地域、风俗习惯、生活特点、饮食喜好与忌讳等，有无特殊需要。

（8）是饭店提供酒水，还是顾客自带酒水，如若谢绝顾客自带酒水，要明确告知。

（9）结账方式。

（10）顾客的其他要求。

2. 分析研究

首先，对有条件或通过努力能办到的，要给予明确的答复，让顾客满意；对实在无法办到的要向顾客作解释，使他们的要求和饭店的现实可能性相互协调起来。

其次，要将与宴席菜单设计直接相关的材料和与宴席其他方面设计相关的材料分开处理。宴席营养菜点设计要在了解宴席人数及参加人员的性别、年龄和工作性质等基本情况的基础上计算能量供给量，再依据就餐标准制定出主副食谱。宴席能量和营养素的核定，是设计宴席菜单的工作重点，要依据宴席的时间、参加宴席人员构成等因素准确计算。

最后，要分辨宴席菜单设计有关信息的主次、轻重关系，把握住缓办与急办的关系。

（二）宴席菜单的菜品设计

宴席菜单的菜品设计，通常包括确定宴席菜单设计的核心目标、确定宴席菜品的构成模式、选择宴席菜品、合理排列宴席菜品及编排宴席菜单样式五个步骤。

1. 确定宴席菜单设计的核心目标

宴席的核心目标：宴席的价格、宴席的主题、宴席的风味特色。

例如，扬州某酒店承接了每席定价为 888 元的婚庆喜宴 50 桌的预订。

（1）婚庆喜宴即宴席主题，它对宴席菜单设计乃至整个宴饮活动都很重要。

（2）每席 888 元的定价即宴席价格，它是设计宴席菜单的关键性影响因素。

（3）所选菜品要能突出淮扬风味，顾客对此最为关注。

2. 确定宴席菜品的构成模式

确定宴席的排菜格局，必须根据整桌宴席的成本及规划菜品的数目，细分出每类菜品的成本及其具体数目。

在选配宴席菜点前，首先按照宴席的规格，合理分配整桌宴席的成本，再根据宴席人数及参加人的性别、年龄、工作性质等基本情况计算能量供给量，要分析参加宴会的人群对菜品的营养需求，可凭经验直观分析，也可利用计算机软件进行比较准确的定量分析。然后根据分析结果调整菜单，直至符合膳食平衡要求。最后再依据就餐标准分别用于冷菜、热菜和饭点蜜果，形成宴席菜单的基本架构。

例如，一桌成本为 400 元的中档酒席，冷碟 60 元，热菜 280 元，饭点茶果 60 元。

在每组食品中，又需根据宴席的要求，确定所用菜肴的数量，然后将该组食品的成本再分配到每个具体品种中去。

每个品种有了大致的成本后，就便于决定使用什么质量的菜品及其用料了。

3. 选择宴席菜品

第一步，要考虑宾主的要求，凡答应安排的菜点，都要安排进去。

第二步，要考虑饮食民俗，显示地方风情。

第三步，要考虑最能体现宴席主题的菜点，以展示宴席的特色。

第四步，要发挥主厨所长，推出拿手菜点、特色菜。

第五步，要考虑宴席中的核心菜点，如头菜、座汤等。

第六步，要考虑时令原料，突出宴席的季节特征。

第七步，要考虑货源供应情况。

第八步，要考虑荤素菜肴的比例。

第九步，要考虑汤羹菜的配置，注重整桌菜品的干稀搭配。

第十步，要考虑菜点的协调关系，以菜肴为主、点心为辅，互为依存，相互辉映。

4. 合理排列宴席菜品

宴席菜品选出之后，还需根据宴席的结构，参照所订宴席的价格，进行合理筛选或补充，使整桌菜点在数量上和质量上与预期的目标趋近一致。待所选的菜品确定后，再按照宴席的上菜顺序将其逐一排列，便可形成一套完整的宴席菜单。

菜品的筛选或补充，主要看所用菜点是否符合办宴的目的与要求，所用原料是否搭配合理，整个席面是否富于变化，质价是否相称等。对于不太理想的菜点，要及时换掉，重复多余的部分，应坚决删去。

5. 编排宴席菜单样式

编排宴席菜单的样式，其总体原则是醒目分明、字体规范、易于识读、匀称美观。

中餐宴席菜单中的菜目有横排和竖排两种。竖排有古朴典雅的韵味，横排更适应现代人的识读习惯。菜单字体与大小要合适，让人在一定的视读距离内，一览无余，看起来疏朗开放，整齐美观。要特别注意字体风格、菜单风格、宴会风格三者之间的统一。

附外文对照的宴席菜单，要注意外文字体及大小、字母大小写、斜体的应用、浓淡粗细的不同变化。其一般视读规律是：小写字母比大写字母易于辨认，斜体适合于强调部分，阅读正体和小写字母眼睛不易疲劳。

6. 宴席菜单的"附加说明"

"附加说明"是对宴席菜单的补充和完善。主要用于：

（1）介绍宴席的风味特色、适用季节和适用场合；

（2）介绍宴席的规格、宴席主题和办宴目的；

（3）列齐所用的原料和餐具，为办宴做好准备；

（4）介绍席单出处及有关的掌故传闻；

（5）介绍特殊菜点的制作要领及整桌宴席的具体要求；

（6）介绍菜品的营养功能及特点。

（三）宴席菜单设计的检查

1. 宴席菜单设计内容的检查

检查内容包括以下方面：

（1）是否与宴席主题相符合；

（2）是否与价格标准或档次相一致；

（3）是否满足了顾客的具体要求；

（4）菜点数量的安排是否合理；

（5）风味特色和季节性是否鲜明；

（6）菜品间的搭配是否体现了多样化的要求；

（7）整桌菜点是否体现了合理膳食的营养要求；

（8）是否突现了设计者的技术专长；

（9）烹饪原料是否能保障供应，是否便于烹调操作和接待服务；

（10）是否符合当地的饮食民俗，是否显示地方风情。

2. 宴席菜单设计形式的检查

检查内容包括以下方面：

（1）菜目编排顺序是否合理；

（2）编排样式是否布局合理、醒目分明、整齐美观；

（3）是否与宴席菜单的装帧、艺术风格相一致，是否与宴会厅风格相一致。

在检查过程中，如果发现有问题，要及时改正，发现遗漏的要及时补上，以保证宴席菜单设计质量的完美。

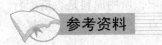

参考资料 ▦▦▦▦▦▦▦▦

10 人量的便宴菜单、高档宴席菜单和商业开业宴席菜单分析

便宴菜单

冷菜　灯影牛肉　红油鸡片　葱油鱼条　麻辣肚丝　糖醋菜卷　鱼香腰片

热菜　干烧鲤鱼　香菇鸡丝　虫草鸭子　烧元宝肉　清炒虾仁　烧二冬　盐煎肉　西红柿菜花

汤菜　三鲜汤

主食　担担面　扬州炒饭　豆沙包

分析：菜肴品种比较丰富，注重主食和小吃的安排，但脂肪偏高，蛋白质偏高，膳食纤维偏少。通过分析，应对菜单作如下修改和调整：

① 灯影牛肉改为五香牛肉，红油鸡片改为姜汁扁豆，干烧鲤鱼改为清蒸鱼，烧元宝肉改为麻婆豆腐，其重要作用是减少脂肪；

② 鱼香腰片改为蒜蓉蕃杏，香菇鸡丝改为银芽鸡丝，清炒虾仁改为瓜仁炒虾仁，西红柿菜花改为清炒西蓝花，其重要作用是增加膳食纤维；

③ 将烧元宝肉改为麻婆豆腐还从整体上改善了蛋白质的结构，补充了植物蛋白。

调整后的便宴菜单如下：

冷菜　五香牛肉　姜汁扁豆　葱油鱼条　麻辣肚丝　糖醋菜卷　蒜蓉蕃杏

热菜　清蒸鱼　银芽鸡丝　虫草鸭子　麻婆豆腐　瓜仁炒虾仁　烧二冬　盐煎肉　清炒西蓝花

汤菜　三鲜汤

主食　担担面　扬州炒饭　豆沙包

高档宴席菜单

冷菜　四双拼　火腿拼芦笋　白鸡拼烤鸭　美鲍拼珍肝　卤肚拼扎蹄

热菜　四热荤　油爆响螺片　干煎明虾碌　大地鹌鹑脯　蒜子扣瑶柱

大菜　蟹黄烧鱼翅　蚝油网鲍片　明炉烤乳猪　鳖肚炖元鱼　江南百花鸡　云腿科甲鳜

汤菜　甜汤　冰糖炖燕窝

面点　咸食　鸿图伊府面

美点　莲蓉甘露酥　海南椰丝盏　鸡茸鲜虾角　鱼茸蒸烧卖

水果　四时果　香蕉　木瓜　荔枝　阳桃

分析：此菜单连同水果有二十多个品种，总体来看，动物性原料过多，蔬菜类太少。通过分析，对九款冷热菜肴进行了调整：白鸡拼烤鸭改为白鸡拼龙豆，美鲍拼胗肝改为美鲍拼鲜蘑，卤肚拼扎蹄改为凉菜拼扎蹄，干煎明虾碌改为菜远明虾碌，蚝油网鲍片改为竹荪扒鲍片，鳖肚炖鼋鱼改为淮山炖鼋鱼，江南百花鸡改为江南玉树鸡，云腿科甲鳜改为西芹鳜鱼球，大地鹌鹑脯改为水蛋滑豆腐。

通过调整，增加了大量的膳食纤维和植物蛋白，减少了过多的动物蛋白，使膳食的营养趋于平衡。

调整后的高档宴席菜单如下：

冷菜 四双拼 火腿拼芦笋 白鸡拼龙豆 美鲍拼鲜蘑 凉菜拼扎蹄

热菜 四热荤 油爆响螺片 菜远明虾碌 水蛋滑豆腐 蒜子扣瑶柱

大菜 蟹黄烧鱼翅 竹荪扒鲍片 明炉烤乳猪 淮山炖元鱼 江南玉树鸡 西芹桂鱼球

汤菜 甜汤 冰糖炖燕窝

面点 咸食 鸿图伊府面

四美点 莲蓉甘露酥 海南椰丝盏 鸡茸鲜虾角 鱼蓉蒸烧麦

水果 四时果 香蕉 木瓜 荔枝 杨桃

注意事项

① 设计和调整菜要征得宴会主人同意。

② 设计和调整后的菜单如影响到就餐标准，不管是超过还是低于就餐标准，均应告知宴会主人。

③ 修改和调整的菜单要及时通知餐厅、厨房等相关部门。

商业开业宴席菜单

一彩盘：彩灯高悬（瓜雕造型）

四凉菜：囊藏锦绣（什锦肚丝）、抬金进银（胡萝卜拌绿豆芽）、童叟无欺（猴头菇拼香椿）、一帆风顺（西红柿酿卤猪耳）

八热菜：开市大吉（炸瓢加吉鱼）、万宝献主（双色鸽蛋酿全鸡）、地利人和（虾仁炒南荠）、顺应天意（天花菌烩薏仁米）、高邻扶持（菱角烧鸭心）、勤能生财（芹菜镶财鱼片）、贵在至诚（鳜鱼丁橙杯）、足食丰衣（干贝烧石衣）

一座汤：众星捧月（川菜推纱望月）

二饭点：货通八路（南味八宝甜饭）、千云祥集（北味千层酥）

课后练习题

一、单项选择题

1. 一般体虚、年老体弱者进补型为（   ）。
   A. 平补型   B. 温补型   C. 清补型   D. 热补型

2. 春季饮食应（   ）。
   A. 选清淡可口、辛温、甘甜的食物   B. 适当加入清心火、补气生津的原料
   C. 选用养阴润燥、生津养肺的食物   D. 选用温辛、补肾阳的食物

3. 下列不属于生热营养素的选项是（   ）。
   A. 蛋白质   B. 糖类   C. 脂肪   D. 膳食纤维

4. 对于我国一般人群三大营养素的生热比，下列描述中正确的是（   ）。

A. 蛋白质 10%～20%　　　　　　B. 脂肪 20%～40%

C. 碳水化合物 60%～70%　　　　D. 膳食纤维 10%

5. 少年儿童的膳食调配原则中，对于三餐能量分配的说法正确的是（　　　　）。

    A. 早餐 25%，午餐 40%，晚餐 30%

    B. 午餐能量占全日总能量的 25% 以上

    C. 早餐能量占全日总能量的 30% 左右

    D. 晚餐能量占全日总能量的 30% 以上

二、多项选择题

1. 酒店就餐人群的就餐心理状态有（　　　　）。

    A. 理智型　　　　B. 冲动型　　　　C. 求实型　　　　　　D. 习惯型

    E. 混合型

2. 下列关于老年人膳食的描述，正确的选项有（　　　　）。

    A. 食物多样化　　　　　　　　B. 饮食清淡易消化，一日三餐

    C. 食物质地宜软、细、烂　　　D. 干稀搭配

3. 青少年膳食中不适合食用的食物有（　　　　）。

    A. 油炸食物　　　　B. 肥肉　　　　C. 零食　　　　　　　D. 饮料

4. 适合学龄前儿童膳食每日食用的食物选项有（　　　　）。

    A. 粮食　　　　　　　　　　　B. 肉蛋鱼豆类

    C. 饮料　　　　　　　　　　　D. 蔬菜和水果

5. 一餐食谱设计中正确的食物原料选择有（　　　　）。

    A. 1～2 种动物性原料　　　　　B. 1 种豆制品

    C. 3～4 种蔬菜　　　　　　　　D. 1～2 种谷薯类食物

6. 宴席菜单设计的核心目标是（　　　　）。

    A. 宴席的价格　　　　　　　　B. 宴席的结构

    C. 宴席的主题　　　　　　　　D. 宴席的风味特色

7. 宴席菜单按其设计性质与应用特点可分为（　　　　）。

    A. 固定式宴席菜单　　　　　　B. 专供性宴席菜单

    C. 点菜式宴席菜单　　　　　　D. 正式宴席菜单

三、简答题

1. 酒店营养配餐应遵循哪些原则？

2. 酒店营养配餐的具体方法是什么？

3. 体力劳动者、学生、白领、儿童的就餐心理分别有哪些特点？

4. 组成营养食谱的要素有哪些？

5. 用食物交换份法设计营养食谱的设计技巧有哪些？

6. 什么叫作宴席菜单？

7. 宴席菜品的选择应考虑哪些问题？

四、应用题

1. 根据能量供应量快速查看表（见表 4-30）计算 6～8 岁（1～3 年级）小学生的日能量供给。

4-30　能量供给量快速查看表

就餐对象（范围）	全日能量/kcal	早餐能量/kcal	午餐能量/kcal	晚餐能量/kcal
学龄前儿童	1 300	390	520	390
1～3 年级	1 800	540	720	540
4～6 年级	2 100	630	840	630
初中学生	2 400	720	960	720
高中学生	2 800	840	1 120	840
脑力劳动者	2 400	720	960	720
中等体力活动者	2 600	780	1 040	780
重体力活动者	>3 000	>900	>1 200	>900

2. 某就餐者 40 岁，身高 172 cm，体重 68 kg，从事中等体力活动，根据成年人每日每千克体重能量供给量表（见表 4-31）求其每日所需能量。

表 4-31　成年人每日每千克体重能量供给量　单位：kcal/kg·d 标准体重

体形	体力活动量			
	极轻体力活动	轻体力活动	中体力活动	重体力活动
消瘦	30	35	40	40～45
正常	20～25	30	35	40
肥胖	15～20	20～25	30	35

3. 已知某脑力劳动者每日需要 10.04 MJ（2 400 kcal）的能量，求其早、午、晚三餐各需摄入多少能量。

4. 已知某人早餐摄入能量 3.012 MJ（720 kcal），午餐 4.016 MJ（960 kcal），晚餐 3.012 MJ（720 kcal），求三类产能营养素每餐各应供给多少能量。

5. 已知某人午餐需摄入能量 4.016 MJ（960 kcal），求三类生热营养素午餐需要量各为多少？根据表 4-32 提供数据，设计一套提供营养素的食物供给量方案。

表 4-32　食物成分表

谷类及其制品	食物名称	地区	食部/%	能量/kcal	蛋白质/g	脂肪/g	碳水化合物/g	膳食纤维/g
	稻米	北京	100	348	8.0	0.6	77.7	—
豆类及其制品	食物名称	地区	食部/%	能量/kcal	蛋白质/g	脂肪/g	碳水化合物/g	膳食纤维/g
	扁豆	甘肃	100	326	25.3	0.4	55.4	6.5
禽肉类及其制品	食物名称	地区	食部/%	能量/kcal	蛋白质/g	脂肪/g	碳水化合物/g	膳食纤维/g
	鹌鹑		58	110	20.2	3.1	0.2	—

6. 已知某中等体力活动者的早餐中应含有碳水化合物 108.2 g，如果本餐只吃面包一种主食，试确定所需面包的质量。

7. 午餐应含碳水化合物 144.31 g，要求以米饭、馒头（富强粉）为主食，并分别提供 50% 的碳水化合物，试确定大米、富强粉的质量。

8. 晚餐应含碳水化合物 108.2 g，要求以烙饼、小米粥、馒头为主食，并分别提供 40%、10%、50%的碳水化合物，试确定各主食的质量。

9. 已知午餐应含蛋白质 36.05 g，猪肉（脊背）中蛋白质的含量为 21.3%、牛肉（前腱）为 18.4%、鸡腿肉为 17.2%、鸡胸脯肉为 19.1%、豆腐（南）为 6.8%、豆腐（北）为 11.1%、豆腐干（熏）为 15.8%、素虾（炸）为 27.6%，假设以馒头（富强粉）、米饭（大米）为主食，所需质量分别为 90 g、100 g。若只选择一种动物性食物和一种豆制品，请分别计算其质量。

10. 某糖尿病成人患者全天热能需要量为 1 600 kcal，利用食物交换份法为其配餐。

11. 表4-33 是某位同学设计的一款宴席菜单，请你分析并加以调整。

表4-33 宴席菜单设计

菜单整体说明	菜单包含凉菜6道，热菜8道，汤1道，主食4道，为中高档宴席，适于家庭聚餐或亲朋好友聚餐宴席，用餐标准10人
	宴席特点：综合运用多种烹调方法，酸、甜、辣、咸、鲜等滋味俱全，菜式色泽多样，诱人食欲 特色菜：发菜什锦菇——含有各种菌类，营养丰富；酸菜嫩滑兔——兔肉含丰富的蛋白质及维生素、卵磷脂，有"美容肉"之称，润肤泽肌；川味豆香鸡——四川特色，且一半是鸡一半是豆花，吃时将两者拌在一起，很有食趣

菜单		菜品说明
凉菜	时蔬豆腐卷	豆腐卷采用蒸的方式，水溶性营养物质损失少，营养成分保持好。豆腐卷还具有较高的食疗营养价值，同时搭配蔬菜可在蔬菜的清脆和豆腐皮的干香中获得营养。此菜蛋白质和维生素很丰富，不含盐分、不含油脂，十分营养健康
	水果沙拉	鲜果肉中含糖类、蛋白质、脂肪、粗纤维，以及微量元素钾、钙、磷、铁、锌，同时有丰富的胡萝卜素、维生素 B_1、维生素 B_2、烟酸及山梨醇、香橙素、维生素 C 等营养物质。各种水果之间通过相互搭配可以促进不同营养物质的吸收，提高营养价值
	酥鲫鱼	酥鲫鱼在烹制时以作料代水，鱼味不失，酥香中透有微甜。鲫鱼，性味甘平，含有丰富的蛋白质、脂肪、钙、磷、铁、核黄素、碳水化合物和无机盐等营养素。具有利尿消肿、清热解毒之功能，并有降低胆固醇的作用
	卤水金钱肚	卤制金钱肚最重要的是去腥和入味，加少量面粉搓洗是一个好方法。牛肚性平味甘，富含蛋白质、脂肪、钙、磷、铁、硫胺素、核黄素、烟酸等，具有补益脾胃，补气养血，补虚益精等作用
	洋葱拌木耳	将洋葱木耳一起凉拌，搭配青红椒做点缀，色彩鲜艳能促进食欲，同时营养素较全面，有益人体对各种营养的需求。洋葱中富含胡萝卜素、维生素 B_1、维生素 B_2、烟酸、维生素 C，还含有杀菌、利尿、降压、降脂、抗癌等生物活性物质。木耳中铁的含量极为丰富，含有维生素 K，能减少血液凝块，预防血栓症的发生
	香菜拌心里美	心里美萝卜生吃，切丝凉拌，味道鲜美，尤其是在吃过鱼、肉之后再吃凉拌心里美萝卜丝，可除腥去腻。吃萝卜可降低血脂、软化血管、稳定血压，预防冠心病、动脉硬化、胆石症等疾病

菜单		菜品说明
热菜	水煮鱼	草鱼含有丰富的不饱和脂肪酸，对血液循环有利，是心血管病人的良好食物，还含有丰富的硒元素，有抗衰老、养颜的功效，但缺乏维生素C等维生素。黄豆芽含有丰富的维生素，如维生素C、B族维生素等，这两样在一起食用可使两者维生素达到互补，使营养充分吸收
	银锅韭香鱼丸	鱼丸营养丰富，具有滋补健胃、利水消肿、清热解毒、止嗽下气的功效。韭菜营养丰富，含有大量的钙、磷、胡萝卜素和维生素C，韭叶有补虚、解毒之功效；韭根有壮阳固精及补肝益肾作用。鱼丸采用余水的方法制作，与水接触时间短，营养成分损失小
	家常肠旺	猪大肠有润燥、补虚、止渴止血之功效。鸭血性味咸，有补血和清热解毒作用，含有大量铁和钴元素。肠余水后与鸭血同煮，营养成分溶于汤汁中，造成部分营养损失
	小炒牛蛙	牛蛙的营养价值非常丰富，味道鲜美，是一种高蛋白质、低脂肪、低胆固醇的营养食品。牛蛙还有滋补解毒的功效，可以促进人体气血旺盛，精力充沛，滋阴壮阳，有养心、安神、补气之功效。该菜采取旺火急炒的烹饪方法，可减少营养素的流失
	发菜什锦菇	各种菇类营养丰富，对人体健康十分有益。这些菇类都是以余水的方式处理，原料在沸水中停留时间很短，因而一些可溶性营养物质损失较少。而在做菜时采取煨的方式，微火慢炖，温度较低，食物中蛋白质变性温和，处于最好消化状态，且煨完后的汤汁又全部浇在菜肴上，故营养成分损失较少
	酸菜嫩滑兔	兔肉烹饪前经过上浆，加热后外层淀粉糊化或蛋清中蛋白质受热直接凝胶，因而形成一层有一定强度的保护膜。可以变化原料的形态，保护原料中水分和鲜味不外溢，使原料不直接和高温油接触，油也不易侵入原料内部，因传热间接，原料中蛋白质不会过度变性，维生素又可少受高温分解破坏，还可减少营养素与空气接触而被氧化，原料本身也不宜因断裂、卷缩、干瘪而变形，故营养成分损失较少
	川味豆香鸡	豆腐的不足之处是缺少一种必需氨基酸——蛋氨酸，若单独使用，蛋白质利用率低。而鸡肉中含有所有人体必需的氨基酸，蛋氨酸含量也较多，豆腐与其混合使用，使氨基酸配比趋于平衡，人体就能充分吸收利用豆腐中的蛋白质
	清炒时蔬	优点是烹饪简易方便，又能很大程度上保持食材的原汁原味。缺点是会使用到油类，无形中增加了菜肴的热量和油腻。除了主料以外，很少或者不再有其他辅料。这种炒法，汤汁很少，原料鲜嫩，营养素流失很少。在吃了许多富含蛋白质的肉类菜肴之后，一道清新的清炒时蔬令就餐者除去油腻，做到营养均衡
汤	西湖牛肉羹	牛肉中含高蛋白、低脂肪，含有多种人体必需的维生素和矿物质。香菇富含组成蛋白质的18种氨基酸，且含人体必需的8种氨基酸。鸡蛋也是高蛋白低脂肪食品，只用蛋清也避免了蛋黄中胆固醇过高的弊端。该汤品使得汤中各材料的消化利用率大大提升，又采用勾芡的工艺，保存了各种营养素不丢失。所以该汤品营养又美味，老少皆宜
主食	酱油炒饭	酱油炒饭主料为米饭，为人体提供了能量来源。蒜中含有蒜素，不仅可以杀菌，还可以抗癌。杏鲍菇作为一种食用菌，富含组成蛋白质的18种氨基酸，且含人体必需的8种氨基酸。胡萝卜富含胡萝卜素，不仅是维生素A原，而且具有抗氧化，抑制衰老之功效。炒饭不仅避免了浪费，而且非常美味
	鸡蛋灌饼	采用面粉和鸡蛋为原料，不仅提供了碳水化合物，也提供了优质蛋白。在食用鸡蛋灌饼时，会夹几片生菜在里面，这样一个鸡蛋灌饼就使各方面营养较全面了
	炒面片	高汤不仅营养丰富，而且还有多种微量元素。炒面片把普通的面条做出了花样，不仅美味，而且三大营养素含量丰富，还含有膳食纤维、维生素和矿物质，是一种营养全面、均衡的健康食品。其中面团发酵的工艺也大大提高了消化利用率
	麻团	麻团用了面粉和芝麻等原料，取材虽简单，但是芝麻富含维生素E，抗衰老、抗氧化。采用快速油炸工艺减少了营养成分的损失，如维生素和矿物质等。但麻团油脂含量较高，不宜多食

菜品营养成分分析			
食物	蛋白质/g	脂肪/g	碳水化合/g	能量/kcal
豆腐皮	133.80	52.20	55.80	1 227.00
香菜	0.18	0.04	0.50	3.10
小葱	0.16	0.04	0.35	2.40
青椒	0.84	0.18	2.22	13.80
鲫鱼	65.00	5.50	0.50	310.00
大葱	8.50	1.50	26.00	150.00
金钱肚（牛肚）	195.00	11.50	11.50	930.00
木耳	2.25	0.30	5.10	31.50
洋葱	10.35	0.60	109.65	486.00
心里美	3.20	0.80	16.40	84.00
草鱼	249.00	78.00	0	560.00
黄豆芽	5.75	1.00	3.50	46.00
花生油	0	10.00	0	90.00
黄花鱼	86.00	3.50	1.50	380.00
韭菜	2.40	0.50	4.00	30.00
猪大油	0	4.95	0	44.55
猪大肠	20.70	56.10	0	573.00
鸭血	29.70	1.80	8.10	168.00
牛蛙	78.50	2.50	17.00	405.00
花生油	0	10.00	0	90.00
香菇	8.80	1.20	7.60	76.00
发菜	1.14	0.04	2.94	12.30
竹笋	1.20	0.05	1.15	10.00
兔肉	98.50	11.00	4.50	510.00
酸菜	3.30	0.60	5.70	52.00
豆腐	40.50	18.50	19.00	245.00
鸡腿肉	49.20	39.00	0	543.00
胡萝卜	2.00	0.40	15.40	74.00
荷兰豆	2.00	0.24	2.80	21.60
圆白菜	3.00	0.40	7.20	44.00

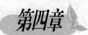

续表

菜品营养成分分析				
食物	蛋白质/g	脂肪/g	碳水化合/g	能量/kcal
米饭	13.00	1.50	130.00	585.00
牛肉	20.20	2.30	1.20	106.00
面粉	55.20	10.40	377.00	1 820.00
鸡蛋	38.40	33.30	3.90	468.00
羊肉	19.00	14.10	0	198.00
黑芝麻	19.10	46.10	10.00	531.00
白芝麻	18.40	39.60	21.70	517.00
共计	1 284.27	459.74	872.21	11 437.25
分析评价				
建议内容				

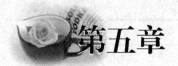

第五章

酒店营养菜肴的制作

知识目标

重点掌握烹饪原料的合理选配、烹饪方法的合理运用等知识。

技能目标

具备依据烹饪原料特点进行合理选配的能力，以及合理运用烹饪方法的能力。

本章导语

以前，酒店用餐者就餐主要是为了品尝美味。现在，除了美味之外，是否能给自己带来健康，品尝之后对人体有没有好处已经成为用餐者就餐的目的之一。在酒店的菜品服务中，既要注重菜品设计科学，更要注重菜品制作合理。完美的菜肴设计是通过菜肴的合理烹饪得以实现的。因此，合理烹饪是实现酒店营养配餐的重要途径之一。

本章主要讲解烹饪原料的合理选配、烹饪方法的合理运用、酒店的标准化烹饪。

所谓合理烹饪，是根据膳食者的需要，选择富有营养的食品原料，进行合理搭配、合理加工、合理烹调，使食物色泽美观、芳香适口、营养丰富，易于人体消化吸收的过程。合理烹饪是保障膳食质量和提高其营养成分的重要环节。

菜品的烹饪大致可分为三个阶段。

1. 选料和初加工阶段

选料是根据预先设计的菜品对烹饪原料进行合理选择与搭配，使设计的菜品原料营养充足、种类齐全、比例合适。

2. 切配阶段

切配阶段是指使原料的品种、数量及经过刀工处理后的大小、薄厚、长短形状符合所烹饪菜肴的要求，保证定性、定质、定量进行烹饪的阶段。

3. 烹调阶段

烹是对原料的加热，调是对原料滋味的调和，烹调是菜肴烹饪的最关键阶段。

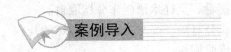

营养是保障，安全是前提

食物是人类赖以生存和繁衍的必备物质，也是政治稳定和社会发展的保障。健康的身体需要有健康的食物来支撑，而"健康的食物"必须具备营养与安全两大基本要素。每一种食物都有其自己的营养特点，每一种食物又都可能对人体健康产生不利影响。要吃饱比较容易做到，但要吃"好"却需要知识和技巧。人们必须清醒地认识到，在现代科学技术高度发展的今天，吃已经变成了一种"高风险"的事件。对健康食物的选择，安全是前提，营养是保障。

案例分析：

餐饮服务是从农田到餐桌食品生产经营链条的最后一个环节，食品安全风险具有广泛性、累积性和显现性等特点。酒店营养菜肴的制作不但要注重营养的合理调配，更要注意菜肴制作的安全和卫生。

在酒店，营养配餐员与厨师分别是菜肴的设计者和制作者，两者相结合可以达到"文武双全"的效果。营养配餐员属于"文将"，拥有广泛的理论知识，能够根据营养学的基本理论和原则，按照不同顾客群的营养特点和需要，对现有食物进行可行的调理、搭配。同时兼顾顾客群的需求，对顾客群进行调研和营养测评，以使其设计具有明确的针对性，还要对顾客群进行有效的营养宣传。厨师则属于"武将"，拥有熟练的刀工、勺工技术及炒菜调味的技能，侧重于菜肴的制作、口味的搭配。只有"文武二将"密切配合才能成功打造并实现现代酒店的营养配餐。

第一节　烹饪原料的合理选配

合理烹饪，首先要解决的是烹饪原料的合理利用问题，即做到合理选料，科学配菜，合理加工。

一、合理选料

（一）合理选料的原则

1. 因时因地选料

食品原料的季节性很强，不同原料的质地、营养成分含量有所差异。一般情况下，春夏季节，应多选水分较大，维生素和无机盐较丰富的原料；而秋冬季节，则应多选润燥滋补的食品原料，秋季宜进食养阴润燥的食物，冬季则是增补的最好节令，是为人体抵御冬天的严寒做准备。另外，食品原料的选择也应体现地方特色，如地方土特产品等。

2. 因质因材选料

不同原料或同一原料不同部位的质地和营养价值都有差别。如扒白菜，应选择去帮、去心、去叶的白菜，否则会因质地不同导致成熟度不一样而影响菜的质量。又如滑炒肉丝，必须选择外脊肉或黄瓜肉，这样才能烹出符合考级标准的菜肴。烹饪术语叫作分档取料。

新鲜原料其自溶或呼吸作用时间短，所消耗的营养成分有限，受光照、氧化破坏的营养成分较少，原料中固有的营养成分基本保留了下来，为优质原料。

3. 因人因餐选料

膳食营养的需要是因人而异的。不同人的消化吸收能力、生理状况都有很大差异。所以在选料中要了解膳食者的饮食习惯、身体状况，选择适宜的烹饪原料。

总之，烹饪原料的选择，必须对膳食者负责，既要有营养价值，又要符合卫生要求。

（二）烹饪原料的核实、检查与初加工

1. 原料的核实与检查

（1）了解制作菜点所需要的各种原料及其数量，并认真核对。

（2）通过感官核实原料卫生情况。如用肉眼观察原料的外表特征是否合格；用鼻子嗅闻原料是否有异味；用手触摸原料，判断质感；用舌头品尝原料，辨别其是否变质。

2. 初加工阶段

原料的初加工阶段是烹调的准备阶段，应遵循以下原则。

（1）注意原料的食品卫生。

（2）注意保存食物的营养成分。

（3）保证菜肴的色、香、味不受影响，既要注意原料形状的完整、美观，也要符合节约的原则。

二、科学配菜

配菜是菜肴制作过程中的一项重要工序。科学配菜，就是根据原料的外形结构、理化性质、营养成分，进行符合营养标准的配菜，使一道菜或一席菜中，色、香、味、形俱佳，而且营养成分比例合适，数量充足，种类齐全。

在原料确定后，切配阶段的工作则占有极其重要的地位。切配技术不仅决定了原料最后的形状，对菜肴成品的色、香、味、形、营养等都有重要作用，而且通过合理配菜，可以保证各类营养素的供给合理，达到膳食平衡。

常见的配菜方法有以下几种。

1. 一般菜肴的配菜方法

1）量的搭配

量的搭配是指菜肴中主、辅料搭配的数量。有以下三种情况。

（1）配单一原料。这种菜由一种原料组成，无任何辅料。

（2）配主、辅料。主料应选择突出原料本身的优点和特色的原料。辅料对主料起调剂、衬托和补充的作用。

（3）配多种原料。这种菜不分主辅料，各种原料的数量应大致相同，形状和颜色应协调。

2）质的搭配

菜肴主、辅料的质地有软、嫩、脆、韧之分，所含营养素也各不相同。配菜的一般原则是软配软、嫩配嫩、脆配脆、韧配韧。由于原料所含营养素不同，因此搭配要合理，使菜肴的营养更加丰富、全面。

3）色的搭配

色的搭配是把主料和辅料的颜色搭配得协调、美观，突出整体视觉效果。主要有顺色搭配、异色搭配和缀色搭配等。

4）味的搭配

味的搭配有浓淡相配、淡淡相配、异香相配等。

5）形的搭配

形的搭配有同形搭配和异形搭配两种。

2. 花色菜配菜方法

花色菜是在菜的外形和色泽上具有艺术美感的菜肴。不仅要口感鲜美，营养全面，还要色彩协调，造型优美。花色菜的配制办法很多，常见的手法有叠、卷、码、捆、酿、包、嵌等。

三、合理加工

所选食品原料经过初加工和科学配菜后，就要进入下一环节——烹调加工环节了。要想做到合理烹饪，就必须针对各类食品原料采用相应合适的烹调方法，烹饪方法的合理运用决定了能否达到合理烹饪菜肴的最终目的。

第二节　烹饪方法的合理运用

一、烹饪与营养的关系

（一）帮助消化

食物在烹饪过程中会发生许许多多的物理和化学反应，这使得原本不易消化的食物由于烹饪的作用更加易于被人体消化和吸收。所以说，烹饪有助于人体对食物的消化。

（二）促进食欲

食物经过适宜的烹调加工，成为色、香、味俱佳的食品，并刺激人的感觉器官，进而使人出现生理上的条件反射，加快消化液的分泌和胃肠蠕动，产生强烈的食欲，这有利于食物在体内被充分消化和吸收。

（三）保护人体健康，实现营养意义

天然食物中或多或少都存在着一些对人体健康不利的、甚至有很大危害的因素，而人们通过各种适当的烹调手段对食物进行加工处理，使食物由生变熟，由不可食的变为可食的，使天然食物中的有害因素如细菌、细菌毒素、病毒等都大大减少，甚至完全去除，有效地防止了"病从口入"。因此，对食物适当地、科学合理地烹饪对保护人体健康具有重要意义。

二、烹调方法的合理运用

烹调方法是指将经过初加工和切配成形的原料，通过加热和调味，制成不同风味菜肴的操作方法。选择烹调方法不仅要考虑就餐者的基本情况和饮食要求，还应考虑季节、地域、风俗等因素。而且，还必须考虑烹调方法对食品原料中营养素的影响。虽然食品原料的营养成分在烹调加工过程中的损失是不可避免的，但仍应考虑尽量减少损失，做到最大限度地保

留菜肴的营养成分。

（一）营养素在烹调中的损失途径

在烹饪过程中，食物中的营养素主要因流失和破坏两个途径而损失。

1. 流失

流失是指在某些物理因素作用下，营养素通过蒸发、渗出或溶解而损失。

1）蒸发

蒸发是指日晒或烹饪加热过程中的热空气，使食物原料中的水分蒸发造成部分营养物质外溢，因而食品的鲜味受到影响。

2）渗出

渗出是指食物原料因冷冻或切配后，细胞破裂，导致部分水液渗出；或是人工加入了某些高渗离子如食盐或糖后，改变了食物组织细胞间隙的渗透压，导致食物内水液渗出，某些营养物质也随之外溢，从而使营养素如脂肪、维生素等不同程度地受到损失，主要见于盐腌、糖渍食品。

3）溶解

溶解是指原料在洗涤、浸泡和烹制过程中，营养物质会溶解于水中、汤汁中或烹调油中，这些物质可随水或汤汁抛弃而丢失。

维生素、矿物质、脂肪、蛋白质等都会通过以上途径受到不同程度的损失，尤其是维生素和矿物质。

2. 破坏

破坏是指因受物理、化学或生物因素的作用，食物中的营养素结构性质发生变化，失去了原有的特性和对人体的营养价值，甚至转变成对人体有害的物质。使营养素破坏的原因主要有高温作用、化学因素、生物因素、氧化作用、光照等。

1）高温作用

食物在高温烹调时，不耐热的营养素如维生素 C 和 B 族维生素易被破坏而损失，损失率的大小与烹饪的方式和火候有关。一般来说，采用高温短时间加热的方式（如旺火急炒、沸水焯水、余与涮等）烹调时，维生素的损失比长时间加热的烹调方式（如煎、炸、熏、烤、炖等）要少一些。采用煎、炸、熏、烤等方法烹制食物时，因温度高、烹饪时间长、缺少水的保护等原因，对营养素的破坏作用最大。

脂肪在高温作用下，会发生热分解、热聚合和热氧化。脂肪发生高温热分解，会生成一些醛或酮类，这些物质往往具有挥发性和强烈刺激性气味，会降低油脂的发烟点，油烟逸出，刺激人的眼、鼻、喉，有碍健康；脂肪的热聚合作用产生的聚合物如被肌体吸收，则具有很强的毒性；脂肪热氧化的产物为脂质过氧化物——自由基，而自由基被认为是使人衰老、罹患肿瘤和心脑血管疾病的元凶。

蛋白质在高温作用下会发生焦化，生成难以被人吸收的含酰胺键的化合物，同时产生致癌物质——杂环胺类。在高温作用下，蛋白质还能与碳水化合物之间发生羰氨反应，引起食物的褐变，降低食物的营养价值。

2）化学因素

烹调过程中某些化学因素也会造成营养素的损失破坏。不恰当地使用一些化学物质如食碱等，可使食物中的 B 族维生素和维生素 C 受到破坏；若配菜不当，如将含草酸丰富的食物和高钙食物搭配，两者之间就会起化学反应，生成草酸钙，影响钙的吸收利用。

食物中的某些营养成分遇到空气中的氧容易被氧化，特别是在切配之后，增大了与氧接触的机会，破坏程度也会增大。对氧敏感的营养素有维生素 C、维生素 B_1、维生素 B_2、维生素 A、维生素 E 和叶酸等。

有些营养素对光敏感，受光照射时会被破坏，如维生素 C、维生素 B_2、维生素 B_6、维生素 B_{12}、维生素 A、维生素 E 等。

3）生物因素

食物中的生物因素会导致食物中营养素的破坏和损失。如贝类中的固有酶、淡水鱼中的硫胺素酶、蛋清中的抗生物素酶、果蔬中的抗坏血酸氧化酶，在动物宰杀和食物切配之后存放时，会使相应的营养素分解损失。

（二）常见烹调方法对营养素的影响

食物经过烹调，发生了复杂的物理和化学变化，组织结构也发生了变化。由于烹调方法、烹调时间和烹调用具及食物耐热性不同，也可使营养素有不同程度的流失和破坏。现将常用烹调方法对营养素的影响作简要介绍。

1. 煮

煮对碳水化合物及蛋白质起部分水解作用，对脂肪则无显著影响，但水煮往往会使水溶性维生素和矿物质溶于水中。一般青菜与水同煮 20 分钟，则有 30% 的维生素 C 被破坏，另外有 30% 溶于汤内。

煮的时候若加碱，则 B 族维生素和维生素 C 全部被破坏。

2. 蒸

由于笼屉内的水蒸气压力较大，温度较高，一般可比沸水高出 2～5 ℃，水蒸气的渗透力较强，所以原料质地变化快，易成熟，部分蛋白质、碳水化合物被水解，利于吸收。除部分不耐热的维生素损失较大之外，其他成分如水、无机盐、蛋白质水解物等不易流失，可以保持原汁原味。

3. 炖

炖可以使水溶性维生素和无机盐溶于汤内，仅维生素受部分破坏。肌肉蛋白部分分解，被分解的氨基酸溶于汤中而呈鲜味。结缔组织受热遭破坏，其部分分解成明胶溶于汤中而使汤汁有黏性。

烧和煨这两种烹调方法和炖相似。

4. 炒

滑炒的原料大多是较细小的丝、片等，炒的过程很短，食物外面裹有蛋清或湿淀粉，形成保护薄膜，原料营养素的损失很少。

生炒时，如果原料已上浆，再旺火热油急炒，则营养素的破坏也较少。

5. 炸

炸时油温一般都较高，油量较多。炸对一切营养素都有不同程度的破坏。特别是高温焦炸，会使原材料水分基本蒸发完，蛋白质、脂肪严重变性分解，产生不良气味和有害物质，维生素被破坏殆尽，营养价值和消化率都大大降低。

所以烹调中应多采用各种挂糊拍粉的炸法，如采用各种淀粉糊、蛋糊、脆浆、拍面包粉及纸包炸等，使原材料外表有一保护层，同时在保证菜肴特色的前提下，要注意尽量避免油温过高，油炸时间过长。

6. 烤

明火烤：明火直接烤原料，如烤鸭、烤羊肉串。

暗火烤：火力从火墙中穿过，不直接烤原料，又叫烘。

烤可使维生素 A、维生素 B、维生素 C 受到相当大的损失，也可使脂肪受损，另外直接火烤还会产生致癌物质——3,4-苯并芘，烤的时间与 3,4-苯并芘的含量成正比。

7. 焖

营养素的损失与焖的时间长短有关。时间长，维生素 B、维生素 C 损失大。食物经过焖煮后消化率有所提高。

8. 卤

卤能使食品中的维生素和部分矿物质溶于卤汁中，只有部分遭到损失。水溶性蛋白质也溶解到卤汁中，脂肪也减少一部分。

9. 熘

烹调中有"逢熘必炸"之说，因在食品原料外面裹了一层糊，在油炸时因糊受热而变成焦脆的外壳，从而保护了营养素少受损失。

10. 爆

爆的方法要求旺火热油，一般是原料先经鸡蛋清或湿淀粉上浆拌均匀，下油锅划散成熟，然后沥去油再加配料，快速翻炒。

原料的营养成分因有蛋清或湿淀粉形成的保护膜，所以没有什么损失。

11. 熏

虽然熏会使食物别有风味，但是由于间接加热和烟熏，且会产生 3,4-苯并芘，对人体有明显的致癌作用。熏会使维生素（特别是维生素 C）受到破坏及使部分脂肪损失。

12. 煎

煎的方法用油虽少，但温度比煮和炖高，对维生素保持不利，但损失不太大，其他营养素均无严重损失。

（三）烹调方法的合理运用

1. 烹饪前的准备工作

1）调味品的准备

备全所需各种调味品，并盛在容器中，容器及摆放位置应便于安全取用。

（1）先用的调料近放，后用的远放。

（2）常用的调料近放，不常用的远放。

（3）液体的调料近放，固体的远放。

（4）有色的调料近放，无色的远放，颜色相同或相近的间隔放。

（5）易潮的调料近放，干燥的远放。

2）高汤的制备

（1）选用鲜味足、无异味的原料，以动物性原料为主。一般选用鸡鸭、蹄膀、猪肉、肉骨、肉脚等。

（2）高汤的原料应冷水下锅，中途不要加水。高汤的原料均含丰富的蛋白质，原料冷水下锅后慢慢加热，才不致因急剧遇热食物表面蛋白质变性收缩，影响内部呈味物质的溶出，同时使蛋白质慢慢降解，呈味物质溶出的时间充分。中途加水会影响汤的质量。

（3）掌握加热的火候和时间。吊白汤一般采用中火或旺火，使汤保持沸腾状态，促进乳化，也可使汤的色泽呈乳白色。但火力要适宜，煮汤一般先用旺火煮沸后，马上改微火，使水保持微沸状态，煮至汤达到要求的浓稠度。

（4）注意调料的投放顺序。高汤常用的调料有葱、姜、料酒等。吊汤过程中不能加盐，否则会使汤的渗透压增大，加快蛋白质变性的速度，不利于呈味物质的溶出。

2. 烹饪中的营养保护

1）合理洗涤

洗涤是保证食品原料清洁卫生的主要手段。要求达到洗涤干净并最大限度地保持原料原有营养成分少流失。

（1）洗米：先挑除杂物，再用水淘洗 2～3 次。洗米过程中会使蛋白质损失 10%、糖类损失 2%、无机盐损失 15%、维生素损失 30% 左右。洗米次数越多，水温越高，浸泡时间越长，或流水冲洗，用力搓洗等，都会加重营养成分的损失。

（2）洗菜：先整理除去杂物，再用水清洗。需浸泡的原料尽量缩短浸泡时间，应先淋干水分，再进行切配。

（3）动物性原料的宰杀、剥离、洗涤、涨发等方法极为讲究。不论什么方法都要注意保护营养成分，切不可随意操作而造成营养成分大量流失。

2）科学切配

（1）根据原料性质切配。烹饪的刀工十分讲究，各种刀法灵活多变。可使原料形成块、段、片、条、丝、丁、茸等。韧性强，密度大的原料切块要小；反之则切块大一些。

（2）切前心中有形。切时大小均匀，快切快用，减少浪费。

（3）准确估计需要量。烹饪原料品种丰富，有些原料如马铃薯、茄子、肉类等都会在放置过程中氧化褐变，从而失去营养价值。所以，应随切随用，一次用完，防止氧化。

3）合理制作半成品

制作半成品的目的是调整各相配原料间的生熟度，即断生。所以应针对原料的性质采取不同的方法，尤为重要的是注意火候。例如，焯水，要考虑原料的保护层及质地；氽丸子，要考虑制馅所用的原料的耐热性；滑油、过油要考虑原料的大小及生熟度。在实践中，灵活掌握半成品制作技巧，使食品的烹调恰到好处。

（1）焯水：焯水是为了断生、除异和断纤维。在焯水时，要保持适当的水温，做到沸水快焯、分次下料、及时捞出，对有腥膻味或血污多的原料，可延长焯水时间，采取冷水下料，焯透捞出，以最大限度地除去异味异物。焯水后淋去水分，可溶性营养成分将损失约40%；若挤去汁液，则损失 70%～90%。

（2）过油：最好是上浆挂糊后过油，以保持原料内的水分和营养成分少受损失。烹饪中，讲究热油炸焦、温油滑透。在旺油中炸，应视原料材质而限制使用。

4）烹调与调味

调味就是加热原料时，投入不同口味、不同气味的调味品，使调味品和菜肴原料产生复杂的化学和物理变化，起到除腥膻、解油腻、松软原料组织、增加美味、美化色彩等作用。味是菜肴的灵魂所在，调味是合格厨师必须掌握的一项基本技能。

调味具有去腥解腻、减轻烈味、增加美味、确定菜肴口味的作用。

味包括基本味和复合味两种。

（1）基本味。基本味就是原味，任何复杂的味道均由基本味变化而来。基本味包括咸、甜、酸、辣、香、鲜、苦。

① 咸味是调味中的主味。一般的菜肴要先有咸味，再配合其他味道。咸味调味品有盐、酱油、黄酱等。

② 甜味也是调味中的主味之一，有去腥解腻的作用，还可增加菜肴的鲜味。甜味的主要调味品有糖（绵白糖、砂糖、红糖、冰糖）、蜂蜜、果酱等。

③ 酸味在除腥方面作用最强，故在烹调鱼类等水产品原料时必不可少。酸味的主要调味品有醋类（红醋、白醋、熏醋等）、番茄酱、番茄汁等。

④ 辣味是基本味中刺激性最强的一种，能强烈刺激食欲和帮助消化。辣味调味品有鲜辣椒、干辣椒、辣椒粉、辣椒酱、辣椒糊、生姜、姜粉等。

⑥ 香味除能冲淡腥膻味外，还能增加食物的芳香气味，刺激食欲。香味的种类很多，除原料本身的醇、酯、酚等有机物质受热可散发各种芳香气味外，一些调味品如酒、葱、蒜、香菜、芝麻、桂皮、大料、茴香、花椒、酒糟、五香粉等也有其特殊香味。

⑦ 鲜味是有些原料自身所含氨基酸等物质受热散发出来的，有些则来自有鲜味的调味品，如虾子、虾油、蟹子、蚝油、味精等。

⑧ 苦味。烹调某些菜肴时稍加一些有苦味的调味品，会产生特殊的香鲜滋味。苦味调味品主要有杏仁、柚皮、陈皮、槟榔等。

（2）复合味。复合味由两种或两种以上的基本味混合而成。种类较多，常用的有以下几种。

① 鲜咸味是菜肴中最基本的复合味，由咸味和鲜味组成。鲜咸味应用范围最广，几乎各式地方菜的各种菜肴中都含有这一味型。

② 酸甜味由咸、酸、甜和香味混合而成。菜肴有"糖醋鱼""番茄鱼片""咕咾肉"等。

③ 甜咸味由咸、鲜、甜和香味混合而成。菜肴有"叉烧肉""酱爆肉丁"等。

④ 辣咸味由咸味、辣味、鲜味和香味混合而成。菜肴有"辣子羊肉""红油仔鸡"等。

⑤ 香辣味由咸味、辣味、甜味、酸味和香味混合而成。菜肴有"鱼香肉丝""醋椒鱼"等。此外，咖喱汁、蒜泥汁、姜汁等都属于这种复合味。

⑥ 香咸味由咸、鲜和香味混合而成。菜肴有"酱牛肉""烧牛肉"等。

⑦ 麻味可分为椒麻和麻辣两种不同的味型。椒麻味以花椒的麻为主味，还有酱油的咸味、葱和香油的香味及味精的鲜味。麻辣味因含有花椒的麻味、辣椒的辣味而具有麻、鲜、香之味，是一种极富刺激性的复合味。

⑧ 怪味由咸味、甜味、辣味、麻味、酸味、鲜味和香味配合而成，是川菜独有的味型。

5）调味方法

（1）加热前调味。加热前调味是基本调味，目的是使原料在加热前就具有一定的基本味，并初步去除一些原料的腥膻气味。如在烹制某些动物原料前，将原料用盐、酱油、料酒、糖等调味品调拌或腌渍；一些炸、熘、爆、炒的菜肴在加热前，也结合挂糊上浆加入调味品。

（2）加热中调味。加热中调味是指在加热过程中适时、适量地加入调味品，是决定菜肴味的正式调味。这一阶段的调味决定了菜肴的口味。

（3）加热后调味。加热后调味也称为辅助性调味。有些菜肴主要靠加热后调味，如炸、烩、拌等，都需要在加热后佐以椒盐、番茄酱、辣酱等调味品。

6）调味的注意事项

由于菜肴原料的性质、形态、原料不同，各地方菜口味要求不同，因此调味的种类、数量、时间和方法都需恰当把握，以保证菜肴的色、香、味俱佳。

（1）调料必须恰当。菜肴的风味特点，调料的种类、用量、比例、投放时间，都应准确掌握。

（2）根据原料性质调味。本身就有鲜美滋味的原料（如鸡、鸭、鱼、虾等），调味不宜过重，以免压住原有的鲜味。有腥膻气味的原料（如牛肉、羊肉、淡水鱼、畜肉内脏等），应适当加入能解除腥膻气味的糖、醋、酒、胡椒面、葱、姜等。对于本身无味的原料，如海参、鱼翅等，必须加入鲜汤以弥补滋味的不足。

（3）适应进餐者的口味要求。人们受地区、物产、气候及风俗习惯的影响，口味不尽相同，调味必须适应不同的口味要求。

（4）根据季节变化进行调整。人们的口味随季节而发生变化，天气炎热时口味偏清淡，气候寒冷时，口味喜重、喜辣，故应根据这些变化，适当调整调味品的数量和比例。

7）调味品的保管

（1）容器的选择。有腐蚀性的调料，应选择玻璃、陶瓷等耐腐蚀容器；含挥发性物质的调料，如花椒、大料等应密闭保存；易发生光化学反应的调料，如调料油等油脂性调料，由于在阳光作用下会加速脂肪的氧化，故存放时应避光、密封；易潮解的调料，如盐、糖、味精等应选择密闭的容器。

（2）环境的选择。环境温度要适宜，如葱、姜、蒜等，温度高时易生芽，温度太低易冻伤；环境湿度要适宜，湿度太大会加速微生物繁殖，也会加速糖、盐等调味品的潮解，湿度过低，会使葱、姜等调味品大量失水。

（3）方法的选择。不同性质的调料应分别保管，如新油与使用过的旧油不宜相互混合；调料应及时使用，现用现加工的调料，应根据烹调用量确定加工数量。

3. 烹饪中营养保护的具体措施

1）适当洗涤

洗涤原料可减少微生物污染，除去寄生虫卵和泥沙杂物，保证食品卫生，但洗涤次数和方法要得当，如大米的淘洗，应先挑去沙粒和杂物，再用冷水淘洗2~3次，不应流水冲洗或用热水，更不能用力搓洗。

副食原料如蔬菜应先洗后切，不要在水中浸泡，洗涤次数也不宜过多，洗净即可，避免维生素和矿物质损失。

2）科学切配

副食原料应先洗涤后切配，以减少水溶性维生素的流失。蔬菜和水果不要切得过碎，以免易氧化的营养素与空气接触机会增多而加大损失。加工原料时尽量做到现切现烹，现烹现吃。

3）计划备料

要根据就餐对象的具体情况，准确计算切配数量。如果切配过多，又不能及时烹调食用，会使营养素损失加大。

4）沸水焯料

为了满足菜肴的烹调要求（去异味、缩短烹调时间等），有些原料需焯水处理。焯料时，要用大火沸水，加热时间短，操作迅速。原料较多时，要分次下锅，沸进沸出。动物性原料骤受高温，表面组织的蛋白质可迅速凝固，从而保护了原料内部的营养素。植物性原料，尤其是蔬菜用沸水焯，不仅能减少色泽的改变，也可减少维生素的损失。因蔬菜中含有氧化酶（在 50～60 ℃时活性最强），易使维生素 C 氧化，当温度超过 80 ℃时，氧化酶的活性即丧失，从而减少了维生素 C 的损失。例如，土豆在冷水中煮熟，维生素 C 的保存率较低，在沸水中煮熟，保存率较高。蔬菜经过水焯后，虽然损失了一部分维生素，却可除去较多的草酸，有利于钙、铁在体内的吸收。

原料出水后，不要挤去汁水，以免水溶性维生素大量流失。白菜焯水后挤去汁，水溶性维生素损失可达 77%。

5）上浆挂糊

上浆挂糊即将淀粉或蛋液调制的糊均匀地裹在原料上。烹调时浆糊遇热形成保护壳，避免原料与高温油脂直接接触，可减少水分、营养素的溢出及与空气接触而氧化，并降低高温引起的蛋白质变性、维生素分解。上浆挂糊的菜肴不仅色泽明快、味道鲜美、营养素保存得多，而且也易于消化吸收。

6）旺火急炒

加热时间缩短，可减少营养素的损失。例如，猪肉切丝，旺火急炒，维生素 B_1 的损失率为 13%，而切成块后用文火炖，则维生素 B_1 的损失率为 65%。

7）加醋忌碱

酸能保护食物原料中的维生素少受氧化，故凉拌蔬菜时可提前放醋，这样还有杀菌作用。烹调动物原料亦可先放醋，如"红烧鱼""糖醋排骨"等。反之，碱会造成食物中维生素和矿物质的大量损失，因此烹调时，尽量不加碱。

8）勾芡收汁

勾芡收汁可使汤汁浓稠，与菜肴充分融合。既减少了营养素的流失，又使菜肴味道可口。淀粉中谷胱甘肽所含的巯基，具有保护维生素 C 的作用。有些动物性原料如肉类等也含有谷胱甘肽，与蔬菜一起烹调也有同样的作用。

9）现做现吃

现做现吃可减少原料特别是蔬菜在放置过程中营养素的氧化损失。蔬菜炒熟后，放置 1 小时，维生素 C 损失 10%，放置 2 小时，维生素 C 损失 14%。

加入蔬菜中的盐分，可随时间的加长、渗透压的增大而使水溶性维生素丢失。

10）酵母发酵

制作面食时，尽量使用鲜酵母或干酵母，这样不仅可保护面食中的维生素，还会因酵母菌的大量繁殖而增加面粉中 B 族维生素的含量，同时破坏面粉中的植酸盐，改善某些营养素消化吸收不良的状况。

第三节　酒店的标准化烹饪

传统菜点的制作虽有定性、定量的要求和严格的操作规程，但由于主要是手工操作，难免出现质量不稳定的现象。因此有效地控制菜点质量是营养配餐工作的主要内容。

一、烹饪过程中的定性和定量概念

对菜肴种类（如低脂、免糖、低盐、无盐等）和烹饪方法（如炒、熘、炸、汆），以及配制菜肴原料的选择进行描述是烹饪的"定性"过程。根据每份菜肴的具体要求，设定原料需要量，并计算其能量和各种营养素的供给量，然后进行标准称量、前期加工，最终完成烹饪的整个过程，被描述为烹饪的"定量"过程。

1. 计量及计算的基本知识

在实际操作中，有些用称置法，有些用滴定法。

国家法定质量计量单位与常见非法定质量计量单位的换算：

$$1 \ t = 1 \ 000 \ kg \qquad 1 \ kg = 2 \ 市斤 = 1 \ 000 \ g$$

$$1 \ 市斤 = 10 \ 两 = 500 \ g = 1.102 \ lb \ （英制）$$

$$1 \ lb \ （英制） = 454 \ g = 0.908 \ 市斤$$

$$1 \ L = 1 \ 市升 = 0.220 \ UKgal \ （英制）$$

$$1 \ L = 1 \ 000 \ mL$$

2. 称量误差与有效数字

称量物料时，由于物料质量、称量方法不同，称量误差也不一样。如用台秤和地秤分别称量同一物料时，地秤称量误差要远大于台秤称量误差。因此，应合理选择称量用具，将误差控制在所要求的范围内。

由于存在称量误差，因此要考虑称量和计算的有效数字问题。例如，台秤有 2% 的误差，称量 1 000 g 物料，其有效质量应在（1 000±20）g 范围内，因此有效数字位数是三位，这时应计作 1.×× kg。又如，用台秤称量 5 000 g 物料，其有效质量应当在（5 000±100）g 范围内，其有效数字位数是两位，这时应计作 5.× kg。

液体原料取用时，量具的使用也很重要，在取用时也有误差范围、计量的有效数字等问题。在实际操作中，关键是要把误差控制在国家规定的允许范围之内。

二、操作步骤

1. 制定标准

没有明确的产品质量标准，就不可能有规范的操作。因此制定相关的产品标准是首要的工作，是实施标准化生产的第一步。而合理的生产流程又是实现产品标准化的保证。

1）定性

定性是指对菜点的烹调、制作工艺、配料、成品质量等标准化的研究与确认。从根本上改变烹饪操作的随意性，这是中餐菜点烹制进一步科学化、规范化的重要途径。实际操作中，应根据就餐对象来确定菜点应具有的功效，从而确定其原料种类的构成。

2）定量

定量是指具体确定菜点的原料构成比例，对原料用量、熟处理加工方式、加热时间、加热温度等的标准化研究与确认工作。这是加快烹饪操作由经验型向科技型转变，增加操作的确定性，减少随意性的必要前提。要掌握原料的加工变化规律，做好原料的出成率测定，然后确定各种原料的准确用量。

3）标准的制定

根据对菜点构成的定量研究确定菜点制作的质量要求及成品的规格要求，制定出产品的相关标准（包括原料、半成品、产品的相应理化、卫生指标）。对菜点构成与制作方法的定性、定量研究是制定菜点标准的前提，而标准的制定是定性、定量研究工作的具体表述。

2. 加工标准化

标准化生产必须严格按照标准要求制定操作规程。操作规程是对生产全过程中各个工序进行全面质量控制的重要依据。包括标准计量、标准调味、规定时间、准确控温等几个方面。

1）计量标准化、初加工工艺规范化

原料的选择与准确计量，是烹调的首道工序。要根据菜点标准，合理选料、准确计量，以保证菜肴的质量和营养价值。

（1）计量标准化。菜肴的营养与原料种类和用量有密切关系。种类和用量的改变必然影响菜肴的品质与营养价值。因此，把好原料质量关，准确计量是保证菜肴质量的物质基础，实际操作中应根据食谱开具的净料量和加工份数准备原料和调料，营养配餐员开出的带量食谱均表示原材料的净料量。据此，可计算出菜肴所需的各种原材料用量。大量制作时，不少辅料的用量会随加工量的改变而发生变化，因此，不能简单放大，需通过实验来确定，加工操作方法也应做到相应调整。标准要全面、严密，避免出现无法操作的问题。

（2）初加工工艺规范化。初加工是指将原材料加工成符合烹饪要求的半成品。初加工的主要目的是去除不符合要求的夹杂物。另外，由于有些原料局部变质或有害，但去除后仍可食用，或是原料中有些部位虽然无害，但因组织粗老或带有异味而不宜食用，因此需要进行初加工。初加工措施主要有摘剔、洗涤、加热、消毒等，同时还涉及原料卫生状况的变化。因此，初加工标准应包括蔬菜的选择、清洗、切配、保存，肉类原料的选料、分割、切制及干货的涨发等。

2）规范保护性加工工艺

保护性加工工艺就是在原料的外表加上一层保护膜或外壳，使原料在加热过程中其水分和风味得到保护。常见的保护性加工工艺有上浆、挂糊和拍粉。根据不同原料选择不同的保护性材料，规范相应的操作。

3）规范风味调配

风味调配就是在烹调过程中，运用各类调料和施调方法，调和滋味、香气、色泽和原料质地的过程，是决定菜肴风味的关键工序。风味调配包括调味、调香、调色、调质四个方面。菜点的各种调味品数量及投放次序需写入标准。

4）熟处理加工条件标准化

熟处理是指运用适当的手段加工原料，在满足卫生、营养、美观的前提下，使之成为可直接食用的菜肴的加工过程。因其直接影响到菜肴的色、香、味、形、质等诸多方面，所以属于基本技术要素之一。火候的运用及掌握是熟处理的核心内容。

（1）时间。凡能确定准确时间的均应写入食品温度标准。例如炖制类菜肴，一般温度保持在 100 ℃，时间控制在 1～3 小时；又如制作清蒸鱼时，用足汽速蒸，时间控制在 7 分钟左右。

（2）温度。菜点熟制过程中的温度控制要求、温度曲线变化规律，均应写入食品温度标准（见表5-1）。例如，在制作拔丝类菜肴时，将糖浆的温度升到160～180 ℃，再降至90～160 ℃，这个区间内糖可形成无定型玻璃态，即出丝。又如干炸类菜肴，多用140～180 ℃的温度，经两次快速加热（初炸、复炸）而成。

表5-1　食品制备委员会制定的食品温度标准

肉　类	说明	颜　色	内部温度/℃
牛肉	半熟	中心为玫瑰红色，向外带桃红色，渐变为暗灰色，外皮为棕褐色，肉汁鲜红	60
	中熟	浅粉红色，外皮及边缘为棕褐色，肉汁为浅桃红色	70
	全熟	中心为浅灰褐色，外皮色暗	80
羔羊肉	中熟	浅粉红色，肉汁为浅粉红色	70
	全熟	中心为浅灰褐色，质地硬实而不松散，汁清	80～82
小牛肉	全熟	质地硬实，不松散，汁清，肉汁为浅粉红色	74
猪肉（肋条和硬肋）	全熟	中心为浅灰白色	77
猪肉（肩胛肉及鲜活腿）	全熟	中心为浅灰白色	85

3. 操作规范化

与菜肴质量密切相关的单元操作要有明确的动作指令。如快餐"炸鸡"的制作过程中，"裹粉"工序至关重要，需按规范动作和次数来控制裹粉质量，使裹粉均匀，厚度一致。

操作程序分为两种：一次裹粉法和二次裹粉法。

一次裹粉法操作规程（见表5-2）：浸润（略）—翻转（10次）—压粉（7次）—抖粉（1次）。

表5-2　一次裹粉法操作规程

动作	翻转	压粉	抖粉
次数	10	7	1
要领	双手插入裹粉，将鸡块翻起	两手相叠，沿顺时针方向按压整个鸡块	双手各执一个鸡块，让双手腕相碰，以抖落多余面粉

二次裹粉法操作规程（见表5-3）：浸润（略）—翻压（7次）—筛粉（略）—浸润（略）—抖动（10次）—翻压（7次）—筛粉（略）。

表5-3　二次裹粉法操作规程

动作	翻压	抖动	翻压
次数	7	10	7
要领	双手插入裹粉，将鸡块翻起并顺势压下，然后筛去未黏附的裹粉	将第一次裹粉的鸡块再次浸润，并在提起的浸篮中抖动鸡块，然后倒回裹粉盒中	重复第一次动作进行第二次裹粉，最后筛去未黏附的裹粉

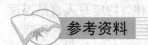

餐饮生产的标准化管理之"标准菜谱"

标准菜谱就是指厨房针对每一个菜品制定的标准化的制作程序，包括菜品的名称、菜品的标准份额、菜品的烹调份数、标准的原料搭配及其用量、标准的生产程序及每份菜的标准成本。标准菜谱是食品质量和成本控制的工具，同时反映了一个饭店的餐饮风格。一般来说，标准菜谱包括以下四种标准。

1. 份额标准

在厨房中，有的菜品只适宜一份一份地单独烹制，有的可以一起烹制，因此菜谱对菜品的烹制份数必须明确规定，才能正确计算标准配料量、标准份额和每份菜的标准成本。

标准份额是某菜品以一定价格销售给顾客的规定的数量。例如，一份中盘酱牛肉的分量是300 g，那么每次向顾客销售时，其分量应该保持一致，必须达到规定的标准份额。这样就可以有效地减少顾客不满，并且防止成本超额。

2. 配料量标准

厨房生产的另一个控制环节是要规定生产某菜肴所需的各种主料、配料和调味料的数量，即标准配料量。在确定标准生产规程之前，首先要确定生产一份标准份额的菜品需要哪些配料，每种配料需要多大用量，每种配料的成本单价和金额是多少。

调味品也是菜品的组成部分，其成本也应计算在标准成本之内。有的菜品所需调味品的用量和价值甚少，例如只需一点酱油、盐等，不值得特意定价，只要在配料上象征性地记上少量金额即可；但有的菜品调味品成本比重很大，因此，必须根据其用量和原料单位成本，逐一计算各项调味品的成本。烹制份数多的菜品，调味品用量必然较多。算出总生产量所需的调味品成本再除以份数，便可较精确地算出每份菜的调味品成本。

3. 烹调程序标准

在标准菜谱上还应规定菜品的标准烹调方法和操作步骤。标准烹调程序要详细、具体地规定食品烹调需要什么炊具、工具；原料加工切配的方法、加料的数量和次序；烹调的温度和时间；同时还要规定菜肴盛装的餐具、菜样的拼摆方法等。

4. 每份菜的标准成本

标准菜谱上同样也规定了每份菜的标准成本。确定菜肴的标准成本并不太容易，首先要通过实验，将各种菜肴的每份份额、菜肴的配料及其用量及烹调方法固定下来，制定出标准。然后将各种配料的金额相加，汇总出菜品生产的总成本额，再除以烹制份数，得出每份菜的标准成本。每份菜的标准成本是控制成本的工具，也是菜品定价的基础。

餐饮生产的标准化管理之"标准量器"

建立标准就是对生产质量、产品成本、制作规格进行数量化，并用于检查指导生产安全过程，随时消除一切生产性误差，确保食品质量，并使督导有标准，检查有依据。

标准量器是指用标准的计量单位来衡量配料。标准量器使厨房标准化生产成为现实。

标准配方中对一些原料，尤其是配料、调料，如果采用 5 g、10 g 等计量单位，则实际操作过程中使用称重的方法来衡量其用量是困难且不现实的。使用标准量器是实现标准操作的第一步。如西餐中所用到的标准用杯、餐匙茶匙、电子计量器等标准量器。

餐饮生产的标准化管理之"标准菜品制作"

1. 加工标准

制定原料用料的数量、质量标准、涨透的程度等。

2. 配料标准

制定菜肴制作的用料品种、数量标准及按人所需营养成分，进行原料配制。

3. 烹调标准

对加工、配制好的半成品加热成菜，规定调味品的比例，以制作出色、香、味、形俱全的菜肴。

4. 标准菜肴

标准菜肴是指统一制定标准、统一制作程序、统一器材规格和装盘形式，标明质量要求、用餐人数、成本、利润率和售价的菜肴。

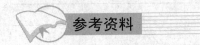
参考资料

G 酒店加强菜肴出品质量控制的举措

G 酒店是福建一家提供闽菜的餐饮企业，以其优质服务和可口菜品赢得了众多顾客的光顾。在竞争激烈的福建餐饮市场，保持稳定可靠的菜肴出品质量是取胜的关键。该酒店主要采取了三方面措施来抓好这一关键环节。

1. 制定标准菜谱

酒店对菜单上的所有菜肴都制定了标准菜谱，列出了这些菜肴在生产过程中所需要的各种原料、辅料和调料的名称、数量、操作程序、每客份额和装盘器具、围边装饰的配菜等。

具体来说，包括五个基本内容：

① 标准烹调程序；

② 标准份额；

③ 标准配料量；

④ 标准的装盘形式；

⑤ 每份菜的标准成本。

掌握和使用好标准菜谱，使无论哪位厨师在何时、为谁制作某一菜肴，该菜肴的质量、成本和味道及装盘器具、围边装饰的配菜都保持一致，保证顾客以同样的价格得到同样的享受。如果出品的标准不同，则产品所涉及的原料消耗的成本也不同，难以进行成本控制，这样往往会导致成本超额。由于餐厅销售的价格并不会因为菜肴出品的标准控制不准而发生变化，由此会引起餐厅利润的波动及菜肴质量的不稳定。因而，制定标准菜谱尤显重要。由此看来，酒店管理者认为，按照已制定好的标准菜谱进行制作，对外有利于经营，对内有利于成本控制，一举两得，事半功倍。这是餐饮管理者加强品质管理必须把握好的第一个关键步骤。

酒店在标准菜谱上规定了菜品标准烹调方法和操作步骤。标准烹调程序十分详细、具体地规定了食品烹调需要什么炊具、工具，以及原料加工搭配的方法，加料的数量、次序和时间，烹调的方法，烹调的温度和时间，同时还规定了盛菜的器具、菜品的摆盘和装饰。这些一般由每个厨房自己编制，但不是通过一次烹饪就立即作出规定，而必须进行多次实验和实践，并不断改进和完善，直至生产出的菜肴色、香、味、形、器俱佳，并得到顾客欢迎和接受为止，这时各项标准才能确定下来，并制定统一的文字说明和成品彩图的卡片供生产人员使用。

完整的标准菜谱制定出之后，厨房管理人员还加强了监督检查，保证在实际工作中，每位厨师都能照标准菜谱加工烹制，不盲目配料，以减少原料的消费和丢失。

菜品规范管理表示例如表5-4所示。

表5-4 菜品规范管理表

制作单位：　　　　　　　　　　　　　　　　　　　　　　　　　　　　　　制作人：

菜品名称		烹调方法		盛装器皿			风味
原料	项目	名称	质量	质量标准			
	主料						
	配调料						
制作程序和要求	初加工						
	切配						
	打荷						
	烹调						
	盛装						
	关键技术						
菜品特点					彩色照片		
备注							

2. 实行厨师编号上岗

各项标准制定后，厨师必须严格按规定操作。关于烹制过程中的时间、温度、火候的把握，虽然有了文字的说明，但在实际操作中还要靠厨师们长期摸索自己掌握，还有原料质量的差异等因素，要保证生产出来的菜品尽可能保持一致。因此，酒店对厨师实行编号上岗，以增强厨师的责任心，接受顾客监督。每位厨师对自己加工烹制好的菜品必须附上自己的号码标签，以示对菜品质量的担保，对顾客负责。顾客也可根据对某位厨师的信任和喜好指定厨师为其制作，遇到对菜肴不满意时，也可按照编号投诉厨师，加强厨师与顾客间的沟通。

3. 定期评估厨师的工作实绩

对厨师实行编号上岗，使每道菜肴的质量得到了保证。在此基础上，酒店定期评估厨师的工作实绩。评估的方法是：分析一定时期内（例如一周或一月之内），每位厨师的销售额、制作量、顾客的反映及点名制作的数量等。

另外，餐厅服务人员也提供了考评的信息来源。从餐厅服务员那里了解顾客对每位厨师的出品的满意程度及意见等，不仅能增强厨师的责任感，也能使顾客产生亲近感。

对于工作实绩较差的厨师，酒店则及时予以培训、指导和提醒，并采取一定的经济制裁手段。必要时，管理者还会调动他们的工作，以确保厨房菜肴质量得到有效的控制。

G 酒店的品质管理措施出台后，收到了较为理想的效果。

点评：菜肴出品质量是厨房管理的主要内容之一，是决定餐厅经营成败的关键。控制菜肴出品质量需要从多方面入手。制定标准菜谱是质量控制的前提和基础，需大量的基础性工作。许多餐饮企业常常因为这一点而放弃标准菜谱的制作，致使质量控制工作失去参照标准。另外，利用编号上岗和定期考评则能加强厨师的工作责任感，促使其努力按标准菜谱进行操作。

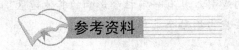

参考资料

蓝海岸餐馆的菜单结构评估标准

蓝海岸餐馆是华东地区某市的一家拥有 1 000 个餐位的大型中餐馆，提供点餐服务，菜肴品种范围涵盖川、粤、浙等菜系。餐馆于 1995 年开业，当时的规模只有目前的一半，但生意兴隆，口碑极佳。后逐步发展，成为当地颇具名气的大型餐饮企业。目前餐厅利用自己的人才和经验优势开始向外输出管理，尤其是厨房管理。现已接管了 6 家当地和外地餐饮企业，并深受业主的好评。预测到今后餐饮业对专业化管理的需求将迅速增长，餐馆成立了自己的管理公司，开始将长期积累的管理经验模式化和规范化，以利于进一步对外输出管理。

蓝海岸餐馆管理的长处在于厨房运作和菜单设计。每接手一家餐饮企业，蓝海岸管理公司都要对其菜单进行全面的评估并提出意见。而企业在运营中每对菜单进行一次增补或修改，管理公司也都要重新对其进行评估，检查菜单的结构是否符合公司的标准。

蓝海岸管理公司对菜单结构的评估标准主要有六条，并附有结构比例标准。具体解释如下。

1. 口味搭配标准

口味是顾客评菜、选菜的主要考察依据，所以，一份菜单要具有多种口味的组合搭配，才能符合与满足不同消费者的口味需要。进行口味搭配首先要考虑到菜肴的地域因素，以此确定整个菜单的"基本口味"。以江浙地区为例，该地消费者讲究菜肴口味的清淡，追求原料本身的鲜味与香味，因此在设计菜单时，必须以清淡爽口、鲜而不腻的菜肴为主体，以迎合大部分顾客的需要。其次在安排好主体菜肴的同时，还应兼顾个别消费者的特殊口味爱好，适量加入一些其他口味的菜肴。如在江浙地区则可安排一些滋味浓、口味重、味型多变的菜品，但是这些菜肴所占比例一般不超过一份菜单的 8%～12%。当然，口味搭配的具体比例还应考虑到餐饮特色、季节变化等其他因素。

2. 造型组合标准

造型也是衡量菜肴质量的重要标准，优美的造型可以刺激人们的食欲，给其就餐过程带来美的艺术享受。当然，在菜肴结构设计中不仅要考虑到造型菜的这些作用，在菜单中予以适量安排，还应考虑到造型菜组合的数量比例关系和它的适用性。所以，一般我们提倡造型菜要少而精，这不仅有利于菜肴快速制作，而且还可适当减轻厨房的压力。特别是零点菜单更应该注意造型菜肴在菜肴结构中的比例，一般应严格控制在 3%～5%，即可满足特殊消费者的要求，而且使菜肴结构显得丰富多彩。

3. 制作方法标准

中国菜烹调方法较多，从成品的特点来看，有冷菜烹调方式和热菜烹调方式两种，每种方式又具体由许多烹调方法组成，用这些制作方法所出品的菜肴均有不同特色。因此在菜肴结构当中，每种烹调方法制作的菜肴均应占有一定的比例。值得注意的是：第一，企业应选择那些当地消费者所喜好或能接受的烹调方法作为菜肴结构的主体，可占 85%～90%；第二，还可推出一部分能反映企业经营特色、厨师拿手的或引入具有一定社会影响的其他地区的特殊烹调方法来补充完善菜肴结构。这一类烹调方法应占据整个菜单的 10%～15%。

4. 成菜速度标准

餐饮企业的营业特点是顾客用餐时间集中，企业需在较短的时间段内（2～3 小时）接待大量就餐者，这就要求生产部门必须在最短的时间内组织制作好菜品，并能迅速把成品送到或提供给消费者。因此菜肴结构设计时更应强调成菜的速度，尽可能地采用操作简便、成菜迅速、可提前大量预制的菜肴。这一类菜肴的比例可控制在 50%～70%，以保证上菜速度，避免顾客投诉，还可提高餐位周转率。

5. 原料合理利用标准

餐饮制作容易产生大量的边角料，而企业往往把它作为废料而抛弃，这不利于提高菜肴毛利率。如果能将这些边角料充分利用起来，制作成相应的菜肴，在菜肴设计中予以"消化"，必将大大地提高原料的利用率和菜肴毛利率，同时还可以大大减少餐饮垃圾，于环保有利。边角料的开发利用，必须根据原料性质、特点、营养成分等因素，通过合理的烹调来进行，并使其达到食用的要求。例如，河鱼的鳞含有较多的胶原蛋白，胶原蛋白易溶于水，冷却后会凝固，根据这一原理，我们可将成菜弃用的鱼鳞加工成鱼鳞冻系列菜肴，不仅能做到废物利用，而且又不失为一道营养丰富、清润可口的佐酒佳肴。由此可见，在菜单中适量安排一些利用边角料制成的菜肴（5%左右）有利于改善菜肴结构，丰富菜式品种，提高菜肴毛利率。

6. 毛利率分档标准

价格制定是餐饮企业经营思路的主要体现，它直接关系到企业的经济效益。因此，一个合理的菜肴结构必须有相适应的价格体系。价格制定应考虑两个方面的因素：第一，毛利率分档因素。设定一个菜单综合毛利率，在此前提下企业可以根据市场需要、产品特点，对不同的菜肴设定不同的毛利率档次，并达成高、中、低档较合理的菜价组合（两头小、中间大，即 20%、60%、20%）。第二，竞争因素。目前餐饮业竞争激烈，信息沟通迅速，餐饮企业类似产品较多，在菜肴定价过程中，对于这些同类产品应采取同价或低价策略，而那些本企业独有的在社会上具有一定影响的菜肴产品则可以适当提高定价。

点评： 蓝海岸管理公司对菜单结构的评估标准展现了该公司长期从事餐饮经营对菜单结构设计所积累的宝贵经验。该标准不仅列出了影响菜单结构的主要因素，对菜单结构设计的定性分析，而且依据其丰富的经验对菜单的各种结构包括口味、造型、制作方法、成菜速度、原料利用和价格体系六个方面都做出了较为明确的定量规定，具有很强的操作性。

一般餐饮企业设计菜单时可能有意或无意地运用了以上部分标准，主要集中在口味搭配、造型组合和毛利率分档方面，但很少考虑两个重要因素：成菜速度和原料的合理利用。这也是许多新开业餐馆常常接到大量上菜慢的投诉的重要原因之一。这些餐馆太过于强调菜单对顾客的吸引力和企业的毛利率，而忽视了商业化餐饮对成菜速度的要求。而在菜单上增加边角料制成的菜肴，则大大提高了大型餐饮企业的原料利用率，使企业能从菜单本身来"消化"由于推出某种菜肴引起的原料浪费。把这一条列入菜单结构的评估标准，体现了一个老牌餐饮企业的经验和它对管理细节的关注。

课后练习题

一、单项选择题

1. 营养素损失较少的烹调方法是（　　　）。

    A. 炒　　　　　　　　B. 炸　　　　　　　　C. 煎　　　　　　　　D. 蒸

2. 下面对吊汤操作描述错误的是（　　　）。

    A. 冷水下锅　　　　　　　　　　　　B. 原料冷水下锅后慢慢加热

    C. 中途不要加水　　　　　　　　　　D. 吊汤过程中加盐

3. 做到科学切配不必需的条件是（　　　）。

    A. 根据原料性质切配　　　　　　　　B. 切前心中有形

    C. 刀工精湛　　　　　　　　　　　　D. 准确估计需要量

4. 焯水后若挤去原料的汁液，则营养成分损失率可达（　　　）。

    A. 40%～60%　　　B. 60%～80%　　　C. 50%～70%　　　D. 70%～90%

5. 下列烹饪方法中不能起到保护维生素 C 作用的选项是（　　　）。

    A. 热水洗涤　　　B. 沸水焯料　　　C. 旺火急炒　　　D. 勾芡收汁

6. 标准化烹调操作规程不包括（　　　）方面。

    A. 标准计量　　　B. 标准调味　　　C. 规定时间　　　D. 准确控温

    E. 标准盛装

二、多项选择题

1. 菜品的烹饪大致分为三个阶段，即（　　　）。

    A. 采购阶段　　　B. 切配阶段　　　C. 选料和初加工阶段　　　D. 烹调阶段

2. 烹饪原料感官质量检验时，常用方法有（　　　）。

    A. 视觉检验　　　B. 嗅觉检查　　　C. 触觉检查　　　D. 味觉检查

3. 合理选料的原则有（　　　）。

    A. 因人因餐选料　　　　　　　　　　B. 因质因材选料

    C. 因时因地选料　　　　　　　　　　D. 因心情因心境选料

4. 烹饪中导致营养素受到破坏的因素有（　　　）。

    A. 高温　　　　　　　B. 化学因素　　　　　C. 生物因素　　　　　　D. 溶解

5. 导致淘米时营养素损失较多的原因是（　　　）。

    A. 淘洗次数多　　　　　　　　　　　B. 浸泡时间长

    C. 水温高或流水冲洗　　　　　　　　D. 用力搓洗

三、判断题

1. 合理烹饪的第一步就是要进行合理选料。　　　　　　　　　　　　　　　　（　　　）

2. 科学配菜的一般原则是软配软、嫩配嫩、脆配脆、韧配韧。　　　　　　　　（　　　）

3. 原料在洗涤、浸泡和烹制过程中，营养物质都会受到不同程度的损失，主要损失的是各类维生素和矿物质。　　　　　　　　　　　　　　　　　　　　　　　　　　（　　　）

4. 旺火急炒采用高温短时间加热的方式，烹调时高温能造成营养素大量损失。（　　　）

5. 为了减少烹饪原料在过油时营养成分受损失，可以降低油的加热温度，并适当延长加热时间。　　　　　　　　　　　　　　　　　　　　　　　　　　　　　　　　　（　　　）

四、简答题

1. 什么是科学配菜？科学配菜的方法常见的有哪些？

2. 合理选料的原则有哪些？

3. 烹饪中营养保护的具体措施有哪些？

4. 烹饪与营养的关系是什么？

5. 烹饪前对调味品应做好哪些准备工作？

6. 营养素在烹调中的损失途径有哪些？

7. 合理烹饪首先要解决的问题是什么？

8. 酒店标准化烹饪生产中加工标准化包括哪些方面？

五、案例分析题

1. 厨师小张对"采用哪种烹调方式可以使营养素损失最少，并在烹饪中采用何种手段可减少营养素的损失"存在困惑，请你为他提出建议。

2. 赵编辑平时工作很忙，闲暇时的最大爱好就是做一手好菜，最近她为了减肥迷上了青菜，你能针对如何合理烹调蔬菜给出一些建议吗？

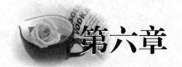

第六章

酒店食品安全与卫生管理

 知识目标

重点掌握食物中毒及其预防、各类食品原料的卫生、烹饪加工过程中各环节的卫生、食品安全与卫生管理法规制度等知识。

 技能目标

1. 具备科学预防和救治食物中毒的能力。
2. 具备指导烹饪加工过程中各环节卫生管理的能力。
3. 具备依据食品安全法规制度指导餐饮服务管理的能力。

 本章导语

近年来，党和政府高度重视食品安全工作，采取了一系列措施强化食品安全监管，食品安全形势总体稳中见好，但食品安全形势依然很严峻，监管工作任重道远。餐饮服务是从农田到餐桌食品生产经营链条的最后一个环节，食品安全风险具有广泛性、累积性和显现性等特点。同时，餐饮服务与人民群众日常生活密切相关，社会关注度和期望值高，食品安全保障任务繁重。当前，餐饮服务人员食品安全卫生知识贫乏，对餐饮服务食品的安全监管力量相对薄弱，监管能力还不能完全适应餐饮服务食品安全保障的需求。全面提高餐饮服务人员安全卫生意识，加强餐饮服务食品安全监管，必须坚持政府监管和社会监督相结合的原则，努力形成全社会共同参与餐饮服务食品安全工作的良好格局。这是新形势下做好餐饮服务食品安全工作的客观需要，也是加强社会管理、创新监管方式的必然要求。各级食品药品监管部门要充分认识到加强和创新餐饮服务食品安全社会监督工作的重要性和紧迫性，采取更加积极有效的措施，创新监管机制和方式方法，加快对餐饮服务人员的食品安全卫生知识培训及普及知识工作，建立健全餐饮服务食品安全社会监督工作体系，不断提升我国餐饮服务食品安全水平。

本章主要讲解食品污染、食物中毒及预防、各类食品原料的卫生、烹饪加工操作卫生、烹饪加工环境卫生、烹饪加工人员的个人卫生、烹饪加工用具的卫生、食品安全与卫生管理法规制度等知识。

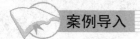

一杯价值百万美元的咖啡

《一杯价值百万美元的咖啡》一文回顾并分析了一位美国老太太被麦当劳咖啡烫伤一案，当时陪审团判定麦当劳应偿付原告270万美元的"惩罚性赔偿"，这是一个极具美国特色的判决。文中有这样一段介绍：

陪审团的判决涉及欧美国家民事案中常见的"惩罚性赔偿"（punitive damages）。这是一种赔偿数额大大超过受害人实际损失的赔偿，其目的是以铁腕严惩侵权和违法者，杀一儆百，以儆效尤！使那些恶意侵权、欺诈造假或负有产品责任的公司和企业不寒而栗、闻风丧胆、谈虎色变、永不敢犯。依照美国法律，只要被告存在"欺诈的""轻率的""恶意的""任意的""恶劣的""后果严重的"侵权或责任行为，即可适用此项法规。

在这起咖啡烫伤案中，原告及其家人遭受的实际经济损失，满打满算只有两万美元左右。由此，在十六万美元的"补偿性赔偿"（compensatory damages）中，其中十四万美元可视为对原告的精神伤害补偿。如果司法裁决到此为止，像麦当劳这样的大公司，腰缠万贯，富可敌国，十余万美元的民事赔偿，只相当于其全年销售收入的九牛一毛，可谓不痛不痒，根本不值得捶胸顿足。

从企业的角度来讲，逐利是其基因，追求利益最大化本没错，但不能以违法或伤害消费者的利益为代价。

案例分析：

责任重于泰山

中国人对食品安全的关注和研究历史悠久。早在上古时代，便有神农氏遍尝百草测试毒性。其中无毒味美的，便成为百姓人家的盘中餐。但是，我们现在餐桌上的食品质量却不容乐观，令人瞠目结舌的食品安全事件也层出不穷，有时候我们真的"几乎不敢相信自己的眼睛、耳朵"。面对现实，每一位从事餐饮工作的人员更加需要提高食品安全与卫生的意识，增强遵纪守法的观念。

一位法国的资深营养学家曾经说过：一个民族的命运，要看他吃的是什么和怎么吃。对"吃"的管理也同等重要。为了国民的健康，我国有自己的食品安全法，有自己的食品GMP（食品加工企业卫生规范），我们有食品质量标准，有烹饪操作卫生制度，我们还在不断地改进与完善管理制度。但除此之外，还有一个非常重要的要素，那就是——责任心。在食品安全问题上，正如约翰·多恩所说："没有人是一座孤岛，可以自全。每个人都是大陆的一片，整体的一部分。如果海水冲掉一块，欧洲就减小，如同一个海岬失掉一角，如同你的朋友或者你自己的领地失掉一块，任何人的死亡都是我的损失，因为我是人类的一员，因此，不要问丧钟为谁而鸣，它就为你而鸣。"

第一节　食品污染概述

食品卫生是指研究食品的卫生质量，防止食品中出现有害因素影响人体健康的科学。人体必需的营养素是通过摄取食品而获得的，如果食品中存在有害因素，则会影响人体健康，甚至引起中毒以致癌症、畸形和遗传的突变。

对食品的基本卫生要求是：食品应具有良好的感官性状（包括色、香、味、形），符合人们长期摄食而形成的概念；应具有本身所应有的营养价值，以满足人体对营养素的需要；在正常摄食条件下，食品不应对健康人带来任何不利的影响，即应是无毒、无害的。

食品中可能存在的有害因素，有的是由于食品发生腐败变质而产生的，有的来自外部的污染，有的是人为加入的食品添加剂引起的，有的是食品中天然存在的。有害成分可以在食品生产、加工、运输、销售及烹调各个环节中出现。

食品污染是指危害人体健康的有害物质进入正常食物的过程。污染食品的有害物质，按其性质可分为生物性污染、化学性污染和放射性污染三大类。

一、生物性污染

1. 微生物污染

微生物主要包括细菌及细菌霉素、霉菌及霉菌霉素等。

微生物污染食品后，在适宜条件下，微生物大量生长繁殖，引起食品腐败、霉烂和变质，使食品失去食用价值。在这一过程中，某些细菌或霉菌还可能产生各种危害健康的毒素，使人、畜发生急性或慢性中毒。

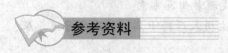

参考资料

食药监总局解读食用油黄曲霉毒素超标事件

据网易新闻 2011 年 12 月 25 日报道，12 月 24 日，国家质检总局公布了近期对 200 种液体乳产品质量的抽查结果。抽查发现蒙牛、长富纯牛奶两种产品黄曲霉毒素 M1 项目不符合标准的规定。

其中，蒙牛乳业（眉山）有限公司生产的一批次产品被检出黄曲霉毒素 M1 超标 140%。对此，昨日蒙牛在其官网承认这一检测结果并"向全国消费者郑重致歉"，此外表示对该批次全部产品进行了封存和销毁。

据悉，国家质检总局是在今年 10 月对涉及 21 个省市 128 家企业生产的 200 种液体乳产品展开抽查，涉及蛋白质、酸度、铅、无机砷、总汞、铬、黄曲霉毒素 M1、金黄色葡萄球菌、三聚氰胺等 18 个项目。

质检总局发布的检测报告显示，蒙牛乳业此批次超标产品由国家加工食品质量监督福州检验中心检出。被检测出黄曲霉毒素 M1 实测值为 1.2 μg/kg，国家规定的最高值为 0.5 μg/kg，蒙牛该批次产品超标 140%。蒙牛该批次超标的产品为该集团眉山公司 2011 年 10 月 18 日生产的 250 ML/盒包装的纯牛奶产品。

公开资料显示，黄曲霉毒素 M1 为已知的致癌物，具有很强的致癌性。

另一款福建长富乳品有限公司生产的长富纯牛奶（精品奶）也被检出黄曲霉毒素 M1 不合格，较标准超标 80%。

危害：黄曲霉毒素可致肝癌

乳业专家王丁棉昨日表示，牛奶中的黄曲霉毒素来源于奶牛的饲料中，即使超量一点点，随着人在食物中的摄入，慢慢在人体积累也会致癌。而此次蒙牛牛奶中检测出黄曲霉毒素 M1 超标超过 100%，如产品已上市，则必须要下架处理。

据了解，由于黄曲霉毒素 M1 相当稳定，巴氏灭菌法也无法将其杀灭，所以检测黄曲霉毒素 M1 不仅要在饲料原料中检测，在最终产品中也需要进行鉴定。

黄曲霉毒素 1993 年被世界卫生组织（WHO）的癌症研究机构划定为 1 类致癌物，是一种毒性极强的剧毒物质。黄曲霉毒素的危害性在于对人及动物肝脏组织有破坏作用，严重时可导致肝癌甚至死亡。

名词解释：黄曲霉毒素

1993 年黄曲霉毒素被世界卫生组织（WHO）的癌症研究机构划定为 1 类致癌物，是一种毒性极强的剧毒物质。黄曲霉毒素的危害性在于对人及动物肝脏组织有破坏作用，严重时可导致肝癌甚至死亡。在天然污染的食品中以黄曲霉毒素 B1 最为多见，其毒性和致癌性也最强。

黄曲霉毒素是黄曲霉、寄生曲霉等产生的代谢产物。当粮食未能及时晒干及储藏不当时，往往容易被黄曲霉或寄生曲霉污染而产生此类毒素。

黄曲霉毒素存在于土壤，动植物各种坚果，特别是花生和核桃中。在大豆稻谷、玉米、通心粉、调味品牛奶、奶制品、食用油等制品中也经常发现黄曲霉毒素。

黄曲霉毒素如不连续摄入，一般不在体内积蓄。一次摄入后约 1 周时间即经呼吸、尿、粪等将大部分排出。

中毒原因

玉米、稻谷、花生、果仁等粮食和坚果很容易被黄曲霉菌和曲霉菌侵染，从而受到这些霉菌产生的黄曲霉菌毒素的污染。黄曲霉毒素有 B1、B2、G1、G2、M1 等 20 多种，其中以黄曲霉毒素 B1 的毒性和致癌性最强，对食品的污染也最严重，在食品卫生监测中，主要以 B1 为污染指标。1992 年，我国部分省市对粮油食品的黄曲霉毒素污染进行调查统计，黄曲霉毒素可造成动物的急性中毒，导致出血、胃肠失调，以及包括急性肝坏疽、肝硬化和肝癌在内的肝损伤，甚至死亡。黄曲霉毒素非常耐热，经 100 ℃加热 20 小时也不能将其全部破坏，在 280 ℃时发生裂解，毒性才能被破坏；在加氢氧化钠的碱性条件下，其内酯结构可被破坏。近年来，在酒类、酱油、豆酱等部分调味品、部分营养饮料、食品工业用的酶制剂等物质中也都相继发现了黄曲霉毒素。有关实验表明，酿造原料和辅料都是黄曲霉的天然培养基，储存不当可产生黄曲霉毒素。

救护措施

① 立即停止摄入有黄曲霉毒素污染的食物。

② 补液、利尿、保肝等支持疗法。

③ 重症病人按中毒性肝炎治疗。

预防措施

① 预防食品被霉菌污染，不吃发霉的食品。

② 对污染粮食用水反复搓洗，冲去悬浮物，做加碱、高压处理，破坏毒素。

2. 寄生虫及虫卵污染

常污染食品的寄生虫有囊虫、蛔虫、绦虫、中华支睾吸虫、蛲虫及旋毛虫等。主要的污染途径是病人、病畜的粪便通过污染水源或土壤，再污染食品，或者直接污染食品。

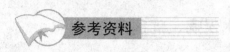 参考资料

囊尾蚴的危害

囊尾蚴对人体的危害不仅可使人得绦虫病，还可使人出现贫血、消瘦、腹痛、消化不良、腹泻等症状，囊尾蚴寄生在人体肌肉中还可使人感到酸痛、僵硬，寄生于脑内可出现视力下降，甚至失明。

预防措施

① 不食用生猪肉和没有完全烧烤熟透的肉类食品，对切肉用的刀、砧板、抹布、盛具要生熟分开，并及时消毒。

② 加强肉品卫生检验。肉品在供应市场之前，必须经过国家检疫检验部门严格检查和可靠处理。肉类食品生产必须严格执行检验规程，禁止销售有囊虫感染的肉品。

③ 管理好厕所、猪圈，加强粪便无害化处理，避免人畜互相感染。

④ 讲究卫生，生食的蔬菜、瓜果要清洗消毒，严禁喝生水。

3. 昆虫污染

当食品和粮食储存的卫生条件不良，缺少防蝇、防虫设备时，很容易招致昆虫产卵，滋生各种害虫，如甲虫、螨虫和蛾类，以及蝇蛆、蟑螂、蚂蚁等。

二、化学性污染

污染食品的有害化学物质，主要包括一些金属毒物，以及无机和有机化合物如汞、镉、铅、砷、亚硝胺类、多环芳烃类、酚、硒、氟和一些目前尚不清楚的各种有毒物质等。化学性污染一般有以下几种来源。

1. 工业"三废"

工业"三废"（废水、废气、废渣）污染农作物和周围水系、通过食物链污染食物。

2. 化学农药

化学农药的广泛使用，特别是有机氯农药在一些食物中有不同程度的残留。毒性大、残

留时间长的农药污染的食物，对人体健康危害极大。

3. 食品添加剂

食品添加剂除少数为天然物质外，绝大多数为人工合成的化学物质，有的具有一定的毒性，长期食用可危害健康。

4. 其他有害物质

盛装食品的容器和包装材料，由于其中含有不稳定的有害物质，在接触食物时，可被溶解而污染食品，如陶瓷中的铅，某些塑料中的单体，包装蜡纸中石蜡所含的 3，4-苯并芘，颜色油墨，纸张中所含有的多氯联苯等。

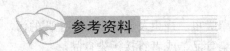

参考资料

20 世纪环境警示录——日本水俣病、痛痛病

日本水俣病事件

日本熊本县水俣湾外围的"不知火海"是被九州本土和天草诸岛围起来的内海，那里海产丰富，是渔民们赖以生存的主要渔场。水俣镇是水俣湾东部的一个小镇，有 4 万多人居住，周围的村庄还居住着 1 万多农民和渔民。"不知火海"丰富的渔产使小镇格外兴旺。

1925 年，日本氮肥公司在这里建厂，后又开设了合成醋酸厂。1949 年以后，这个公司开始生产氯乙烯，年产量不断提高，1956 年超过 6 000 吨。与此同时，工厂把没有经过任何处理的废水排放到水俣湾中。

1956 年，水俣湾附近发现了一种奇怪的病。这种病症最初出现在猫身上，被称为"猫舞蹈症"。病猫步态不稳，抽搐、麻痹，甚至跳海死去，被称为"自杀猫"。随后不久，此地也发现了患这种病症的人。患者由于脑中枢神经和末梢神经被侵害，轻者口齿不清、步履蹒跚、面部痴呆、手足麻痹、感觉障碍、视觉丧失、震颤、手足变形，重者精神失常，或酣睡，或兴奋，身体弯弓高叫，直至死亡。当时这种病由于病因不明而被叫作"怪病"。

这种"怪病"就是日后轰动世界的"水俣病"，是最早出现的由于工业废水排放污染造成的公害病。"水俣病"的罪魁祸首是当时处于世界化工业尖端技术的氮生产企业。氮用于肥皂、化学调味料等日用品及乙酸、硫酸等工业用品的制造中。日本的氮产业始创于 1906年，其后由于化学肥料的大量使用而使化肥制造业飞速发展，甚至有人说"氮的历史就是日本化学工业的历史"，日本的经济成长是"在以氮为首的化学工业的支撑下完成的"。然而，这个"先驱产业"的肆意发展，却给当地居民及其生存环境带来了无尽的灾难。

氯乙烯和醋酸乙烯在制造过程中要使用含汞的催化剂，这使排放的废水中含有大量的汞。当汞在水中被水生物食用后，会转化成甲基汞。这种剧毒物质只要有挖耳勺的一半大小就可以置人于死命，而当时由于氮的持续生产已使水俣湾的甲基汞含量达到了足以毒死日本全国人口 2 次都有余的程度。水俣湾由于常年工业废水排放而被严重污染，水俣湾里的鱼虾类也由此被污染。这些被污染的鱼虾通过食物链又进入了动物和人类的体内。甲基汞通过鱼虾进入人体，被肠胃吸收，侵害脑部和身体其他部分。进入脑部的甲基汞会使脑萎缩，侵害神经细胞，破坏掌握身体平衡的小脑和知觉系统。据统计，有数十万人食用了水俣湾中被甲基汞污染的鱼虾。

早在多年前，就屡屡有过关于"不知火海"的鱼、鸟、猫等生物异变的报道，有的地方甚至连猫都绝迹了。"水俣病"危害了当地人的健康和家庭幸福，使很多人身心受到摧残，经济上受到沉重的打击，甚至家破人亡。更可悲的是，由于甲基汞污染，水俣湾的鱼虾不能再捕捞食用，当地渔民的生活失去了依赖，很多家庭陷于贫困之中。"不知火海"失去了生命力，伴随它的是无期的萧索。

日本在第二次世界大战后经济复苏，工业飞速发展，但由于当时没有相应的环境保护和公害治理措施，致使工业污染和各种公害病随之泛滥成灾。除了"水俣病"外，四日市哮喘病、富山"痛痛病"等都是在这一时期出现的。日本的工业发展虽然使经济快速增长，但难以挽回的生态环境的破坏和贻害无穷的公害病使日本政府和企业日后为此付出了极其昂贵的治理、治疗和赔偿的代价。时至今日，因"水俣病"而提起的旷日持久的法庭诉讼仍然没有完结。

追记："水俣病"最早于1953年在日本熊本县水俣镇爆发，是世界典型的公害病之一。患者团体早在1969年就与日本政府、日本窒素肥料公司开始了赔偿诉讼。中新社东京2010年3月29日电，日本熊本县"水俣病"患者团体起诉日本政府、日本窒素肥料公司一案的第5次和解调停于29日在熊本地方法院举行。原告、被告双方接受此前第4次调停时法院提出的和解建议，宣告这桩多年诉讼最终将以和解的形式结案。

据日本《读卖新闻》报道，根据和解建议，日本窒素肥料公司将向患者每人一次性支付210万日元（约合15.5万元人民币），日本政府和熊本县政府今后每月将向患者发放1.29万至1.77万日元的医疗补助，取代目前患者自行支付的费用。此外，窒素肥料公司还将承担患者团体的诉讼和活动费用共计29.5亿日元。

据悉，涉及救助的患者可能达到3.5万人左右。

日本富山的"痛痛病"

富山县位于日本中部地区，在富饶的富山平原上，流淌着一条名叫"神通川"的河流。这条河贯穿富山平原，注入富山湾，不仅是居住在河流两岸人们世世代代的饮用水源，也灌溉着两岸肥沃的土地，使之成为日本主要粮食基地的命脉水源。然而，谁也没有想到多年后，这条命脉水源竟成了"夺命"水源。

20世纪初期开始，人们发现该地区的水稻普遍生长不良。1931年又出现了一种怪病，患者大多是妇女，病症表现为腰、手、脚等关节疼痛。病症持续几年后，患者全身各部位会发生神经痛、骨痛现象，行动困难，甚至呼吸都会带来难以忍受的痛苦。到了患病后期，患者骨骼软化、萎缩，四肢弯曲，脊柱变形，骨质松脆，就连咳嗽都能引起骨折。患者不能进食，疼痛无比，常常大叫"痛死了！""痛死了！"有的人因无法忍受痛苦而自杀。这种病由此得名为"骨癌病"或"痛痛病"。

1946年—1960年，日本医学界从事综合临床、病理、流行病学、动物实验和分析化学的人员经过长期研究后发现，"痛痛病"是由于神通川上游的神冈矿山废水引起的镉中毒。

据记载，由于工业的发展，富山县神通川上游的神冈矿山从19世纪80年代起成为日本铝矿、锌矿的生产基地。神通川流域从1913年开始炼锌，"痛痛病"正是由于炼锌厂排放的含镉废水污染了周围的耕地和水源而引起的。

镉是重金属，是对人体有害的物质。人体中的镉主要是由于被污染的水、食物、空气通过消化道与呼吸道摄入体内的，大量积蓄就会造成镉中毒。神冈矿山的矿产企业长期将没有处理的废水排放注入神通川，致使高浓度的含镉废水污染了水源。用这种含镉的水浇灌农田，稻秧生长不良，生产出来的稻米成为"镉米"。"镉米"和"镉水"把神通川两岸的人们带进了"痛痛病"的阴霾中。

1961年，富山县成立了"富山县地方特殊病对策委员会"，开始了国家级的调查研究。1967年研究小组发表联合报告，表明"痛痛病"主要是由于重金属尤其是镉中毒引起的。1968年开始，患者及其家属对金属矿业公司提出民事诉讼，1971年判决原告胜诉。被告不服上诉，1972年再次判决原告胜诉。

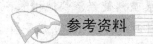

参考资料

比利时发生二噁英污染畜产品的公害事件

1999年，比利时福格拉公司曾把动物肥油和废机油混在一起，作为饲料原料销给比利时、德国、荷兰、法国四国共13家饲料厂。经权威部门测定，当时鸡肉中二噁英含量是WHO规定标准的140~1 500倍。经农业专家调查证明饲料受到二噁英污染，鸡脂肪和鸡蛋中二噁英超过标准800~1 000倍，原因是含有高浓度二噁英的动物油脂被加工成畜禽饲料，导致鸡、猪、牛被二噁英污染。该事件造成比利时畜牧业损失达25亿欧元，仅比利时就造成2 700多家养殖场受害。通过饲料被污染的动物产品不仅有鸡蛋、鸡肉等，还有以这些产品为原料的加工食品，达200余种，引发了社会动荡，比利时内阁倒台，并波及德国、法国和荷兰等国。

危害

二噁英是1类剧毒三环芳香族有机化合物，包括210种化合物，为脂溶性物质，易在生物体内积蓄。二噁英可以对人体产生多方面损害。

① 二噁英可使人畜中毒死亡。

② 可引起动物的胸腺萎缩，以胸腺皮质中淋巴细胞减少为主，并伴随有免疫抑制，且对体液免疫和细胞免疫均有抑制作用。

③ 中毒的重要特征是"氯痤疮"，即发生皮肤增生或角化过度，并以痤疮的形式出现。

④ 肝中毒，中毒以肝脏肿大、实质细胞增生与肥大为其共同特征。

⑤ 生殖毒性，可使受试动物受孕、子宫重量减小，月经和排卵周期改变。

⑥ 对动物有很强的致癌毒性。不断染毒的啮齿动物可诱发多部位肿瘤，1997年国际癌症研究机构（IARC）将二噁英定为对人致癌的1级致癌物。

预防措施

从以下几方面入手预防二噁英对饲料的污染。

① 严格执行和实施我国《固体废物污染环境防治法》。减少化学和家庭废弃物，禁止焚烧固体垃圾和作物秸秆。加强对垃圾填埋场的监管。

② 建立、健全和完善现有饲料监督机构，定期对国内及进出口饲料，尤其是饲用动物骨粉和动物下脚料制成的蛋白类饲料的管理和监测，一旦发现被二噁英污染或可能污染的饲

料应当立即销毁或封存。

③ 禁止使用 2000 年年底由联合国持久性有机污染物（POP）协议签署国（100 多个）参加制定的"十二种污染物"即八种杀虫剂（艾氏剂、异狄氏剂、毒杀芬、氯丹、狄氏剂、七氯、灭蚁灵和滴滴涕）、六氯苯、多氯联苯、二氧芑和呋喃等工业化合物及其副产品。

④ 严格管理和严厉打击从酒店、宾馆、食堂等下水道和畜禽加工副产品下脚料中加工回收的油脂重新进入食用或饲料市场，坚决禁止饲养和销售"垃圾猪"，坚决堵住有毒物质通过食物链污染源。

⑤ 加强对二噁英及其类似物的危险性评估和危险性管理方面的研究。

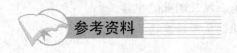
参考资料

"瘦肉精"中毒

1998 年 5 月，17 名香港居民因食用内地供应的猪内脏而出现手指震颤、心悸等症状。接着内地也陆续出现了瘦肉精中毒的恶性事件，其中情况比较严重的如下。

2001 年 3 月 22 日广东信宜北界发生中毒人数最多的瘦肉精中毒事件，致使 530 人到医院就诊，其中学生 300 人，群众 230 人，在医院中有病历可查的有 51 人。

2001 年 11 月 7 日广东河源有 484 人中毒，此事件震惊了国务院。

2003 年 3 月 13 日广东顺德又发生类似事件，数百人集体中毒，而且其中有大批中小学生。

2005 年 11 月 8 日，江西应用技术学院 75 名学生因吃含瘦肉精的牛肝而集体中毒。

自 2006 年 9 月 13 日起，上海市连续发生多起因食用猪内脏、猪肉导致的瘦肉精食物中毒事故。据不完全统计，截至 9 月 15 日 17 时，中毒事件涉及 9 个区，有 300 多人次到医院或医务室就诊，其中有 180 余人在单位食堂就餐时吃过猪肉引起中毒。

中毒原因

瘦肉精的学名叫盐酸克伦特罗，又称氨哮素、克喘素，是一种白色或类白色的结晶性粉末，无臭，味苦。医学上属 β_2-肾上腺素受体激动剂，有强而持久的松弛支气管平滑肌的作用，是一种治疗人支气管哮喘、肺心病的药品。20 世纪 80 年代，美国 Cyanamid 公司意外发现给动物饲喂高于治疗剂量 5～10 倍的盐酸克伦特罗，能改变其肉与脂肪的比例，加速脂肪的转化和分解，促进骨骼肌（瘦肉）生长，改善生产性能，即具有所谓的营养再分配效应，因此得名"瘦肉精"。

瘦肉精常被不法分子添加在饲料中，用于增加家畜、家禽的体重和提高瘦肉含量。用了药的猪毛色光亮，臀部肌肉饱满发达，生猪卖相非常抢眼，而屠宰后的猪肉由于瘦肉精的蓄积，色泽鲜红诱人。但事实上到现在为止没有一个国家通过 β_2-肾上腺素受体激动剂类药物用于养殖业的规定，我国农业部门也早在 1997 年下发文件，严禁"瘦肉精"在饲料中和畜牧生产中应用，但瘦肉精还是经常被非法使用，致使我国各地瘦肉精中毒事件频繁高发，严重影响了食品安全形势。

瘦肉精对人体有很强的毒副作用，会使人体产生如下不良反应。

① 急性中毒有心悸，面颈、四肢肌肉颤动，甚至不能站立、头晕、头痛、乏力、恶心和呕吐等症状。原有心律失常的患者更容易发生反应，如心动过速，室性期前收缩，心电图提示 S—T 段压低与 T 波倒置。

② 原有交感神经功能亢进的患者，如有高血压、冠心病、青光眼、前列腺肥大、甲状腺功能亢进者，上述症状更易发生，危险性也更大，可能会加重原有疾病的病情而导致意外。

③ 与糖皮质激素合用会使心脏猝死发生的机会大大增加。

④ 白细胞计数降低。

⑤ 反复食用还会产生药物耐受性，对支气管扩张作用减弱，持续时间也将缩短。

⑥ 长期食用会导致人体代谢紊乱，发生低血钾、高血糖及酮症酸中毒。

⑦ 有研究表明，长期食用还有致染色体畸变的可能，从而诱发恶性肿瘤。

预防措施

① 控制源头，加强法规的宣传，杜绝违法使用饲料添加剂，禁止在饲料中掺入瘦肉精。

② 加强对生猪养殖户的规范管理，能够从源头上遏制诸如"瘦肉精"中毒等事故发生。

③ 加强对上市猪肉、牛肉、羊肉和家畜的检验，批发市场等配备"瘦肉精"快速检测设备。

④ 购买鲜肉类，特别是猪肉的消费者，不要购买肉色较深、肉质鲜艳、后臀肌肉饱满突出、脂肪非常薄等有可能使用过"瘦肉精"的猪肉，少吃内脏，发现问题，及时举报。

三、放射性污染

由于核能的发展，人工放射性同位素的应用，以及大量核试验都会污染环境，直接或间接污染食品，其中一部分可通过食物链进入人体。

食品放射性污染对人体的危害，主要是由于摄入污染食品后放射性物质对人体内各种组织、器官和细胞产生的低剂量长期内照射效应。临床表现为对人体免疫系统、生殖系统的损伤和致癌、致畸、致突变作用。人体通过食物摄入放射性核素的量一般较低，应主要考虑慢性损害及远期效应。摄食放射性污染的食品可引起许多单位的多种组织癌变，如嗜骨性的锶90、镭 226 和钋 216 主要引起骨肿瘤，肝脏中潴留的铈 144 和钴 60 等常引起肝硬化和肝癌，均匀分布于组织中的铯 137 和钋 216 等引起的肿瘤则分散在软组织中，有效半衰期越长，剂量越大，伤害作用也越大。

食品污染及其对人体健康的危害，涉及面相当广泛。如食品受病原微生物污染，且微生物在食品上大量繁殖或产生毒素时，可引起食物中毒。如果食品被某些有害化学物质污染，含量虽少，但当长期连续地通过食物作用于人体时，可表现为慢性中毒、致畸、致突变、致癌等潜在性危害。

1. 慢性中毒

由于长期摄入少量被有毒物质污染的食物，可对机体造成损伤，引起慢性中毒。由于污染物的种类和毒性不同，作用机制不同，因此慢性中毒的症状表现也各不相同。例如，过量使用含添加剂如色素或香料（精）的食物，短期内不易看出危害，但它可以引起呼吸系统疾病；长期摄入微量受黄曲霉毒素污染的粮食，能引起肝功能异常和肝脏组织病理变化。由于慢性中毒的原因较难发现，容易被人忽视，所以应给予足够的重视。

2. 致畸作用

食物中的有害污染物质，可以通过母体作用于胚胎，引起形态和结构上的异常而导致畸形、死胎或胚胎发育迟缓。例如，吃了被亚硝胺、甲基汞、黄曲霉素等污染的食物均可引起畸胎或胚胎变异。

3. 致突变作用

所谓突变，是指生物在某些诱变因子作用下，细胞中的遗传物质的结构发生突然的、根本的变化，并在细胞分裂过程中传给后代细胞，使新的细胞获得新的遗传特性。例如，某些农药可影响正常妊娠或使骨髓细胞增殖加快，表现为白血病。这种不正常的增殖细胞如果损害或取代了正常组织，就可引起癌变，这种现象往往在若干代的后代中出现。

4. 致癌作用

根据动物实验，已知不少化学物质和霉菌毒素污染食品后具有致癌作用。例如，过量使用发色剂对肉类进行加工处理，在食品处理中可形成强致癌物；黄曲霉毒素、六六六能使动物和人发生肿瘤。由于肿瘤的发生是多因素综合影响的结果，除了受外界有害因素作用外，还与年龄、性别、地区、饮食和生活习惯等有关。因此，动物试验表明具有致癌作用的有害物质对人体是否有致癌作用，目前尚无定论，但为了保护人民健康，对于那些能引起动物致癌、致畸、致突变的污染物所污染的食品要引起重视，要采取措施进行处理或禁止食用。

为了控制和防止有害物质对食品的污染，消除食品中存在的有害因素，不断提高食品的卫生质量，必须采取以下措施。

（1）大力进行防止食品污染的宣传教育，经常对食品企业从业人员进行卫生知识讲座，使他们懂得食品污染的危害，自觉地做好防止食品污染的工作。

（2）根据国家颁布的食品安全法，有关部门应对食品企业（食品工厂和商店）、饮食行业、公共食堂进行卫生管理与监督，凡不符合卫生标准的食品，应找出污染原因并及时进行处理。

（3）加强对"三废"的管理，凡不符合排放标准的"三废"，不得任意排放，以杜绝"三废"对食品的污染。

（4）加强对食品包装材料和容器的卫生管理，执行食品运输和储存的卫生管理条例，确保食品在运输和储存过程中不受污染和受潮、霉变或变质。

（5）卫生防疫部门要做好肉品检验工作，严禁病死畜禽肉进入市场，发现病畜禽及其肉品应立即进行处理。

（6）应采用高效、低毒、低残留的化学农药或其他防治方法取代高残留的农药，以减少对环境的污染和在生物体内的残留。

第二节　食物中毒及预防

食物中毒，是指食用了被有毒有害物质污染的食品或者食用了含有毒有害物质的食品后出现的急性、亚急性疾病。

所谓"有毒食物"是指健康人经食入可食状态和正常数量而发病的食品。因此摄取不可食状态的食品（如未成熟的水果）；摄取非正常数量食品（如暴饮暴食而引发的急性肠胃炎）；非经口摄取而由其他方式引入体内；使用者是特异体质，对某种食品（如虾，蟹，牛乳等）发生变态反应引起的疾病；经食物感染的肠道传染病（如痢疾，伤寒等）和寄生虫病（如旋毛虫病，囊虫病等），这些都不属于食物中毒范围，也不能把这些引起发病的食物认为是有毒食物。所以正确理解有毒食物和食物中毒的概念，对于病人是否按食物中毒患者急救治疗和引起发病的食品是否按有毒食物进行处理，对饮食业从业人员的实际工作有重要指导意义。

食物之所以有毒，有以下几方面原因。

（1）食物在加工、运输、储存和销售过程中受病原性微生物的污染，并急剧繁殖大量活菌，如沙门氏菌和变形杆菌等所引起的中毒传染。

（2）食物受病原微生物污染后，在食物中产生大量毒素，使食品具有毒性，如葡萄球菌、肉毒杆菌和某些霉菌毒素等。

（3）在生产、加工、运输、储存过程中被有毒化学物质污染，达到中毒剂量，如农药、金属和其他化学物质的污染。

（4）在某种条件下食物本身产生大量的有毒物质，如发芽的马铃薯，或食物本身含有有毒物质，由于加工、烹调方法不当未被除去。

（5）由于外形与某种食物相似，而现实却有毒的动植物被误当作无毒食物，如毒蕈等。

若吃了这些"有毒食物"，均可引起食物中毒。

虽然有毒食物的种类有所不同，但所有的食物中毒一般都具有以下共同的特点。

（1）有共同的致病食物。

（2）潜伏期较短，来势凶猛。集体暴发性食物中毒时，很多人在短时间内同时或先后相继发病，并在短时间内达到高峰。

（3）症状相似。所有病人都有类似的临床表现，如腹痛、腹泻、恶心、呕吐等。

（4）不直接传染。人与人之间不直接传染，一般无传染病流行时的余波。

食物中毒的这些共同特点，饮食企业应高度重视。一旦发生食物中毒，由于发病急速，波及面广，不仅会对顾客的健康造成严重损害，而且给餐饮企业的声誉及经济上造成的损失也是难以挽回的。

食物中毒可按致病物质大致分为以下几类。

1. 细菌性食物中毒

（1）沙门菌属食物中毒。

（2）葡萄球菌肠毒素食物中毒。

（3）副溶血性弧菌（致病性嗜盐菌）食物中毒。

（4）致病性大肠菌属和变形杆菌属食物中毒。

（5）肉毒杆菌毒素中毒。

（6）蜡样芽孢杆菌食物中毒。

（7）其他细菌性食物中毒，如韦氏杆菌食物中毒、链球菌食物中毒。

2. 化学性食物中毒

化学性食物中毒，如金属、农药和亚硝酸盐中毒等。

3. 有毒动植物中毒

（1）有毒动物中毒，如河豚中毒和某些鱼类食品引起的组胺中毒等。

（2）有毒植物中毒，如毒蕈、苦杏仁和木薯中毒等。

4. 霉变食品食物中毒

食用某些真菌毒素污染的食物而引起的食物中毒，如赤霉病麦中毒、黄曲霉毒素中毒等。

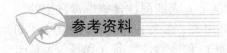

参考资料

我国 2015 年全国食物中毒事件情况

2015 年，国家卫生计生委通过突发公共卫生事件管理信息系统共收到 28 个省（自治区、直辖市）食物中毒类突发公共卫生事件（以下简称食物中毒事件）报告 169 起，中毒 5 926 人，死亡 121 人。与 2014 年相比，报告起数、中毒人数和死亡人数分别增加 5.6%、4.8% 和 10.0%。2015 年无重大食物中毒事件报告。报告食物中毒较大事件 76 起，中毒 676 人，死亡 121 人；一般事件 93 起，中毒 5 250 人。

中毒事件原因分类情况。微生物性食物中毒人数最多，占全年食物中毒总人数的 53.7%。有毒动植物及毒蘑菇引起的食物中毒事件报告起数和死亡人数最多，分别占全年食物中毒事件总报告起数和总死亡人数的 40.2% 和 73.6%。

食物中毒事件中发生在家庭的报告起数和死亡人数最多，分别占全年食物中毒事件总报告起数和总死亡人数的 46.7% 和 85.1%；发生在集体食堂的食物中毒人数最多，占全年食物中毒总人数的 42.6%。

2015 年学生食物中毒事件的报告起数、中毒人数和死亡人数分别占全年食物中毒事件总报告起数、总中毒人数和总死亡人数的 18.3%、28.7% 和 0.8%，其中，27 起中毒事件发生在集体食堂，中毒 1 605 人，无死亡。与 2014 年相比，学生食物中毒事件的报告起数和中毒人数分别减少 13.9% 和 22.0%，死亡人数减少 3 人。

2015 年全国发生食物中毒事件原因分析如下。

（1）食物中毒事件原因分析。2015 年微生物性食物中毒事件的中毒人数最多，主要致病因子为沙门氏菌、副溶血性弧菌、蜡样芽孢杆菌、金黄色葡萄球菌及其肠毒素、致泻性大肠埃希氏菌、肉毒素等。有毒动植物及毒蘑菇引起的食物中毒事件报告起数和死亡人数最多，病死率最高，是食物中毒事件的主要死亡原因，主要致病因子为毒蘑菇、未煮熟四季豆、乌头、钩吻、野生蜂蜜等。其中，毒蘑菇食物中毒事件占该类食物中毒事件报告起数的 60.3%。化学性食物中毒事件的主要致病因子为亚硝酸盐、毒鼠强、克百威、甲醇、氟乙酰胺等。其中，亚硝酸盐引起的食物中毒事件 9 起，占该类事件总报告起数的 39.1%，毒鼠强引起的食物中毒事件 4 起，占该类事件总报告起数的 17.4%。

（2）食物中毒发生场所分析。发生在家庭的食物中毒事件报告起数及死亡人数最多，病死率最高，为 7.9%，误食误用毒蘑菇和化学毒物是家庭食物中毒事件死亡的主要原因。农村自办家宴引起的食物中毒事件 20 起，中毒 1 055 人，死亡 13 人，分别占家庭食物中毒事件总报告起数、总中毒人数和总死亡人数的 25.3%、81.1% 和 12.6%。发生在集体食堂的食物中毒事件中毒人数最多，主要原因是食物污染或变质、加工不当、储存不当及交叉污染等。学校集体食堂是学生食物中毒事件发生的主要场所。

一、细菌性食物中毒

细菌性食物中毒，是人们吃了含有大量细菌或细菌毒素的食物而引起的食物中毒，这是食物中毒事故中最常见的一类。

细菌性食物中毒通常有明显的季节性，尤其是夏秋季节，由于气温高、湿度大，最利于细菌的滋生繁殖。另外，此时期内人体防御能力较弱，也是造成细菌性食物中毒发生的诱因。引起细菌性食物中毒的食品，主要是动物性食品（如肉类、鱼类、乳类和蛋类等）（如沙门菌属多发生于肉类，副溶血性弧菌多发生于海产品等）和植物性食品（如剩饭、糯米凉糕、豆制品、面类发酵食品等）。

通常机体抵抗力弱的人（如病弱者、老人和儿童），容易发生细菌性食物中毒，而且发病率较高，症状也比较严重。但细菌性食物中毒病死率较低，如能及时抢救，一般病程短、恢复快、病愈后良好，仅肉毒杆菌毒素中毒例外。

（一）沙门菌属食物中毒

沙门菌属的细菌引起的食物中毒在细菌性食物中毒中最为常见。它分布广，活力较强。在普通水中虽不易繁殖，但仍可存活 2～3 周；在潮湿土壤中可越冬不死；在蛋和蛋制品中也可存活数月。在 pH 4.5 以下能一直生长，在 70 ℃水中经 5 分钟可被杀灭，在 100 ℃水中立即死亡。在手指上可以存活 10 分钟以上。

沙门菌属的细菌种类繁多，主要有鼠伤寒沙门菌、肠炎沙门菌和猪霍乱沙门菌等，对人和动物都能致病。

沙门菌属食物中毒多由动物性食物引起，如各种肉类、鱼类、蛋类、乳类等。主要是食入活细菌而引起食物中毒。食入活细菌数量越多，发生中毒的机会就越大。因沙门菌不分解蛋白质，受污染的食品通常无感官性状上的变化，因此更应引起注意。肉类食物被污染的途径主要有两个方面。一是生前感染，二是宰后污染。

食用污染食物后潜伏期一般为 12～36 小时，多数在 48 小时内发病，症状以胃肠炎型为多见，可伴有高烧、恶寒等。多数病人在 2～3 天后胃肠炎症状消失。严重者可能引起菌血症和全身感染。

对沙门菌属食物中毒的预防，除应加强一般食品卫生监测措施外还应强调下列各点。

（1）严禁食用病死家畜禽肉。

（2）严格执行生熟食品分开存放制度。

（3）暂不烹调的肉类食物，应立即低温储存。

（4）加工后的熟肉制品应在 10 ℃以下低温或通风良好处存放，且存放时间不可过长。

（5）合理掌握火候，对肉类要充分加热，煮熟、煮透。

（6）禁止活家畜禽进入厨房和切配间。

（7）注意厨房环境卫生，治理好排污水系统，防蝇、灭鼠、灭蟑螂，杜绝污染源。

（8）教育员工注意个人卫生，尤其是便后和工作前要用肥皂和流水洗手。

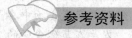

参考资料

沙门氏菌污染引起的中毒

《四川日报》2009 年 8 月 6 日报道：记者从凉山州应急部门获悉，截至 8 月 6 日 14 时 30 分，会东县江西街乡碗厂村"8·2"疑似食物中毒事件无新增病例，131 人临床诊断食物中毒住院治疗人员经县人民医院、攀西监狱医院、大桥中心卫生院、大崇中心卫生院、黑嘎乡卫生院全力抢救治疗，病情稳定，其中重症病例零例，好转病例96例，治愈出院35例。据统计，此次事件共接诊175例患者（原报217人存在重复统计，另有部分疑似病人经观察无恙已回家），其中临床诊断排除食物中毒人员43人，临床诊断食物中毒人员132人（1人已死亡）。在省、州专家组的指导下，131例食物中毒人员经全力抢救治疗，整体情况平稳。

根据流行病学调查、病人临床症状，经过省、州、县专家讨论，一致判定为细菌性食物中毒，采样标本已送州、县相关机构作进一步检验分析。据凉山州卫生局8月6日实验室检测报告：从3名病人肛拭子和1个凉拌菜样品中检出伤寒沙门氏菌。根据流行病学调查、临床表现和实验室检查结果认定，此次事件是一起因沙门氏菌污染食物引起的食物中毒事件。

中毒原因

沙门氏菌是全球报道最多的、各国公认的食源性疾病的首要病原菌，广泛发生于家庭、学校、公共餐饮单位及医院，最常见的为B组中的鼠伤寒沙门菌，C组中的猪霍乱沙门菌，D组中的肠炎沙门菌。沙门氏菌多数存在于动物的排泄物中，可通过水和食物传播，多由动物性食品引起，特别是畜肉类及其制品，其次为禽肉、蛋类、奶类及其制品。污染来源包括食品原料受污染，在加工销售环节受污染，带菌动物在抵抗力下降时细菌进入血液或肌肉导致全身感染。发病原因与食物存放不当，食用未烧熟煮透食品有关。

危害

（1）肠热型（伤寒、副伤寒）：开始出现发热不适、全身疼痛，此后患者出现持续高热、相对脉缓、肝脾肿大、外周白细胞下降、皮肤出现玫瑰疹。严重者肠局部坏死和溃疡，有出血、穿孔等并发症。

（2）急性胃肠炎（食物中毒）：潜伏期12～24小时，突然恶心、呕吐、腹痛、腹泻、发热，严重者有寒战、惊厥、抽搐与昏迷，病程3～7天，愈后良好。

其中典型的是伤寒症，症状是起病缓慢，体温逐渐升高，一周时间可达39～40℃。同时出现发冷、头痛、咳嗽、脾大、全身无力、无精神、食欲差、腹泻、躯体有玫红色斑点。严重者出现胸闷、心慌、心律失常、血压下降等症状，若出现肠出血、肠穿孔则会有生命危险。世界上最大的一起沙门氏菌食物中毒事件在1953年发生于瑞典，是由吃猪肉而引起的鼠伤寒沙门氏菌，7 717人中毒，90人死亡。

（二）葡萄球菌肠毒素中毒

葡萄球菌广泛存在于自然界，是化脓性球菌之一，化脓部位常成为传染源。例如，患有化脓性皮肤病和疮疖或畸形呼吸道感染，以及口腔、鼻咽炎症等患者，患有乳腺炎的乳牛的乳及其制品和带有化脓性感染的牲畜肉、尸等。正常人的鼻咽腔亦常带有葡萄球菌，有人调查，在正常人中带有本菌的占30%～50%，人手上带本菌的占14%～44%。

引起中毒的食品以剩饭、凉糕、奶油糕点、牛乳及其制品、鱼、虾、熟肉等最为常见。引起中毒的原因主要是食品被致病性葡萄球菌污染后，在适宜条件下迅速繁殖，产生大量肠毒素所致。产毒时间的长短与温度和食品种类有关。一般在37℃左右经12小时即可产生。肠毒素耐热性强，带有肠毒素的食物，煮沸120分钟方能被完全破坏，故在一般烹调中不能完全破坏。葡萄球菌肠毒素食物中毒潜伏期最短1小时，一般为2～6小时，症状主要为恶心、呕吐、唾液分泌增加、胃部不适或疼痛，继而腹泻。呕吐是本病必发的症状，多呈喷射性呕吐，腹泻次数不多，多为水样便或黏液便。病程较短，一般在 1～2 天内恢复正常，很少死亡。

预防措施：

（1）对患有疮疖、化脓性创伤或皮肤病，以及上呼吸道炎症、口腔疾病等患者，应暂时调换食品加工工作，并及早治疗；

（2）各种易腐食品，应在较低温度（5 ℃以下）储存或冷藏；

（3）对剩饭菜的处理，应该散开，放在阴凉通风处，避免污染，保存时间尽量缩短在 4 小时以内，且食用前必须充分加热。

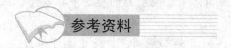

参考资料

金黄色葡萄球菌引起的中毒

《海南日报》2014 年 12 月 31 日报道，12 月 19 日海口市布朗幼儿园 10 名幼儿餐后陆续出现恶心、呕吐、腹痛等症状，这是一起因金黄色葡萄球菌引起的急性食物中毒事件，龙华区食品药品监督管理局已对此事件进行立案调查。

19 日下午，布朗幼儿园 10 名幼儿陆续出现恶心、呕吐、腹痛、腹泻等症状，年龄均在 4 岁至 5 岁，之后送往医院就诊治疗，经抗菌药物和对症治疗后，发病幼儿于 12 月 20 日上午 5 时 30 分基本痊愈出院。

根据疾控部门的报告，10 名发病幼儿有共同进餐史，均为同一班级。发病幼儿临床表现基本相同（主要症状为恶心、呕吐、腹痛、个别伴有腹泻），潜伏期较短，病程较短，且人与人之间不传染，发病曲线呈单峰型，基本符合食物中毒特点。

海口市疾控中心实验室分别在一名患者的呕吐物和粪便、厨师吴某的手拭子和五香焖饭等样品中检出金黄色葡萄球菌，其阳性菌株引起的发病症状与 10 个幼儿发病的症状基本一致，因此可判断该起事件为金黄色葡萄球菌引起的食物中毒事件。引起中毒事件的可疑中毒食品为五香焖饭，引起此次食物中毒事件的原因，可能是厨房员工吴某携带金黄色葡萄球菌，在从事厨房食品加工操作过程中污染食品或厨房环境所致。

（三）副溶血性弧菌食物中毒

副溶血性弧菌是一种嗜盐弧菌，在海水中广泛分布。引起中毒的食物主要是海产品，其中又以各种海鱼和贝蛤类为多见，如黄花鱼、带鱼、墨鱼、海蜇等。其他各种食品如熟肉类、禽蛋类及其制品因交叉污染亦可发生。本菌在温室 18～22 ℃可迅速繁殖，短时间内即可达到致病菌量。

引起中毒的原因，主要是烹调时未烧熟煮透，细菌未被完全杀灭或烹调好以后被本菌污染而又存放不当，食前未充分加热所致。此外，不卫生的凉拌生食亦常引起中毒事故发生。

本疾病潜伏期最短为 2 小时，一般多在 10 小时左右，表现为典型的急性肠胃炎症状，腹痛特征为阵发性绞痛。病愈后一般恢复良好，大多数患者 2～4 天恢复正常。

预防措施：

（1）海产品加工前应用淡水充分冲洗干净，接触过海产食品的厨具、容器、手及水池等，用后均应洗刷冲净，避免交叉污染；

（2）水产品要以低温冷藏保鲜，因为副溶血性弧菌在 2～5 ℃即停止生长，在 10 ℃以下即不能繁殖；

（3）副溶血性弧菌不耐高温，80 ℃经 1 分钟即可杀灭，厨房烹调鱼虾蟹和肉类等动物性食物时一定要蒸熟、煮透，防止外熟里生；

（4）副溶血性弧菌不耐酸性，如凉拌海蜇，洗切后在食用醋中浸泡 10 分钟即可杀灭细菌，做凉拌菜时加些食用醋，既可杀菌又可调味，一举两得。

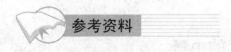

参考资料

副溶血性弧菌引起的中毒

据《南方都市报》2015 年 8 月 31 日报道，8 月 19 日邓先生和其他 6 位朋友来到明珠商业广场的圣琼自助美食城吃自助餐。据其回忆，当晚点了很多海鲜类食物，有濑尿虾、小黄蟹等，其中也吃了凉菜等其他冷热的食物。吃完后并无不适，但次日凌晨纷纷出现发烧、呕吐、头疼、腹泻以及腹痛等症状，随后前往医院进行治疗。

而记者从市食品药品监督管理局获悉，就在邓先生就餐的次日，该局先是早上 8 点 30 分，接到香洲区人民医院报告接诊了 4 名病人主要症状为呕吐和腹痛、腹泻，怀疑食物中毒。接报后，该局立即派出执法人员前往医院进行调查。但当天 11 时 30 分，该局又接到上冲医院电话报告，该院也接诊了 6 名呕吐、腹痛、腹泻等胃肠道症状的患者。

据现场调查核实，该局调查人员发现两次接报的患者均到珠海市前山圣琼美食百汇自助厅进食自助餐，为同一起疑似食物中毒事件。

据该局介绍，经过询问发现，上述疑似食物中毒者均食用过该餐厅的凉拌菜以及海鲜等食物，其中包括了鱿鱼、螃蟹、牛肉、羊肉、猪肉、虾以及蔬菜等四十多种。

记者获悉，截至 8 月 23 日 24 时，珠海市疾病预防控制中心现场核实调查医院报告的该事件就诊病例共 11 名。而根据患者临床表现、流行病学调查及实验室结果，判定这是一起由副溶血性弧菌引起的食物中毒事件。

副溶血性弧菌常见于生海鲜产品。市食品药品监督管理局提醒，人若误食未彻底煮熟的海鲜产品，或者处理过生海鲜产品的刀具、砧板、碗筷等未彻底洗净消毒后，又处理熟食、凉菜等此类食物，均有可能发生副溶血性弧菌引起的食物中毒。所以，请广大市民和食品生产经营单位平时多加注意。

（四）致病性大肠杆菌和变形杆菌属食物中毒

大肠杆菌和变形杆菌在一般情况下是非致病菌，但其中有少量致病性菌株，污染食物后，细菌便大量繁殖，使致病性菌株数量增多，这就有引起食物中毒的可能。由这类细菌引起的食物中毒，多是卫生状况差，厨房用具和食品被高度污染，或由于缺少冷藏设备，从而造成细菌大量繁殖所致。

致病性大肠杆菌主要引起急性肠胃炎和急性细菌型痢疾。前者发病症状为腹泻、大便米泔样、呕吐、腹绞痛；后者发病症状为腹泻、便血、发高烧。

对致病性大肠杆菌和变形杆菌属食物中毒的预防基本与沙门菌相同。应特别强调防止熟食品被带菌的厨师和服务员、带菌的动物、厨房的污水、带菌的容器具污染。熟菜和凉拌菜要分开配制，要有专门的熟食间，熟食间与外界厨房隔绝，外面有预进间。熟食间要配备有专门的厨师。厨师进入熟食间时应先在预进间更衣、洗手后才能到熟食间操作。切配好的冷拼盘要直接上席，不能经过有生肉菜和脏碗碟的区域，以防止交叉污染。

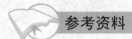
参考资料

大肠埃希菌 O157 引起的中毒

新华社电据《洛杉矶时报》2006 年 10 月 23—26 日报道：2006 年 9 月中旬至 10 月下旬，美国人谈菠菜色变。自从有人因食用加利福尼亚州生产的袋装菠菜而感染了大肠杆菌后，截至 10 月 26 日，感染范围已扩散至全美 26 个州，出现了 204 个病人，确认死亡 3 人，还有 27 人出现了严重症状——溶血性尿毒综合征、大肠杆菌病例。而实际上，这次被大肠杆菌同时击中的，还有加利福尼亚州的菜农和加利福尼亚州的农业大州形象，以及全美民众对美国食品安全的信任。

有证据表明，当地的野猪群既可以进入养牛场，也可以进入菠菜田，因此很可能是野猪的排泄物将病菌带到了菠菜田。

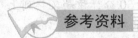
参考资料

致病性大肠杆菌引起的中毒

据国家质量监督检验检疫总局官网 2016 年 9 月 20 日报道，2016 年 9 月 1 日，广西检验检疫局南宁机场办事处对来自印度尼西亚雅加达航班的入境旅客感染肠出血性大肠杆菌 O157：H7 引发的食物中毒事件进行了及时处置。

2016 年 9 月 1 日 22 时，广西局南宁机场办旅检值班人员接到机场现场指挥中心电话，报称：由印度尼西亚雅加达至广西南宁的一架航班上出现数名有发热及呕吐、腹泻症状的旅客。南宁机场办立即启动口岸突发公共卫生事件应急预案，组织开展应急处置工作。

在航班抵达后，经询问机组了解到，在飞机平飞过程中发现先后有 13 位旅客出现"腹泻"状况，另有一小孩出现"上吐下泻"状况，这 14 位旅客中有 3 位有发热症状，体温分别为 39.0 ℃、38.0 ℃和 37.8 ℃。据旅客及导游自述，他们是同一旅行团，曾于 8 月 31 日在巴厘岛吃过一次海鲜自助，当晚即有人出现腹泻症状。9 月 1 日在巴厘岛飞往雅加达的前序航班上吃过一次机上配餐。经检疫人员现场排查，该航班有 4 位旅客出现有相关症状，主要表现为轻度腹痛、腹泻，有 2 人伴呕吐，1 人体温 37.4 ℃，余正常。

经对排查结果的分析，初步判断该航班旅客疑似感染性腹泻，原因为食用不洁食物，具体不洁食物来源待调查。检疫人员在对该旅游团游客信息登记后，发放就诊方便卡，嘱其尽快到国际旅行卫生保健中心就医并做进一步检查，现场予以放行。随后卫生处理人员对该航班客/货舱、卫生间、垃圾及其他可能被污染的区域和场所进行了终末消毒。

9月8日21时，经广西国际旅行卫生保健中心实验室检测，一名患者肠出血性大肠杆菌O157：H7核酸阳性；一名患者甲型流感病毒核酸阳性。

中毒原因

大多数大肠杆菌对人体无害，但O157：H7大肠杆菌却是一种危险的病原。"O157"一般寄生在牛、羊等动物的肠道内，常附在家畜的内脏表面，通过人畜粪便污染的食物，如被污染的牛奶和肉制品，甚至蔬菜和水果传播，在暴发期间可由人与人之间的接触而传播。当人食用了这些受到污染的食物或饮用水后即被感染，进而在体内产生毒素，危害身体的健康。感染O157：H7的患者大多数为急性起病，常常突然发生剧烈腹痛和非血性腹泻，数天后就出现出血性腹泻、高烧，并引起并发症，如尿血、脑功能障碍等，严重的会致人死亡。

预防措施

（1）严防病从口入。急性肠胃炎都起因于食物，因此严把食物卫生关是预防此病的关键。搞好饮食、饮水卫生和粪便管理，大力消灭苍蝇，是预防该病的根本措施。冰箱内的食物要生熟分开，尽量不喝生牛奶，不食不干净的食品、水果和蔬菜等，不饮用不干净的饮料或生水。食品进食前要重新烧熟、烧透，饭前便后要洗手，蔬菜、瓜果生吃前要消毒，外出度假要选择干净卫生的饭店等都是应注意的有效预防措施。

（2）避免与患者密切接触，或者在接触时应特别注意个人卫生。

（五）肉毒杆菌毒素中毒

肉毒杆菌中毒的病原体为肉毒梭状芽孢杆菌，可产生肉毒毒素。肉毒毒素是一种强烈的神经毒，人体摄入被污染了该种毒素的食品即可引起急性中毒。

肉毒杆菌生长繁殖和产生毒素的适宜温度为18～30℃，所有菌株在45℃以上都受到抑制。肉毒杆菌毒素耐热性差，在80℃经30分钟或100℃经10～20分钟烧煮即被破坏。毒素对酸稳定，遇碱和在pH值大于7时迅速分解。

肉毒杆菌常存在于土壤中，引起中毒的食品有罐头和发酵性食物，如臭豆腐、豆瓣酱、豆酱和肉类等。

肉毒杆菌中毒的主要症状是损害人体的对称型颅神经，引起神经麻痹，先是眼肌麻痹和调节功能麻痹，出现视力迷糊、眼睑下垂，复视、眼球震颤等症状；接着出现咽肌、肠胃肌等麻痹，并出现咀嚼吞咽困难、语言障碍；继续发展可因呼吸肌麻痹引起呼吸功能衰竭而死亡。肉毒素的毒性很强，成年人摄入0.01 mg即可致命。

预防措施：

（1）厨房在对食品原料进行初加工时要尽量洗净泥土和粪便等可能带菌的杂物；

（2）采购罐头食品时要避免买有破损的和胖听的罐头，采购香肠、火腿肉等食品时要了解生产厂的加工质量是否可靠，采购各类由黄豆类发酵制成的酱汁要注意包装是否完好及使用期限；

（3）注意存放条件，应冷藏存放，食用前要充分蒸煮消毒，这是破坏肉毒素预防中毒的可靠措施。

肉毒芽孢杆菌引起的中毒

据国家质量监督检验检疫总局 2013 年 8 月 4 日接到新西兰驻华使馆的最新通报后，全球最大的乳品出口商之一、新西兰恒天然集团旗下工厂生产的浓缩乳清蛋白粉被检测出疑似含有肉毒杆菌毒素，致使使用了疑似问题原料的多美滋等品牌的婴幼儿奶粉产品受到牵连。"肉毒杆菌"就成为公众心中婴幼儿奶粉乃至所有食品的"头号公敌"。肉毒杆菌到底有多大危害？为什么奶粉里会有？……带着这些公众关心的问题，《中国新闻报》记者采访了国际食品科学院院士、国家食品安全风险评估中心技术顾问刘秀梅和国家食品安全风险评估中心食源性疾病监测部副主任郭云昌。

肉毒杆菌不足以致病

记者：我们都知道，美容界用注射肉毒素来除皱，这个肉毒素与恒天然奶粉事件中的肉毒杆菌是一样的吗？

郭云昌：首先我要强调，肉毒杆菌、肉毒毒素和芽孢是三个不同的概念。肉毒杆菌，又称肉毒梭菌，是一种生长在常温、低酸和厌氧环境中的革兰氏阳性细菌，广泛分布于土壤、淤泥及动物粪便中。肉毒杆菌的菌体没有毒性。但是，当肉毒杆菌在厌氧环境（如罐头食品、密闭发酵食品、动物肠道内）和适宜的温度（18～30 ℃）条件下就会产生肉毒毒素，而肉毒毒素才是真正的致病元凶。虽然这个毒素的毒性比较大，但它本身对热不稳定，100 ℃煮沸 10 分钟即可被破坏。真正难解决的是肉毒杆菌的芽孢。肉毒杆菌在感觉不适合它生长繁殖的时候就会像做茧一样用一些蛋白和糖类物质把自己包起来，形成芽孢。肉毒杆菌的芽孢虽然不能繁殖，也不能产生毒素，但是它却"刀枪不入"，一般的加工手段都杀不死它。一旦它找到适合的环境，就会"苏醒"过来。值得注意的是，芽孢"苏醒"需要非常苛刻的条件，而肉毒杆菌生成肉毒毒素的条件则更为苛刻。此次事件中，恒天然集团受污染奶粉中检测出的是肉毒杆菌，而不是肉毒毒素，因此，消费者不必过度恐慌。一般肉毒毒素中毒都是急性症状，目前全世界尚无因为食用可能被肉毒杆菌污染的问题奶粉而出现不适的病例报告。我国国家食品安全风险评估中心微生物实验部已经开始对报告的受污染的批次奶粉进行毒素检测，检测结果也会及时公布。

中毒原因

肉毒杆菌是厌氧性的，在罐装的食品和真空包装的食品中能产生孢子。肉毒杆菌毒素中毒是由食物中的肉毒杆菌产生的毒素造成的，它作用于神经系统，并且经常造成致命的疾病，即使身体强壮的也会如此。孢子有抗热性，在煮沸和高温中仍能幸存。然而该毒素却对热很敏感，毒素经煮沸可破坏。在食物中它与蛋白质和其他物质混合在一起时可受到保护。其潜伏期为 12～96 小时不等，症状有头昏、头痛、疲乏、视力模糊或成重影、眼皮下垂、语言迟钝不清、吞咽困难，随后由于喉肌麻痹而失去说话能力。婴儿肉毒杆菌中毒表现为嗜睡、无食欲、便秘、哭叫微弱和肌肉松弛。这些都是由肉毒杆菌毒素引起的肌肉瘫痪症状，如果不及时治疗，症状会发展到四肢、身躯及呼吸系统的肌肉瘫痪，最终由于呼吸衰竭而死亡。疾病发生后 3~7 天，有三分之一的患者死亡，及时治疗后充分恢复也较慢，要数月或数年。高蛋白食物，如鱼和肉很容易被污染，从而变黑并产生气体。自制罐装或瓶装的肉、鱼和蔬菜是引起肉毒杆菌毒素中毒的主要原因。如果加热处理不充分或没有足够的醋和盐来保存这些食物就会发生危险。质量低劣的罐装食物一般危险性都较大。肉毒杆菌毒素中毒一般在吃了质量低劣的罐装食物后发生。

预防措施

肉毒杆菌毒素对热很敏感，经高温煮沸后可被破坏。因此家庭自制的发酵食品、腌腊食品，必须严格消毒，食用自制罐头食品时应先将食品煮 10 分钟，以保证安全。当发现罐头盖鼓起、色味发生改变时，说明食品已受到细菌污染，此时切勿食用，应立即丢弃。真空包装的食品应加热灭菌（中心温度 120 ℃，保持 4 分钟），产品应冷藏下销售。用铝箔包裹烘烤的马铃薯应保温到食用时或应该冷藏。蜂蜜可能含有肉毒杆菌芽孢，因此，不应给婴儿和未满 12 个月的幼儿喂食蜂蜜。伤口感染病毒后应立即寻医诊治，并且不使用注射类非法毒品，如此就可以预防伤口型肉毒中毒。

二、有毒动植物食物中毒

有毒动植物食物中毒是指某些动植物食物体内含有某些有毒的天然成分，往往由于它们的外观形态与无毒的品种相似，容易混淆、分辨不清而误食。也有的是食用方法、储存方法不当而引起食用者中毒。此类事故时有发生，应引起饮食业关注。

（一）河豚等毒鱼引起的食物中毒

河豚又名"鲀"，俗称"气泡鱼""鸡抱鱼"或"乖鱼"，该鱼肉味极其鲜美，营养丰富，但因其体内含有剧毒的河豚毒素，人畜误食后可致中毒，甚至死亡。河豚多产自沿海和内河水系，在我国沿海地区和日本，人们有吃河豚的爱好，所以每年都有多起因食用河豚中毒而死亡的悲剧发生。中毒者抢救困难，死亡率达到食用者 50% 以上，因此应引起饮食业足够重视。

河豚毒素的分子式为 $C_{11}H_{17}N_3O_8$，是小分子化合物中毒性较强的神经毒素，对热稳定，煮沸、盐腌、日晒均不被破坏。100 ℃加热 7 小时，200 ℃以上加热 10 分钟才被破坏。其主要存在于河豚鱼的卵巢和肝脏中，因此这两个部位具有剧毒；其次是肾、血液、眼睛、鱼鳃和鱼皮等部位也有毒性。将血液清洗干净的新鲜的河豚鱼肉可视为无毒，但河豚若死后时间较长，内脏毒素逐渐溶入体液而进入肌肉中，也会使鱼肉有毒。

河豚中毒发病急速而剧烈，食后几分钟会感到手指、唇、舌有刺痛，然后出现恶心、呕吐、腹泻、四肢无力、发冷、指端麻痹等症状；重者出现瞳孔及角膜反射消失，甚至全身麻痹，呼吸衰竭以致死亡。

我国卫生部门和市场管理部门都曾大力宣传河豚的形态特点及其严重的危害性，规定禁止出售河豚，一经发现有市售河豚或干品，要立即追查其来源，并会同有关部门协助组织销毁。饮食店也不能应食客要求制作河豚菜肴，否则出现问题后，将要承担严重后果。

毒鱼类中毒除河豚外还有其他一些毒鱼，若误食也会引起中毒，这些毒鱼大致可分为以下几种类型。

1. 肉毒鱼类

肉毒鱼类是指鱼肉或内脏含有毒素的鱼类，我国肉毒鱼类有 20 多种，南海产的有花斑裸胸鳝（肉有毒）、斑点九棘鲈（肉有轻毒）、棕点石斑鱼（肉有毒）、侧牙鲈（肉有轻毒）、白斑笛鲷（肉和内脏均有毒），南海和东海均产有海边裸胸鳝和斑点裸胸鳝（肉有剧毒）等。饮食业不要选用这些鱼类做海鲜。

2. 血毒鱼类

血毒鱼类指血液中含有毒素的鱼类。鱼血中的毒素能被热和胃液所破坏，所以只要鱼煮熟后食用均不会出现中毒现象，只有饮用生鱼血才会中毒。血毒型鱼类有江河产的鳗鲡和黄鳝。民间传说鳝鱼血液能滋补强身，但经动物试验证实其血清有毒，生饮鳝鱼血者会出现腹痛、恶心、皮疹、呼吸困难等症状。

3. 胆毒鱼类

胆毒鱼类指鱼胆含有毒素的鱼类。具有胆毒的鱼类属于鲤科，平时食用量最大的有青鱼、草鱼、鲤鱼、鳙鱼等，这是饮食业常用的鱼，厨师要注意烹调前完整地去除鱼胆。

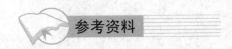

参考资料

毒鱼引起的中毒

据 2007 年 3 月 13 日搜狐新闻网记者报道，12 日上午，广东省卫生厅接到湛江市卫生局报告，3 月 7 日至 9 日，徐闻县西连镇大井村 13 人、瓜藤村 3 人先后因进食海鱼"云斑裸颊虾虎鱼"后出现中毒症状，其中包括 2 名儿童。一名 56 岁的男性在送往医院途中死亡。

据湛江市卫生部门的调查及动物实验，初步认为是进食了有毒的鱼种而引起的中毒事件。事件发生后，当地政府高度重视，卫生部门接报后指示收治医院全力救治病人，现场采集了剩余食品海鱼进行动物实验。湛江市海洋渔业局和湛江海洋大学有关专家确认，该鱼种为"云斑裸颊虾虎鱼"，属有毒鱼种，所含毒素为河豚毒素，与卫生部门现场调查的结论相吻合。当地卫生部门加强了卫生监督力度，开展宣传教育，建议政府禁止捕捞、收购、销售和食用虾虎鱼类。

广东省卫生厅表示，食用这一鱼种引起的食物中毒事件在广东省尚属首次报告。

（二）鱼类组胺中毒

鱼类组胺中毒，主要发生在不新鲜或腐烂的鱼中，但也与个人的体质是否过敏有关，因而组胺食物中毒是一种过敏性食物中毒。

不新鲜的或腐烂的鱼体中含有一定数量的组胺，这是鱼肉蛋白质中的组氨酸在脱羧酶的作用下分解得到的有毒产物。

组胺能使人体的毛细血管扩张和支气管收缩，中毒者的颜面、胸部及全身皮肤潮红，眼结膜充血，同时伴有头痛、头晕、脉频、心悸、胸闷及血压下降等症状。

容易产生组胺的鱼类有鲐鱼（青花鱼、油筒鱼、鲐巴鱼）、鲣鱼、马鲛鱼、鲫鱼、黄花鱼和带鱼等。温度为 15~37 ℃、pH 值为 6.0~6.2、有氧和渗透压不高（盐含量 3%~5%）

的情况下组氨酸易于分解形成组胺。

为了防止因食用不新鲜或腐烂的鱼而引起组胺中毒，应宣传教育人们和饮食从业人员不制作、销售和进食腐烂变质的鱼类。烹调时可采用多种方法减少或去除组胺，如把鱼烧熟煮透，在烹调容易产生组胺的鲐鱼类时，在锅内加入少许雪里蕻或红果（0.5 kg 鱼加 25 g 雪里蕻或红果），然后清蒸或红烧，可使鱼中组胺下降 65%，另外在烹调时用适量食醋也可降低其毒性。

《水产品卫生管理办法》有关规定（节选）

第三条　凡供食用的水产品（包括鲜售和加工）必须符合下列规定：

（一）黄鳝、甲鱼、乌龟、河蟹、青蟹、螃蜞、小蟹、各种贝类均应鲜活销售。凡已死亡者均不得出售和加工。

（二）含有自然毒素的水产品，如：鲨鱼、鲅鱼、旗鱼必须去除肝脏；鳇鱼应除去肝、卵；河豚有剧毒，不得流入市场，应别出集中妥善处理，因特殊情况需进行加工食用的应在有条件地方集中加工，在加工处理前必须先去除内脏、皮、头等含毒部位，洗净血污，经盐腌晒干后安全无毒方可出售，其加工废弃物应妥善消（销）毁。

（三）凡青皮红肉的鱼类，如鲣鱼、参鱼、鲐鱼等易分解产生大量组胺，出售时必须注意鲜度质量；在不能及时鲜销或需外运供销时应立即劈背加 25% 以上的盐腌制，以保证食用安全。

（四）使用食品添加剂应符合 GB 2760《食品添加剂使用卫生标准》。

（五）凡因化学物质中毒致死的水产品均不得供食用。

（六）凡虫蛀、赤变、脂肪氧化蔓及深层的水产品不得供食用。

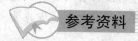
参考资料

贝类毒素引起的中毒

据《浙江新闻网》2012 年 7 月 13 日报道，7 月 9 日，温州市龙湾区海城街道和瑞安市塘下镇发生多人食用织纹螺（温州民间俗称乌螺）中毒事件，共造成 8 人中毒，其中 1 人身亡。经过当地疾控中心检验证实，有毒织纹螺含河豚毒素。

事发后，温州市卫生局、温州市食品安全委员会办公室发布消费警示，提醒广大市民勿食织纹螺。温州市食品安全委员会立即组织有关部门进行调查，加大对织纹螺的排查力度。各地各部门组织执法人员对市场上销售织纹螺情况进行全面清查、禁止其销售、没收查扣织纹螺。截至 7 月 12 日 16 时 30 分，该市累计检查食品经营 1 588 户，责令整改 138 户，立案查处 1 家，查扣织纹螺 126.15 kg。

专家介绍，贝类、螺类一旦食用有毒海藻，较其他海洋生物更易富集毒素。除了织纹螺，部分贝类同样会富集藻类毒素。夏季若遇赤潮发生，尽量不要食用贝类，因其富集的毒素不是煮熟就能被破坏的。市民要提高自我保护意识，如果万一误食后出现头晕、呕吐、口唇及手指麻木等类似神经系统症状的，须立即到医院就诊。

警方提醒，严禁任何单位和个人加工、出售有毒织纹螺，公众一旦发现有采购、加工和销售织纹螺行为的，要及时向食品安全监督部门举报。

中毒原因

海水中含有大量单细胞藻类等多种浮游生物，因其含有黄色或棕色色素，当其大量繁殖、集结时产生赤潮。这些藻类大多含有毒素，对特定海域造成了污染。贝、螺类等动物摄入这些有毒的藻类后，虽然本身不中毒，但能将其毒素储存在体内，成为毒贝、毒螺类，人若不小心食用了这些贝、螺类，就会引起中毒。根据中毒症状，可将有害赤潮藻毒素导致的中毒分为四大类：

(1) 麻痹性贝类中毒，染有该类毒素的贝类主要有紫贻贝、巨石房蛤、扇贝和巨蛎等；

(2) 腹泻性贝类中毒，被该类毒素毒化的贝类仅限于双壳贝，尤以扇贝、紫贻贝最甚，其次是杂色蛤、文蛤和黑线蛤等；

(3) 神经性贝类中毒，染有该类毒素的贝类以巨蛎和帘蛤等贝类为主；

(4) 记忆丧失性贝类中毒。

目前我国以麻痹性贝类中毒和腹泻性贝类中毒为常见类型。

预防措施

(1) 严控被赤潮污染的贝、螺类海产品上市买卖，避免群体性食后中毒。

(2) 绝对不要购买被赤潮污染的贝、螺类等海产品食用。

(3) 食用贝类海产品前要先将其浸养于清水中一段时间，并定时更换清水，使贝类自行排出体内毒素。

(4) 每次进食贝类不要过量，并避免进食其内脏、生殖器及卵子。

(5) 加工时要彻底烹煮达至沸点，以减低微生物污染所造成的风险。

(6) 进食贝类后若出现中毒症状，应立即前往邻近医院求医，并将剩余的食物留作调查及化验之用。在食后6小时内尽快进行催吐、洗胃和导泻是治疗的关键，可以大大减少毒素的吸收并减轻中毒的症状。

(三) 毒蕈中毒

蕈类俗称"蘑菇"，属于真菌类植物，具有大型子实体，为大型真菌。蕈类通常分为食用蕈、条件可食蕈和毒蕈3大类。食用蕈有野生和人工养殖两类。食用蕈味道鲜美，有较高的营养价值和一定的药效，是饮食业常用的食品原料。条件食用蕈是蕈体本身含有一定毒性，通过加热、水洗或晒干等处理之后方可安全食用。毒蕈是指食后能引起中毒的蕈类，约有80多个品种，其中含剧毒能致死的约有10种。

夏秋季节气温高、雨水多，蕈类生长繁茂，由于缺乏辨认经验，误食毒蕈事件时有发生。不同种的毒蕈毒性不同，主要分为原浆毒、神经毒、胃肠毒和溶血毒4种。所表现的症状各异，但不论哪一种中毒，只要是因吃蕈中毒的，都要及时采用催吐、洗胃、导泻和灌肠等方法，以迅速地排出尚未吸收的毒素，然后再对症下药抢救。

饮食业采购员要掌握鉴别食用蕈和毒蕈的方法。一般可认为毒蕈有以下特点：蕈盖色泽美丽，或呈黏土色，表面黏脆；蕈柄上有蕈环、蕈托；菌体多柔软多汁，汁液混浊如牛乳，菌体破损后会明显变色；与银器共煮时可使银器变黑，也会使大蒜变黑。饮食业只能选用可靠的食用蕈，对可疑的蕈类，要送卫生部门检验。

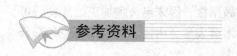

参考资料

食用毒蘑菇引起的中毒

2016年，湖北省连续发生误食野生毒蘑菇引起的中毒事件并造成多人死亡。监测数据显示，截至7月10日上报野生毒蘑菇中毒事件11起，发病36人，死亡6人。其中时间分布上5月份1起，6月份3起，7月份7起；地区分布上恩施州8起、宜昌市2起，武汉市1起。发生场所以农村家庭为主，20岁到59岁发病率高，占总发病数的58.33%，60岁以上病死率高，占总死亡数的50%。

监测数据分析发现，近十年来湖北省食物中毒死亡事件的主要原因是误食野生毒蘑菇，占总死亡人数的49%，发生时间主要集中在6～10月，发生地点主要为山区农村家庭。风险评估结果提示，我省6～10月是野生毒蘑菇引起食物中毒事件的高发期，山区农村居民为重点关注人群。

专家提醒，民间流传着不少识别毒蘑菇的方法，比如颜色越鲜艳的蘑菇毒性越大、被虫子咬过的蘑菇没有毒、毒蘑菇会让米饭变色或让银器变黑、毒蘑菇生长在阴湿肮脏处而可食用蘑菇长在草地或树上等，这些说法均不科学。识别毒蘑菇的唯一可靠的方法是做物种鉴定，但由于有的毒蘑菇与可食用蘑菇长得非常相像，即使是专家有时也会误判，所以最保险的方法，就是不采不吃野生蘑菇。

预防措施

（1）掌握毒蘑菇与普通蘑菇的形态特征。提高辨别毒蘑菇的能力。

（2）不随意采集野外蘑菇食用，尤其对一些色泽鲜艳、形态可疑的蘑菇应避免食用。

（3）已经确认为毒蘑菇时，绝不能食用，也不要将其饲喂给畜禽。

（4）发生毒蘑菇中毒时要及时送医院救治。

（四）含氰甙植物中毒

含氰甙类植物，常见的有木薯及苦杏仁，此外还有各种果仁如樱桃仁、李子仁、枇杷仁等。中毒原因是食入含氰甙类植物后经过一定过程生成氢氰酸（HCN）。氢氰酸有剧毒，对人的最低致死量为0.5～3.5 mg/kg体重，见表6-1。

表6-1　各种果仁的毒性及致死量

桃仁种属	含毒成分	含毒量/%	相当于含HCN量/%	致死量/（g/kg体重）
甜杏仁	苦杏仁甙	0.11	0.01～0.025	10～25（约20～50粒）
苦杏仁	苦杏仁甙	3.0	0.17	0.4～1（约1～3粒）
桃仁	苦杏仁甙	3.0	0.17	0.6（约1粒）
枇杷仁	苦杏仁甙	0.4～0.9	0.023～0.041	2.5～4（约2～3粒）

木薯是一种多年生的小灌木，其块根内含有大量淀粉，并有脂肪、蛋白质、维生素等。

主要用作制造淀粉和酒精原料，也可做饲料，有些人偶做副食，因未经合理加工处理食后可引起中毒。红、青茎木薯，氢氰酸含量以后者为较高；木薯表皮、内皮、薯肉及薯心各部分均含有不同量的氰化物，其中以内皮含量最多，毒性最大。

为了预防含氰甙植物中毒，在处理方法上可利用氢氰酸遇热挥发的特点或氰甙易溶于水的特点来除去有毒物质。例如，杏仁露、杏仁茶等食品，一般先将杏仁磨成浆后再煮熟，使杏仁中的氰甙水解成氢氰酸后遇热挥发除去；中医以苦杏仁做药，一般需经炒熟、去毒后入药，且用药量由医生控制。食用木薯前要先剥去薯皮，用水浸泡薯肉，蒸煮木薯时要将锅盖打开，使氢氰酸挥发后方可食用。为保险起见，也可将煮过的木薯再用水第二次浸泡，再行蒸煮。

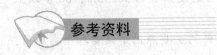

参考资料

木 薯 中 毒

中国食品科技网报道，菲律宾中部保和省一所小学 2005 年 3 月 9 日发生严重的集体食物中毒事件，目前已造成至少 27 名小学生死亡，另有百余名中毒者正在医院接受治疗。据悉这是菲律宾历史上最为严重的食物中毒事件。菲律宾总统阿罗约已经下令对此事进行彻底调查。

据当地媒体报道，事件发生在保和省马比尼市的圣何塞小学。许多一、二年级的学生在早间休息时食用了油炸木薯之后出现胃痛等不适反应，有些严重的则开始上吐下泻。事件发生后，中毒学生被送往 4 所医院进行救治。

马比尼市市长斯蒂芬·兰斯晚些时候证实，已有 27 名学生中毒身亡，另外 35 名学生情况严重。他指出，在这起事故中最令人遗憾的是，由于距离事发地点最近的医院也在 30 公里以外，所以，很多死去的孩子只是因为没有得到及时治疗。

一位名叫格雷丝的患者家属告诉美国有线电视广播公司（CNN）的记者，她 7 岁大的侄子诺埃尔死在了送往医院的途中，而她 9 岁大的侄女罗塞尔仍在医院接受治疗。"医院里聚集了很多焦急等待的父母，而那些死去的孩子被并排放在床上。所有在场的人都悲痛不已。"她一脸痛苦地说。

在 CNN 播出的电视画面中，许多哭泣的家长用毯子抱着他们死去的孩子离开医院。有消息说，家长们已经决定为死去的孩子举行集体葬礼。

菲律宾总统阿罗约在获悉集体中毒事件后极为震怒，她 10 日宣布，保和省马比尼镇进入灾难状态，要求马比尼市当局立即向受害者及其家属提供经济和医疗援助。阿罗约还要求对此事进行彻底调查。

事件发生后，当地警局迅速行动，逮捕了为学生提供油炸木薯的两名小贩。其中一名小贩不仅拒不认罪，而且竟然当着警察的面，吃了一些尚未售出的油炸木薯，结果也因此中毒，被送往医院。

保和省警察局长桑乔·贝纳莱斯表示，警方将尽一切努力，与当地医院和卫生部门密切合作，争取尽快弄清此次集体中毒事件的来龙去脉。菲律宾卫生部表示，政府将于 10 日向保和省派遣一名流行病学家，协助调查学生食物中毒的原因。与此同时，菲律宾卫生部长曼努埃尔·戴里特要求，保和省和附近省份的医疗单位必须确保药物储备充足，以满足治疗中毒者的需要。

中毒原因

木薯俗称葛薯、树番薯、臭薯等，其根块内含有丰富的淀粉、脂肪、蛋白质和维生素等成分，可作为副食品，食用前处理不当可引起中毒。木薯内含有一种叫氢氰酸的毒素。一般刚从地里收回的木薯，氢氰酸含量最高，存放过冬后显著减少。木薯中毒实质上是氢氰酸中毒。一般在进食后2～9小时发病。中毒症状有恶心、呕吐、腹痛、腹泻、头疼、面色苍白及全身无力等。中毒严重者烦躁不安，进而大小便失禁，进入昏迷状态，甚至有生命危险。

预防措施

最重要的是对木薯进行去毒处理。去毒的方法是去皮，切片晒干，食用前用冷水浸泡4～6天（每天换一次水），这样可以去除70%以上氢氰酸。煮木薯时不用盖锅盖，让氢氰酸挥发掉一部分。煮木薯的汤内含有较多的毒素，不宜食用。不宜空腹吃，一次也不能吃得太多，禁食生木薯。木薯中毒的特效解毒药有亚硝酸异戊酯、亚硝酸钠、硫代硫酸钠和亚甲蓝等。

（五）蔬菜中毒

某些蔬菜也含有毒性物质，若处理不当也会引起食物中毒。

1. 四季豆中毒

四季豆又名"菜豆""扁豆""芸豆""龙芽豆"，是饮食业常用的配菜，也是居民经常食用的蔬菜。秋天霜降以后收获的四季豆，或者储藏时间过长的四季豆，或者是炒得不够熟透的四季豆，都有可能引起食物中毒。四季豆中毒的临床症状表现为吐泻和出血肠炎。引起四季豆食物中毒的物质有两种：其一是皂素（皂甙），其二是豆素（植物凝血素）。皂素会刺激消化黏膜，引起充血、肿胀及出血性炎症；豆素是豆类的毒蛋白，具有凝集红细胞和溶解红细胞的作用。为了预防四季豆食物中毒，在烹调时宜将四季豆在开水中烫泡数分钟，捞出后再炒熟。炒熟时要烧熟煮透，将四季豆加热至原有生绿色消失，食用时无生味和苦硬感，此时，毒素也被彻底破坏。

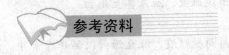
参考资料

四季豆引起的中毒

据《羊城晚报》2015年1月21日报道，珠海市近日连续出现四宗四季豆引起的食物中毒事件，百余人中毒。据介绍，珠海市食品药品监督管理局近日连续接到4宗报告，都是企业员工用餐后，出现恶心、呕吐、腹泻等肠胃不适症状，其中安士佳电子科技有限公司24人、晟骅鞋业有限公司55人、美商年益科技（珠海）有限公司18人、鑫诚公司4人。初步调查发现，他们都是在16日至17日在公司食堂吃过四季豆。

珠海市疾控预防控制中心对其中两家企业食堂四季豆留样及部分病人呕吐物进行了检

测，判断这两宗事件均因食用未煮熟的四季豆引起，另外两宗高度疑似的食物中毒，还在等待检测结果。

珠海市食安办、市食品药品监督管理局提醒各单位食堂及广大市民，未煮熟的四季豆含致中毒的四季豆皂苷，因此必须煮熟煮透才可食用。

预防措施

（1）正确烹调四季豆，即先去除含毒素较多的菜豆、豇豆、豆荚及老菜豆，充分加热、彻底炒熟。判断方法是豆棍由直挺变为蔫软，颜色由鲜绿色变为暗绿色，先用水煮沸后再炒，吃起来没有豆腥味。

（2）为了确保集体用餐安全，建议集体食堂、外送盒饭、学校食堂和宾馆饭店的集中宴请中不要使用四季豆、刀豆和扁豆。

2. 鲜黄花菜中毒

黄花菜又名金针菜。食用鲜黄花菜引起中毒的原因是由于黄花菜中含有秋水仙碱，其致死量为 2～20 mg。秋水仙碱本身无毒，但是摄入人体后在胃肠中吸收缓慢，继而被氧化成的二秋水仙碱有剧毒，会引起恶心、呕吐、口渴、喉干、腹泻、头昏等症状。如果将鲜黄花菜蒸煮后晾干，成为干制品，在水发后烹调成菜肴，就没有毒了，因此最好食用干黄花菜。如果吃鲜黄花菜，必须经水浸泡或用开水烫泡后除去汁液，再彻底炒熟后方可食用。

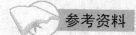 参考资料

食堂炒鲜黄花菜 5 人食物中毒

据《哈尔滨日报》2006 年 8 月 2 日报道，1 日中午，道里区友谊路上一单位食堂的厨师做了一道炒鲜黄花菜，5 名职工食用后不久相继出现恶心、呕吐、肚子疼的症状。大家立即到市第一医院就医，经医生检查，这 5 名职工属食物中毒，现均已脱离危险。

据医生介绍，未经加工的新鲜黄花菜含有秋水仙碱，如果处理不好，易在体内氧化成毒性很大的类秋水仙碱，使人发生急性中毒，严重者还会出现血便、血尿甚至死亡。

救护措施

发生黄花菜中毒时，可让中毒者喝一些凉盐开水或葡萄糖溶液、绿豆汤，以稀释毒素并加速排泄；如食用鲜黄花菜较多，中毒症状较重者，需马上送医院救治。

预防措施

（1）加工方法要适当，预防鲜黄花菜中毒的最好办法是食用干制黄花菜。食用鲜黄花菜需注意烹调得当，其方法主要有两种：一是浸泡处理法，鲜黄花菜烹调前先用开水焯一下，然后再用清水浸泡 2～3 小时（中间需换一次水）；二是高温处理法，用鲜黄花菜做汤，汤要宽（水要多），汤开后还要沸煮 10～15 分钟，把菜煮熟、煮透，使其中的秋水仙碱破坏得充分一些。

（2）食量不要过多。

3. 发芽马铃薯中毒

马铃薯是西餐中不可缺少的食品，中餐中它也是常用的一种食品原料。若气温较高、空气潮湿或在光照下马铃薯会发芽和皮变绿，人食用了绿皮或发芽的马铃薯即可中毒。

变绿和发芽的马铃薯含有龙葵素，此物是一种弱碱糖苷，含生物碱"龙葵胺"，溶于水，具有腐蚀性和溶血性。一般每 100 g 马铃薯中约有 10 mg 左右。收获时未成熟或储藏时接触阳光而引起表皮变紫、变绿或发芽的马铃薯，每 100 g 中龙葵素的含量可高达 500 mg，此时大量食用即可引起急性中毒。

发芽马铃薯中毒症状表现为咽喉麻痒、胃部灼痛、胃痛，且瞳孔散大、耳鸣、神经兴奋，严重者抽搐、意识丧失，甚至死亡。

预防措施：采购马铃薯时应注意看它有没有发芽，储藏马铃薯时应将其放在干燥、阴凉处，避免日光照射。烹调前应削皮，并将芽和芽眼周围挖掉，烹制时要彻底熟透。

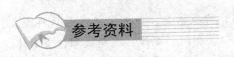

参考资料

发芽马铃薯引起的食物中毒

据新华网 2016 年 12 月 22 日报道，12 月 9 日，信阳市光山县一学校被爆有数十名学生食物中毒。记者从河南省教育厅获悉，学生疑似中毒的原因已经查明，确定是由于食用发芽变质的土豆引起的。

光山县孙铁铺镇第二小学学生出现疑似食物中毒情况后，县食品药品监督管理局、县疾病预防控制中心对该校现存的粮油、莴笋、卷心菜等食材和留样食品进行了检测检验。从检测结果看，排除了上述食材引起中毒的可能。12 月 14 日下午，从县疾病预防控制中心对县食品药品监督管理局送检的留样食品检验结果看，也排除了致病微生物中毒的可能。根据县公安机关现场调查和县人民医院医务人员临床诊断分析，确定疑似中毒的原因是由于食用发芽变质的土豆引起。

救护措施

一旦发现中毒应速送医院治疗，对患者应立即进行催吐，催吐后服活性炭 50 克。

预防措施

将马铃薯储存在低温、无直射阳光照射的地方，防止发芽；不吃栽培马铃薯植株残留的原薯块和薯体上赘生的仔薯；不购买、不食用已发芽、有青皮或黑绿皮的马铃薯；用马铃薯做菜肴时，应削皮、去除芽眼、制熟、煮透；不提倡爆炒和凉拌的烹调法，提倡炖煮法。

4. 生豆浆中毒

豆浆营养丰富，很受人们喜欢。但是生豆浆中含有一种胰蛋白酶抑制剂，进入机体后会抑制体内胰蛋白酶的正常活性，并对胃肠道有刺激作用，所以喝了生的或未煮开的豆浆后，容易引起中毒。

一般在食用生豆浆或未煮开的豆浆后数分钟至 1 小时，会出现恶心、呕吐、腹痛、腹胀和腹泻等胃肠炎症状。预防的措施是将豆浆充分煮开后再食用。

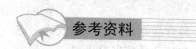

豆浆中毒事件

据《武汉晚报》2011年10月10日报道，25岁的小王近日在路边早餐摊点喝了一杯豆浆。约10分钟后，他的面部、手臂大片红疹、痒、还恶心无力、全身出冷汗，接着头痛、胸闷、面色苍白、神志恍惚、站立不稳。

小王的叔叔迅速将他送到武汉市第一医院汉西分院，医生询问得知，小王出现这种情况不是第一次，1年多前曾有类似情况，但未引起注意。医生按过敏性休克实施救治，第二天小王基本恢复正常。

内科副主任医师吴立明昨日介绍，豆浆虽营养丰富，价廉物美，但一定要煮开后再喝，生豆浆里含有一种皂毒素，食入后可使人中毒，产生恶心、胸闷、皮疹、腹痛腹泻，重者休克，甚至危及生命。此外，生豆浆里还有一种抗胰蛋白酶，可降低胃液消化蛋白质的能力。

吴立明提醒市民，煮豆浆时，当豆浆加热到80℃时会出现泡沫，且随着温度升高泡沫越来越多，有人就认为豆浆已经煮开了。其实，这是豆浆受热后产生的泡沫，豆浆并没有真正烧开。另外，在煮豆浆时，不要中途添加生豆浆。从街上买回的豆浆，最好烧开后再食用，谨防食生豆浆中毒。

预防措施

在出售或饮用豆浆前，应将豆浆烧开煮透。通常，锅内豆浆出现泡沫沸腾时，温度只有80～90℃，这时尚不能将豆浆内的毒素完全破坏，应减小火力，以免豆浆溢出，再继续煮沸5～10分钟后，才能将豆浆内的有毒物质彻底破坏。

三、化学性食物中毒

化学性食物中毒包括金属、农药和其他有毒化学物引起的食物中毒。引起中毒的主要化学物质为砷、锌等金属化合物和亚硝酸盐等。化学性食物中毒的特点是发病快，一般潜伏期很短，患者中毒程度严重，而病程一般比细菌性中毒长。

（一）砷化物中毒（砒霜中毒）

砷的化合物都有剧毒，最常见的是三氧化二砷（As_2O_3），俗称"砒霜"。砷经口人的中毒剂量（以 As_2O_3 计）约为5～50 mg，致死量为0.06～0.2 g。造成中毒的原因主要是砒霜本身呈白色、无臭、无味的粉末，容易被误当作碱面、白糖等放入食品中食用；食品制作过程中添加了含砷过高的色素等；误食了含砷农药毒死的畜、禽肉类，或不按规定滥用含砷杀虫剂喷洒果树和蔬菜，以致残留量过高；用装过含砷农药的袋子装粮食；用碾磨过农药的工具加工米、面等；砷剂鼠药污染食品，也可引起中毒。

预防措施：

（1）砷及其制品必须有明显标记，标签要醒目以免误食；

（2）烹饪食品使用的食品添加剂必须符合卫生质量要求，添加量要严格控制在规定标准内；

（3）因农药毒死的牲畜和家禽必须销毁深埋，严禁食用；

（4）加强农药管理，防止污染食品；

（5）不用非食品用的包装材料和容器盛装、包装食品。

（二）锌中毒

各种食物中普遍存在微量的锌，不会引起中毒。但是由于锌是比较活泼的金属，易溶于酸性溶液，即使是酸性较弱的有机酸（如柠檬酸和醋酸）对锌都有相当大的溶解力。用镀锌铁桶盛放酸梅汤，镀锌白铁桶盛装醋和用镀锌器皿煮海棠、苹果、山里红等造成的中毒事件屡见不鲜（见表6-2）。锌中毒量为 0.2～0.4 g，致死量为 8～10 g。

表6-2　几种饮料放置在镀锌桶中后的含锌量　　　　　　单位：mg/L

液体	放置 17 小时	放置 41 小时
汽水	193	281
牛乳	438	1 054
橘子水	530	850
柠檬水	1 411	2 700

预防措施：

（1）不用镀锌容器盛装饮料和食品，特别是酸性食品；

（2）禁止用镀锌容器制备、冷却、运输和保存酸性饮料，饮食业要革新厨具、炊具和容器，尽量采用不锈钢制品。

（三）亚硝酸盐中毒

亚硝酸盐食物中毒多是食用了含有大量硝酸盐及亚硝酸盐的青菜或误食亚硝酸盐而引起的一种高铁血红蛋白症。其发病急，若不及时治疗，病死率高达 10%。

亚硝酸盐是谷类、蔬菜、水果的天然成分，有的蔬菜如青菜、小白菜、韭菜等均含有较多的亚硝酸盐和硝酸盐。蔬菜中的硝酸盐在某些硝基还原菌的作用下（大肠杆菌、枯草杆菌等）还原为亚硝酸盐，有下列几种情况。

1. 蔬菜腐烂

新鲜蔬菜在储存初期，亚硝酸盐含量无明显增多，一旦开始腐烂，亚硝酸盐含量就有显著增高。蔬菜腐烂得越严重，其亚硝酸盐含量增加得越多（见表6-3）。

表6-3　小白菜的储存时间与亚硝酸盐含量的关系

小白菜储存时间	新鲜	2 天	4 天	6 天*	8 天**
亚硝酸盐含量/（mg/kg）	0.00	0.24	1.10	6.70	146.00

注：*开始腐烂，**完全腐烂。

2. 新腌制的蔬菜

新腌制的蔬菜，在腌制后的 2～4 天内亚硝酸盐含量增加，7～8 天最高。

3. 存放时间过长的熟菜

烹调后的熟菜存放时间过久，熟菜中的硝酸盐被还原成亚硝酸盐。另外，水在不干净的锅内过夜，特别是长时间微火加热，也会引起亚硝酸盐含量增加。

亚硝酸盐中毒的表现为头晕、头痛、乏力、心跳加速、嗜睡或烦躁不安、呼吸困难，并伴有恶心、呕吐、腹痛、腹泻等症状。皮肤青紫是本病的特征，尤以口唇青紫最为普遍。

为预防此类中毒事件发生，蔬菜应妥善储存，防止腐烂；不吃腐烂的蔬菜；不在一段时间内集中吃大量叶类蔬菜；不用苦井水煮饭和做菜；腌菜蔬菜要腌透，至少腌 20 天以上再吃；不饮用过夜的温锅水，也不用过夜的温锅水做饭。

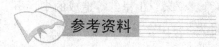

参考资料

亚硝酸盐中毒

据《武汉晨报》2017 年 2 月 4 日报道，有市民一家人大年初一午饭后出现腹痛、恶心、呕吐症状，吃竹笋炒腊肉最多的人症状最严重，被诊断为食物中亚硝酸盐中毒。医生提醒，过年菜做得多，但别老是吃剩菜，尤其是应适量吃咸鱼、腊肉。

事发是在大年初一下午，市民张先生一家人午饭后陆续出现腹痛、恶心、呕吐等症状。不想过年去医院，就在家吃药、多喝热水来缓解症状。第二天其他人症状减轻，但年轻力壮的张先生却腹痛更严重，嘴唇发乌、意识不清，家人只好就近将他送到武汉市中医医院看急诊。

接诊的急诊科主任李旭成介绍，张先生各项化验指标均达高危值，会诊后初步判断为食物中亚硝酸盐中毒。经过对症救治后，他脱离了危险。

李旭成分析，春节期间饭菜丰盛，经常有剩菜，加上咸鱼、腊肉等年节食物中的亚硝酸盐含量较多，老人小孩以及肠胃较弱的人若大量食用含亚硝酸盐较多的食物，极易引起食物中毒。据家属介绍，出事前，张先生就吃了很多竹笋炒腊肉。

中毒原因

（1）氮肥过多，蔬菜对亚硝酸盐的吸取不充分，致使大量亚硝酸盐储存于叶、茎和根中。

（2）由于新鲜蔬菜储存过多，还有腐烂蔬菜及放置过久的煮熟蔬菜，此时菜内原有的硝酸盐在硝酸盐还原菌的作用下转化为亚硝酸盐，尤其是加盐量小于蔬菜量的 12%，气温高于 20 ℃的情况下，可使菜中亚硝酸盐含量增高，一般腌制 20 天后才会消失。

（3）在腌制菜、肉制品的过程中，为了提亮颜色而加入过量硝酸盐及亚硝酸盐。

（4）将亚硝酸盐当作食盐加入食物误食所致。

（5）食用蔬菜过多时，大量硝酸盐进入肠道，肠道内的细菌将蔬菜中的硝酸盐转化为亚硝酸盐所致。

（6）亚硝酸盐与人体血液作用，形成高铁血红蛋白，从而使血液失去携氧功能，使人缺氧中毒。亚硝酸盐食物中毒症状，常常表现为发绀、四肢发冷、心率过快、呼吸急促、嗜睡、头昏和头痛等，严重者会出现昏迷、大小便失禁、呼吸衰竭，甚至死亡。不仅如此，亚硝酸盐在人体内外与仲胺类作用形成亚硝酸胺类，它在人体内达到一定剂量时是致癌、致畸、致突变的物质，严重危害人体健康。

预防措施

（1）实施无公害农业，根据绿色食品特定的生产操作规程及产品质量的要求，经济、合理地施用肥料；根据气候、土壤条件以及作物生长状态，合理选用肥料种类、品种，确定施肥时间和方法；以有机肥为主，尽可能使用有机物质和养分还田；精良控制和减少化学合成肥料，尤其是各种氮素化肥。

（2）在食品加工中保证食品新鲜，防止微生物污染。不吃暴腌菜，腌菜时盐应稍多，腌制时间应在 20 天以上方可食用。

（3）平时应当心勿将白色结晶物的亚硝酸盐当作食盐食用。

（4）多食用抑制亚硝酸盐胺形成的食物，如大蒜、茶叶和富含维生素 C 的食物。

四、食物中毒的一般急救处理及调查

饮食企业对食物中毒的方针应该是以预防为主，严防中毒事故发生。但是一旦发生中毒事故，管理人员也不能惊慌失措，致使事态扩大，造成更加严重的后果。管理人员要头脑冷静，立即通报医院和卫生防疫部门，尽量抢救中毒者，并为卫生防疫部门采样检验、追查事故发生原因提供各种方便。这样做既可以控制污染源，防止食物中毒事故再次发生，又可以分清法律责任，尽量减少企业的损失。

（一）食物中毒的一般急救处理

在食物中毒事故发生后，及时抢救中毒者非常重要。首先应抢救中毒者的生命，安抚其他顾客，尽量缩小事态，降低人们的恐慌感。企业管理人员有必要了解急救处理的知识，以便配合抢救人员的工作。

对食物中毒的一般性急救处理分以下几个步骤进行。

1. 尽快排除胃肠道内未被吸收的毒物

食物中毒的潜伏期短，一般在进食后 10 多分钟到 1～2 小时之内就会发生中毒症状，此时中毒者的胃肠内尚有含大量毒素的食物未被消化吸收，及时排除毒物是抢救中毒者生命、减轻中毒症状的有力措施。排除的过程可分为催吐、洗胃、灌肠及导泻，此过程对非细菌性食物中毒的抢救尤为重要，进行得越早、越彻底，效果越好。但对于肝硬化、心脏病和胃溃疡患者，原则上禁忌催吐和洗胃。催吐的方式是先让患者饮用大量温开水或用催吐剂，然后刺激患者的咽部令其呕吐，如此反复进行到呕吐物中没有食物为止。如果实施急救时间距摄取有毒食物时间较长，食物中毒物已经进入肠内，则要服泻药（当然，已经服泻药的就不必再服了）。中毒已久的病人，则可用 1% 盐水，40 ℃温肥皂水或清水，进行高位连续灌肠。

2. 防止毒物吸收和保护胃肠道黏膜

中毒后，应尽快用拮抗剂，其作用是吸附毒素或暂时与毒物结合，从而使胃肠道上未被吸收的毒物毒性减低或变为无毒，或是使毒物与胃肠道黏膜隔开而延缓吸收。在餐厅里，牛乳、豆浆、蛋清是容易找到的拮抗剂，它能沉淀砷、汞等重金属，也有中和酸碱的能力，并能保护胃黏膜，阻止吸收毒物。中药解毒常用甘草绿豆汤：甘草 50 g，绿豆若干（最好打碎），煎汤服用。

3. 促进已吸收的毒物排泄

一般毒物（或毒素）进入人体后多由肝脏解毒，或经肾脏随尿排出，或经胆管排至肠道随粪便排出。根据病情应大量饮水或静脉输液以稀释体内毒物，这对保护肝、肾，促进毒素排泄十分重要。输入 5% 葡萄糖盐或 10% 葡萄糖溶液均可。

4. 对症治疗

在排毒、解毒进行抢救的同时还应针对中毒者所出现的临床症状对症治疗。

（二）主动配合、密切协助，搞好现场调查

卫生防疫部门对发生食物中毒事故的饮食企业进行现场调查，其目的是为了解决以下 4 个问题。

（1）本次事件是否为食物中毒。

（2）引起中毒的可疑食品是什么。

（3）采取什么措施防止中毒在该单位继续发生。

（4）确定治疗方案。

为此，饮食企业管理人员在事故发生后第一时间应通过卫生防疫和医疗部门保护中毒现场；协助卫生部门存封与含毒食品有关的原料和制成品；对已零售或整批调出的可疑食品，应尽力查清并立即追回，在防疫人员的指导下进行现场消毒，以免毒害面扩大。

（三）认真查找中毒事故发生原因，采取有力的防范措施

食物中毒事故发生之后，最重要的工作是找出造成食物中毒的原因，从而改进工作，保证今后不再发生类似事故。检查食品采购、运输、储存、初加工、烹调、熟制品的存放等过程，了解销售和消费的每一个环节，看哪一个环节可能会发生有毒物质污染食品。如果涉嫌方面比较广，不仅与本企业有关，而且涉嫌供应单位，也要查清原因，协助有关单位改进工作。

检查仓库、冷冻库、厨房和餐厅是否符合卫生要求，是否有污染源存在，清除一切隐患，改善环境，增加消毒设施。

检查食品加工条件和存放条件是否符合卫生要求，制定操作规程及控制标准。

检查厨师、厨工、传菜员、服务员等接触食物的工作人员的身体是否健康，是否有痢疾、伤寒、传染性肝炎等消化道传染病、上呼吸道感染和皮肤化脓性与渗出性疾患，合理调整他们的工作，对饮食业从业人员的个人卫生要经常检查并成为制度。

（四）资料整理与总结

食物中毒事故发生后均应根据调查资料进行整理和总结。只有通过总结才能掌握食物中毒发生的规律和制定切实的预防措施。

食物中毒资料的整理内容应包括：食物中毒发生的经过（包括就餐人数、中毒人数和死亡人数）；病人临床表现，包括潜伏期，主要症状化验结果，治疗经过；引起中毒的食品；食品被污染的原因；对中毒食品及其污染原因所进行的细菌学检验和毒物分析结果；确定诊断；对中毒事件的处理；预防措施及紧急情况等。

第三节　各类食品原料的卫生

食品原料在生产、储存、运输、销售等各环节中，均可能发生生物性、化学性和物理性的有毒有害物质的污染，出现卫生问题，威胁人体健康。因此，了解各类食物原料及食品加工的卫生问题及要求，采取适当的措施，确保食用安全很重要。

一、植物性原料的食品卫生

（一）粮食的主要卫生问题

粮食指谷物及其加工制品，主要卫生问题包括以下几个方面。

1. 霉菌毒素的污染

粮食在农田生长期、收获、储存过程中的各个环节均可受到污染。当环境湿度较大、温度增高时，霉菌易在粮食中生长繁殖，并分解其营养成分，产酸产气，不仅改变了粮食的感官性状，降低营养价值，而且还能产生相应的霉菌毒素，对人体健康造成危害。常见污染粮食的霉菌有曲霉、青霉、毛霉、根霉和镰刀霉等。

2. 农药残留

为了防治虫、病、杂草而直接施用的农药或者是环境中的农药通过水、空气、土壤等途径进入粮食作物，可以造成粮食中农药残留，残留的农药可转移到人体，损害机体健康。

3. 有害毒物的污染

未经处理或处理不彻底的工业"三废"和生活污水中的有害有毒物质（包括汞、铅、砷、镉、铬、酚和氰化物等）可以通过水、空气、土壤等途径进入粮食作物。20世纪50年代发生在日本的"痛痛病"，就是由于食用了被镉污染的大米所致。我国个别城市曾因用含汞污水灌溉而使糙米中汞含量高达0.335 mg/kg，超过国家标准18倍。另外，如果在沥青路上晾晒粮食，就会被多环芳烃物质污染。

4. 仓储害虫

我国常见的仓储害虫有甲虫、螨虫及蛾类等50余种。仓储害虫在原粮、半成品粮食上都能生长，并使其变质，降低其食用价值。

5. 无机夹杂物和有毒种子的污染

泥土、砂石和金属是粮食中的主要无机夹杂物，分别来自田园、晒场、农具和加工机械，不但影响感官性状，而且损害牙齿和胃肠道组织。麦角、毒麦、槐子、曼陀罗子等是粮食在农田生长期、收割时混杂的有毒植物种子。

6. 人为造假

不法分子为了以次充好，在粮食中掺假，或加入禁止在食品中使用的物质，如大米中掺入矿物油等。

7. 添加剂的滥用

随着生活水平的提高，人们对面粉的档次要求越来越高，生产厂家为了使面粉增白，不顾国家有关规定和消费者的利益，在面粉中超量添加过氧化苯甲酰，不仅破坏面粉的营养成分，如长期食用增白剂含量超出国家标准的面粉及制品，还会加重肝脏的负担，造成苯慢性中毒。

（二）蔬菜、水果的主要卫生问题

1. 腐烂变质

蔬菜、水果可在微生物和自身酶的作用下发生腐烂变质。已腐烂的水果蔬菜含有亚硝酸盐，霉烂的苹果和梨中还含有一种展青霉素，即使将腐烂部分去掉，在果体其他部分仍有展青霉素残留。因此，已腐烂或部分腐烂的蔬菜、水果都应该丢弃，不能食用。

2. 人畜粪施肥对蔬菜、水果的污染

由于使用人畜粪便和生活污水灌溉菜地，使蔬菜被肠道致病菌和寄生虫卵污染的情况特别严重。据调查，有的地区大肠杆菌在蔬菜中的阳性检出率为67%~95%，蛔虫卵检出率为89%。水生植物如红菱、茭白、荸荠、藕等都可被姜片虫囊蚴污染，如生吃可导致姜片虫病，生吃蔬菜或吃未洗净的菜也可以引起钩虫病、蛔虫病。水果在运输、储存或销售过程中，也可能受到肠道致病菌的污染，污染程度与表皮的破损程度有关。

3. "工业三废"污染

"工业三废"中含有有害物质，如酚、镉、铬等，若不经处理或处理不彻底，造成毒物进入土壤，从而通过蔬菜进入人体产生危害。据调查，我国居民平均每人每天摄入的铅有23.7%来自蔬菜，镉有23.9%来自蔬菜。

4. 农药残留

蔬菜和水果使用农药很多，其上的农药残留非常严重。禁止在蔬菜、水果中使用甲胺磷、卫生标准规定不得检出的对硫磷及其他一些农药，如敌百虫、乐果、敌敌畏等均不得在蔬菜、水果中检出。

有机磷农药的膳食摄入量与日许量比较见表6-4。

表6-4　有机磷农药的膳食摄入量与日许量比较

农药品种	摄入量/（μg/d）	摄入量占日许量/%
敌百虫	2.87	0.48
敌敌畏	5.81	2.42
甲胺磷	23.87	9.95
乐果	0.63	0.53
对硫磷	0.30	0.10
总计	33.48	13.48

5. 硝酸盐和亚硝酸盐

一般情况下，蔬菜、水果中硝酸盐与亚硝酸盐含量很少，但在生长时遇到干旱或收获后不恰当地储存、腌制时，硝酸盐和亚硝酸盐含量会增加，对人体产生危害。

6. 某些蔬菜、水果本身含有有毒、有害物质

鲜黄花菜、发芽马铃薯、银杏、木薯、四季豆等本身含有有毒物质。对有毒的果蔬要经过适当处理后再食用，如鲜黄花菜、银杏等应煮熟后弃汤食用，四季豆应煮透炒熟再吃，发芽马铃薯应去净芽眼，烧煮成熟再食用。

二、动物性原料的食品卫生

（一）肉类及肉制品的主要卫生问题

肉类及肉制品指鲜、冻畜禽肉及腌腊肉、火腿、酱卤肉、灌汤制品、烧烤肉、熟肉干、肉脯等肉制品。

1. 人畜共患传染病和寄生虫病

食入患病畜禽肉可患人畜共患的传染病和寄生虫病。常见的传染病为炭疽、口蹄疫、猪丹毒、结核、禽流感、疯牛病等；寄生虫病有囊虫病、旋毛虫病等。近几年在欧洲国家流行的疯牛病，可导致人的克-雅氏病，1987—1999 年英国发现病牛 17 多万头，造成经济损失 300 亿美元。1992 年我国台湾地区的猪"口蹄疫"事件和 1997 年我国香港地区的"禽流感"事件等都对社会稳定和经济造成巨大的影响。

2. 腐败变质

肉类及肉制品受微生物污染，同时存放不当，如温度较高或时间过长，而造成其腐败变质。

3. 细菌性食物中毒

肉制品在储存、运输和销售过程中被致病菌污染可造成食物中毒，致病菌包括沙门氏菌、葡萄球菌、志贺氏菌属等。

4. 多环芳烃类物质污染

肉类食品在熏烤过程中，受到煤炭、木炭、木柴等燃烧不完全产生的多环芳烃类物质污染；另外，在烘烤含油较多的烤鸭、烤鹅等食品时，油脂经高温焦化，发生缩聚反应，也会产生苯并芘等有害物质。多环芳烃类物质对人体具有致癌作用。

5. 添加剂污染

在肉制品生产过程中，使用发色剂（如亚硝酸钠）超过国家标准的限量规定，也会危害进食者健康。

6. 兽药残留

畜禽饲养过程中加入兽药如抗生素等，或者饲料被污染，如二噁英污染，食用后对人体造成危害。

（二）鱼类食品的主要卫生问题

水产品包括食用的鱼类、甲壳类、贝类、虾类、蟹类等。主要存在以下卫生问题。

（1）加工、储藏、运输不当造成腐败变质。

（2）寄生虫病。有的鱼、虾、蟹中含寄生虫，生食可使人感染寄生虫病，如肝吸虫病、肺吸虫病等。

（3）毒素引起的食物中毒。有的水产品中含有有毒成分，食用后可引起食物中毒，如河豚鱼的卵巢、内脏、血液、皮肤中含有河豚毒素，海洋有的贝类内脏中含有毒素等。

（4）农药、工业"三废"污染。受到农药、工业"三废"污染的水产品的体内蓄积有毒有害化学物质，可导致进食者中毒。如日本发生的"水俣病"，其原因是食用含有甲基汞的鱼类。

（5）肠道致病菌或病毒污染。人畜粪便及生活污水的污染，使鱼类食品受到肠道致病菌或病毒的污染。

（6）化学药物污染。为了使鱼鲜活，人为添加化学药物如鱼浮灵等，可造成化学性污染。

（三）乳及乳制品的主要卫生问题

（1）鲜乳及乳制品的腐败变质。因饲养条件或挤奶的卫生条件不好，可通过空气、乳牛体表、挤奶工人的手、工具、容器对鲜乳造成微生物污染，引起腐败变质。乳制品储存时间、温度不当，也会导致变质。

（2）病畜乳。患结核病、布氏菌病、牛乳腺炎等病的病牛也可使进食者被感染患病。患乳腺炎病畜的乳，含有大量葡萄球菌，若消毒不及时或不彻底，可产生肠毒素，引起食物中毒。同时病乳畜应用的抗生素、饲料中的农药残留、有毒有害的化学物质及霉菌和霉菌毒素也会污染畜乳。

（3）不法分子向鲜乳中掺假、掺杂也是危害性极大的问题。

（4）不符合卫生要求的原料乳制作的乳制品（如乳粉、酸牛奶等），其品质同样受到影响。

（四）蛋及蛋制品的主要卫生问题

1. 腐败变质

鲜蛋的主要卫生问题是沙门氏菌及其他微生物污染引起腐败变质，可导致人食物中毒。

2. 农药和重金属污染

家禽饲料受到农药或蓄积性重金属污染，可造成蛋中农药或有害金属残留。

3. 添加剂

制作皮蛋（松花蛋）时，有时用氧化铅做品质改良剂，应注意铅含量是否超过限量规定（国家规定皮蛋铅含量不得大于 3 mg）。

4. 其他

原料蛋已变质或制作过程中有杂质混入可导致蛋制品的卫生问题。

（五）罐头食品的卫生问题

1. 罐藏容器的污染

（1）锡的污染。罐头卫生标准规定，锡含量不得超过 200 mg/kg。

（2）铅的污染。罐头食品中的铅污染主要来源于镀锡和焊锡。

（3）封口胶中有害物质的污染。

（4）硫化物污染。硫化物的来源有以下几个方面。

（1）原料不新鲜引起的黑变最为多见，例如赤贝罐在 80 ℃加热 40 分钟后罐内就有硫化氢产生，所以仅有新鲜的原料才适宜于罐藏。

（2）使用焦亚硫酸钠保护食品的颜色时，其二氧化硫（SO_2）的残留是罐内硫的另一来源。

（3）铁、铜离子促使含硫氨基酸分解产生硫化氢，故加工设备应采用不锈钢而不用铁、铜制品。

硫化物一般认为对人体无害，并且有利于改善食品风味，主要影响食品的感官性状。

2. 添加剂的污染

肉类罐头在制作加工过程中需要添加硝酸盐或亚硝酸盐作为发色剂，以使肉品呈现鲜艳的粉红色，并有阻止肉类发生腐败变质及抵制肉毒梭菌产毒的作用，但过量添加硝酸盐或亚硝酸盐可引起食物中毒。此外，在适宜的条件下，亚硝酸盐又能与胺类物质生成强致癌物亚硝胺或亚硝酸胺，因此必须严格控制肉类罐头中硝酸盐或亚硝酸盐的使用量。

3. 微生物的污染

罐头食品中微生物的主要来源有以下两个方面。

（1）加热灭菌不彻底。

（2）密封不严。

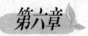

4. 胖听

胖听是指罐头的底、盖或底盖均凸起的现象，可分为物理性胖听、化学性胖听和生物性胖听。

1）物理性胖听

物理性胖听又称假胖。引起的原因有：装罐过多，真空度太低，外界气温与气压变化所引起。物理性胖听通常是一批罐头均发生膨胀，可通过 37 ℃，7 天保温试验，若胖听消失，确定为物理性胖听者可以食用。

2）化学性胖听

化学性胖听又称氢胖。多见于樱桃、杨梅、草莓等酸性较低的水果罐头，主要是由于酸性内容物腐蚀金属罐壁产生大量氢气而引起胖听，也有因内容物发生羰氨反应或抗坏血酸的分解而产生大量二氧化碳（CO_2）引起的化学性胖听。能确认为化学性胖听者，若罐头无残损的可按正常罐头限期出售。

3）生物性胖听

由于杀菌不彻底，罐内微生物大量繁殖产气而引起胖听。这类罐头不得食用。

如不能判定为哪类性质的胖听，均按生物性胖听处理。

5. 平酸腐败

平酸腐败是指由能分解碳水化合物的平酸菌污染罐内容物而发生腐败变质，表现为产酸而不产生气体，罐内容物酸度增加，却不发生胖听现象。常见的引起低酸性罐头的平酸菌主要为嗜热脂肪芽孢杆菌，而凝结芽孢杆菌多造成酸性罐头发生平酸腐败。罐头只要出现酸败则应禁止食用。

（六）调味品的食品卫生问题

1. 酱油的卫生

1）酱油的卫生问题

（1）微生物的污染。在生产过程中如果卫生条件差，不仅易引起腐败菌污染，还会受到大肠杆菌、沙门氏菌、痢疾杆菌等致病菌污染。

（2）食品添加剂的污染。酱油中加入的食品添加剂有防腐剂和着色剂。我国允许在酱油中使用苯甲酸（钠）或山梨酸（钾）来防腐，最大使用量按 1 mg/kg 加入。为改善酱油的色泽，常添加按传统方法生产的酱色作为着色剂，我国禁止添加由人工合成的色素生产酱油。

2）酱油的卫生评价

具有正常酿造酱油的色泽、气味、滋味，无不良气味，不得有酸、苦、涩等异味和霉味，不混浊，无沉淀，无浮膜。氨基酸态氮（以 N 计）<0.4%，盐含量<15%，总酸（以乳酸计）<2.5 mg/100 mL，砷（以 As 计）<0.5 mg/mL，铅（以 Pb 计）<1 mg/L，细菌总数<50 000 个/mL，大肠菌群<30 个/100 mL，致病菌不得检出。

2. 酱的卫生

酱的卫生问题与酱油基本相同。

具有正常酿造酱的色泽、气味、滋味，无不良气味，不得有酸、苦、焦糊及其他异味。黄酱氨基酸态氮（以 N 计）<0.6%，甜面酱氨基酸态氮（以 N 计）<0.3%，黄酱盐含量<12%，甜面酱盐含量<7%，总酸（以乳酸计）<2.0 mg/100 mL，其他指标同酱油。

3. 食醋的卫生

食醋的卫生问题与酱油基本相同。

具有正常酿造食醋的色泽、气味、滋味，不涩，无其他不良气味和异味，不混浊，无悬浮物和沉淀物，无浮膜，无"醋鳗"和"醋虱"。醋酸<3.5%，不得检出游离无机酸，其他指标同酱油。细菌总数<5 000 个/mL，大肠菌群<3 个/100 mL，致病菌不得检出。

我国不允许将用冰醋酸勾兑及通过其他化学方法加工的醋作为食醋。

4. 味精的卫生

具有正常味精的色泽、滋味，不得有异味和杂质。锌（以 Zn 计）<5.0 mg/kg，镁（以 Mg 计）<0.5 mg/kg，铅（以 Pb 计）<1.0 mg/kg。

5. 食盐卫生

具有正常食盐的白色，味咸，无杂质，无苦味、涩味、异味。海、湖、井盐氯化钠>97%，矿盐氯化钠>96%，海、湖、平锅制取井盐和矿盐水不溶物<0.4%，真空制取的井盐和矿盐水不溶物<0.1%，海、湖、井盐硫酸盐（以 SO_2 计）<2%，矿盐硫酸盐（以 SO_2 计）<4%，海、湖、井盐氟（以 F 计）<2.5 mg/kg，各种盐镁（以 Mg 计）<0.5 mg/kg，钡（以 Ba 计）<0.5 mg/kg，砷（以 As 计）<0.5 mg/kg，铅（以 Pb 计）<1.0 mg/kg。

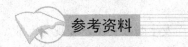
参考资料

拒用非食用物质

2009 年 6 月 1 日，《食品安全法》正式实施，明确规范食品添加剂的使用，将"无害"即可添加，改为"有必要"才可以添加。

如果说做出美味菜品是厨师的责任，那么做出美味健康的菜品就是厨师的天职。一些酒店的总厨们，带领所有厨师，率先提出了"拒绝非食用物质"的倡议，号召全体同行拒绝使用含有非食用物质的食材，拒绝在烹饪中添加非食用物质，拒绝销售含有非食用物质的一切菜品，这体现出厨师朋友对这种理念的认可，也显示了厨师的职业责任感。想要恪守厨师的天职，做出既美味又健康的菜品，必须了解以下四点。

（1）在菜品中添加非食用物质，会严重损害食客的身体健康。你的一次不小心就可能会造成食客的被动受害。为了避免类似事件发生，厨师应当拒绝使用非食用物质。

（2）添加非食用物质对酒店、餐饮人的形象可能造成致命性打击。从肯德基的苏丹红事件就可以看出，苏丹红事件的披露对其品牌形象和营业额都造成了很坏的影响，企业为此要投入更多来挽回形象。如果酒店形象因此遭到破坏，营业状况短时间内很难复苏。

（3）对于一些来路不明的原料、有异味的原料、形状怪异的原料，要尽量少用或者不用。因为它们大多数使用非食用物质处理过，污染过，或是在生长过程中有变异现象，这些食材有可能对人体器官造成巨大伤害。

（4）要提高鉴别非食用物质的能力。掌握哪些是坚决不能用的有害物质，哪些是可以限量使用的食品添加剂，哪些是可以多用的天然食品添加剂。

我们要号召每一位厨师从自我做起，彻底改变社会对我们重美味、轻健康的认识，提高厨师的社会形象和公信力，进而在行动上落实为食客做健康美味菜肴的天职。

《食品安全法》对餐饮行业的卫生安全产生了积极影响。一些不规范的酒店将可能出局，随之，我们的餐饮行业才能更健康地发展。

非食用添加剂名单公布

增色剂 苏丹红 碱性嫩黄 酸性橙 碱性橙 碱性橙Ⅱ 玫瑰红 美术绿 二氧化硫 工业硫黄 过氧化氢

保鲜剂 吊白块 硫氰酸钠 甲醛 含次硫酸钠甲醛

增筋剂 硼砂 硼酸

改外观、质地剂 工业用甲醛 一氧化碳 工业用火碱

增香剂 罂粟壳

虚高蛋白剂 三聚氰胺

容易滥用的食品添加剂名单

增色剂 胭脂红 柠檬黄

甜味剂 糖精钠 甜蜜素

膨松剂 硫酸铝钾 硫酸铝铵

护色剂 硝酸盐 亚硝酸盐

水分保持剂 磷酸钙 焦磷酸二氢二钠等

酸度调节剂 己二酸

乳化剂 蔗糖脂肪酸酯 乙酰化单甘脂肪酸酯

增稠剂 黄原胶 黄蜀葵胶

第四节 烹饪加工操作卫生

一、烹饪原料初加工的卫生

1. 烹饪原料初加工的一般卫生要求

初加工卫生是指烹饪原料在摘洗、分档、宰杀、改刀的过程中的卫生。

1）初加工间的设计卫生要求

初加工间应设在副食品仓库、卫生通过间和烹调间之间，这样既利于卫生又有利于操作。加工间应设有洗菜池、解冻池、生菜砧板、半成品放置台（架），周围无污染源。初加工间不准堆放有毒有害物质，地面要有一定的倾斜度，并有专用下水道，地面和墙壁均用不渗水的建筑材料，以利经常清洗。

2）不同种类的原料分开清洗，初加工原料生熟分开

动物性原料含脂肪及污物较多，植物性原料附着的寄生虫卵和泥土污染较多，清洗时应分开清洗。洗菜池专门用于蔬菜的清洗，解冻池则主要用于动物性原料的解冻和清洗，应严格区分，不可混用。

生熟原料分砧板、分刀、分容器盛装，以免交叉污染。

3）拣洗过程中要清除有害物质

在食品拣洗过程中，应建立食品验收制度，无论是从市场采购或在本单位冷库中提取的

货源，都要经过质量检查，凡发现有腐败、霉变、生蛆现象，或有被农药、霉菌、化学毒物污染和致病菌及寄生虫病原体污染的食品，都不得做烹饪原料使用。对于原料自身所含有的有害于人体的物质，如发芽的土豆的皮和芽眼，畜肉中的甲状腺和肾上腺等组织，应予以清除。

4）初加工要求经常性地清扫，以保持清洁

初加工结束后，每天坚持彻底清扫，生熟砧板刷净、消毒后挂于利于通风处，以防止菜砧板下面积存污垢。废弃物应随有随倒，倒后把废物桶冲洗干净，不可积压过夜，以免滋生细菌、蛆虫造成污染。抹布应随时清洗，每天消毒一次。

2. 常用原料初加工卫生

1）蔬菜初加工卫生

蔬菜在清洗前应先去摘去黄叶、老叶和病斑的菜叶。蔬菜表面常附有泥土、污秽、微生物、虫卵和残留农药，清洗时应认真洗涤干净，尤其是叶片上的虫卵较多，可用2%的食盐水洗涤以除去虫卵，或用0.3%的高锰酸钾浸泡5分钟杀灭病原体。喷洒过农药的蔬菜，应用清水浸泡一段时间后再清洗使用，以除去外表吸附的药剂。

2）动物性原料初加工卫生

经过冷冻的动物性原料应首先在解冻池内用自来水冲淋，然后进行自然解冻或采用其他方法解冻，切不可使用温热水解冻。不同品种的原料应分开解冻。解冻后清除动物性原料中所带有的有害物质，如畜肉表面的病痕、脓包、血污、体内的甲状腺、肾上腺和淋巴结等。禽类鸡的腔尖、腔上囊，水产鱼的肝脏（鲅鱼、旗鱼），淡水鱼中的鲶鱼和光唇鱼的卵，泥螺、鲍鱼的体表黏液中都含有自身固有的毒素，这些组织在初加工时都应清除。

水产品加工中，除刮除体表黏液、鳞片外，还要摘除内脏，注意不要碰破苦胆。在清除鱼鳃的过程中，要注意清洗干净，否则，鱼鳃所带有的污染物容易引起食品卫生问题。

禽类加工时应注意清洗内脏和腹腔的血污并应细心操作，以免碰破苦胆和肠衣造成污染。

家畜内脏污秽较多，洗涤困难，在洗涤时应采用盐醋搓洗、里外翻洗、刮剥洗、漂洗、灌洗等多种方法，以确保卫生。

3）干货原料涨发的卫生

干货原料涨发按原料品种不同，涨发方法也不同。

（1）水发，一般用冷水，也可用热水发，炎热气候要注意及时换水，香菇、木耳等可直接水发，另外一些质地僵硬的原料要加碱水发，如鱿鱼，一般用7%碱水发，发好的原料必须用冷水反复漂洗，以除去碱味。

（2）油发，油温加热不宜过旺，原料要求很干燥，如已受潮要烘干后再入油锅，不然易发生炸油现象，烫伤操作人员。同时应防止原料在涨发时发生外焦里生（未发透）的情况。干货原料涨发要注意充分去除原料上吸附的泥沙、杂质等，涨发用具要清洁，以免造成污染。

二、冷菜制作卫生

冷菜品种很多，制作方法也不同，但都具有食用时无须重新加热的特点，所以必须重视冷菜制作的卫生。冷菜制作一般可分为冷制凉食、热制凉食和工艺冷盘等。

1. 冷制凉食

冷制凉食又称"凉拌菜"，具有口味甘香、脆嫩爽口的特点，在宴席上占有重要地位。通常，制作凉拌菜多以生冷原料采用拌、腌等工艺，因此原料必须用清水彻底洗净泥沙、虫卵、杂质，果蔬类原料还可以用盐水或3%高锰酸钾浸泡，再用凉开水冲洗。蟹、贝类水产品可以用清水养活，以便吐出体内污物。腌制前，可在蟹脐内放入花椒后盖好，腌制容器与摆盘盛器必须清洁干净，使用的调味品必须符合卫生质量要求。装盘的凉菜不宜久放，随制随食以免细菌侵入繁殖。水产类凉拌菜要特别注意防止副溶血性弧菌等污染而引起食物中毒。

2. 热制凉食

热制凉食，都是以一些熏、烤、酱、卤等肉制品为原料拼盘而成的冷盘菜。制作肉制品所用的原料必须经过兽医卫生检验，符合肉品卫生要求，大块原料必须一次性烧熟煮透。使用的卤汁要保持清洁，调料及上色的添加剂要求符合卫生质量标准。在熏烤过程中，要注意防止3，4-苯并芘致癌物质的污染，采取适当的工艺方法，如短时熏制、冷熏法等，以尽量减少污染程度。制作香肠、蛋卷的肉馅应现用现绞。

3. 工艺冷盘

食品雕刻工具应采用优质不锈钢，拼摆时，防止使用钢丝、铝丝、铁丝等金属制品，立体图形的底座应用无毒塑料制品。勿滥用化学合成色素，尽量运用原料的本色或符合卫生标准的色素。对工艺冷盘所用的点缀品如菜叶、萝卜等的卫生问题，亦应引起重视。

在冷菜制作过程中，烹饪操作人员要注意保持手的清洁卫生，工作台应无尘、无蝇，并经常冲洗清扫。菜刀、砧板、抹布、盛器用前应烫洗消毒，使用过程中要避免接触不洁物品，如接触不洁物品，应清洗后方可继续使用。

三、热菜制作卫生

热菜制作过程，要注意以下几方面的卫生问题。

1. 保持灶面卫生

烹调操作过程中，要保持灶面的经常性清洁卫生。

2. 食品必须烧熟煮透

食品在烹调加工过程中，最基本的卫生要求是烧熟煮透。烹制肉类制品时加热熟透尤为重要，特别是大块家畜肉和整只禽肉要防止外熟里生，否则不易将细菌或寄生虫杀死。在烧煮肉食品时，应根据食品体积大小，掌握烧熟时间，以达到彻底灭菌的目的。有些蔬菜加热不透不但口味不好，还易引起食物中毒，如四季豆所含的红细胞凝集素必须在高温下才能被破坏，如烧煮不透极易引起食物中毒。有些食物如猪肝、白斩鸡等因加热不透或因烧熟后又不能及时食用，其原料中含的细菌大量繁殖，食后也会引起食物中毒。所以，不管什么菜肴都应力求烧熟煮透，加热彻底，以达到杀菌消毒的目的。

3. 合理控制火候，防止烹调时产生有害物质

烹调过程中油脂温度不宜过高，长时间的高温，会破坏油脂中所含的维生素A、维生素E和胡萝卜素，使必需脂肪酸氧化而降低油脂的营养价值；同时高温会使油脂本身发生变化，产生有毒物质如3，4-苯并芘等，故油炸食品、烘烤食品中3，4-苯并芘含量较高。另

外，很多原料在加热时，温度过高会引起焦化，导致菜肴口味不好，同时焦化蛋白质中的色氨酸会产生Y-氨甲基衍生物，这种物质有强烈的致癌作用。因此烹调时要合理控制火候，防止原料过火而焦化。

4. 适时使用调味料

烹调中调味料的使用有着严格的顺序和时机要求，如味精（麸酸钠、谷氨酸钠）本身无毒，但加热到120℃时，大部分谷氨酸都变成了焦谷氨酸钠，不仅失去了鲜味，而且对人体有微毒，所以烹调中味精应在出锅之前加。另外，高温加热的原料，如过油、烤制所用的原料，加热前不宜事先加入味精，以免因加热而产生不良后果。

5. 保持用具清洁

烹调用具应随用随刷，一菜一刷，不应连炒几个菜后再刷锅勺，这样既不利于卫生，又有碍菜肴质量。用来盛装菜肴的盘、碗、盆等用具应清洗、消毒后才能使用，不应用配菜原盘或不洁器具盛装，做到生熟分开盛装，防止细菌交叉污染。

四、面点制作卫生

1. 面食和馅料制作的卫生

1）面粉发酵

面粉发酵是淀粉在酵母的作用下发酵并产生二氧化碳和乙醇的过程。当二氧化碳受热膨胀后在馒头中形成大量气泡，加之有0.3%～1.4%的乙醇在面团中生成，所以蒸熟后制品既疏松柔软又具有香味。

传统面粉发酵常用留下的面肥（老面）接种，掺和糅合，在20～30℃温度进行。但由于这种面肥长期使用已不是纯酵母菌，而夹杂大量乳酸菌、醋酸菌，因此发酵后面团必须兑碱，同时又要掌握好兑碱的量，避免发生过酸或过碱而影响制品色调风味和破坏营养成分。

利用鲜酵母（纯酵母菌）发酵，一般在30℃以下，不超过1小时，面团再不产酸，也不必加碱中和。既减少有害微生物的污染，卫生安全，又有利于人体健康。故现在都采用鲜酵母发酵面团制作面食。

此外，还可用碳酸氢钠（小苏打）发酵面粉发面，由于它是碱性物质，用量过多，制品会发黄，产生碱味，使维生素B_1、维生素B_2被破坏，效果不理想。

2）馅料

馅料种类很多，加工前应分别检查原料的卫生质量，再拌和各种辅料。盛用容器与工具应注意清洁卫生，以防微生物污染。馅料制作数量要按需要准备，最好随用随做，剩料要妥善存放，不宜久藏。

2. 饭食制作与食用卫生

1）大米淘洗

大米淘洗前，应进行挑拣，除去可见的砂粒杂质等物质。米不宜反复冲洗，因米中含有一些溶于水的维生素和无机盐，而且大部分在米粒的外层。在洗涤过程中，不宜用热水，以免破坏维生素B_1、维生素B_2和烟酸。应该使用凉水，用水量、淘米次数要尽量减少。

2）烹调制作

在烹调制作米饭的过程中，米粒与水一起加热，吸水膨胀，体积增大而破裂成糊状物，糊化后的淀粉易消化吸收，还具有芳香味。温度降低后，糊化后的淀粉析出水分产生离浆现象，这就是淀粉老化现象。一般直链淀粉含量高的饭食易发生老化，而支链淀粉含量高的米饭不易老化。所以糯米比籼米不易老化，但如果原料用水是软水，则相对不易老化，而硬水中钙盐易引起老化。在蒸煮过程中，要彻底烧熟，使淀粉彻底糊化。若长期保存，必须使水分迅速降到 10% 以下，即可防止老化，达到长期保鲜的目的。

第五节　烹饪加工环境卫生

一、厨房卫生重点要求

（一）厨房冰箱卫生

1. 厨房冰箱卫生标准

（1）冰箱表面无覆盖膜、无污渍。

（2）冰箱顶部无杂物，不能置放任何无关物品。

（3）冰箱内部食品按规定的分类标签分类存放。

（4）适合入盒的食品必须使用保鲜盒加盖（或保鲜膜封好）密封存放，以防止食品受潮、失水、串味。

（5）余料食品全部入保鲜盒加盖存放（或保鲜膜封好），食用时谨慎检查，确保食用安全。

（6）冰箱内食品要求码放整齐，按先进先出的原则使用。

（7）合理控制温度，适时除霜，防止温度变化不当致使食品变质。

（8）冰箱内严禁出现腐烂变质食物。

（9）即将到期的食物应及时处理，避免出现过期浪费。

2. 清洁冰箱的方法

（1）每天下班用干净的抹布将冰箱表面擦拭干净，有油渍的地方可用洗洁精，最后可用光亮剂擦拭，上班不忙时随手擦拭。

（2）每隔三天对冰箱门里缝的闭合封条清理一次（清理办法为：用酒精浸过的干布擦拭密封条，效果最佳）。

（3）非自动化冻的冰箱每周至少除霜清洗一次；清洗前要切断电源，用塑料铲子除霜，以免损坏蒸发器表面涂层，可用餐具清洗剂冲洗，洗后擦拭干净或晾干。清洗时一定要疏通并清除下水管污物。

（4）定期清除冷凝器和压缩机表面的灰尘，以免不停机、不达温。可以用软毛刷或吸尘器清理，不可用水喷淋冲洗，也不可加防尘盖。

3. 冰箱使用注意事项

冰箱使用应注意以下事项。

（1）新购买或搬运后的冰箱，应静置 2～6 小时后再开机，以免有线路故障。意外情况下，在刚停机后不可立即启动，需等待 5 分钟以上，以免烧坏压缩机。

（2）存放食品之间要留有适当的空间，以保持冷气流通。热的食品要晾凉至室温后再放入，以免长时间不停机或食物变质。食品宜用保鲜袋或保鲜膜封好或放入密封容器中，可以防止食品受潮、失水、串味。带水的食品要除去水分后放入，以免因大量水分蒸发而形成过多冰霜。

（3）压缩机运转过程中刚停机的一段时间内，从箱内传出流水声，是制冷剂流动声，属正常现象。夏季压缩机表面温度较高，可达90℃，冷凝器可达60℃，属正常现象。放置在高湿度环境中，箱体表面会结露，属正常，可用干布擦拭干净。

（4）冷冻室不要放置液体、玻璃器皿，以防冻裂损坏。挥发性物质、易燃性化学物质、易腐蚀酸碱物品不要放入，以免损坏冰箱。

4. 不宜放进冰箱的食物

（1）香蕉。如将香蕉放在12℃以下的地方储存，会使香蕉发黑腐烂。

（2）鲜荔枝。如将鲜荔枝在0℃的环境中放置一天，即会使之表皮变黑、果肉变味。

（3）西红柿。西红柿经低温冷冻后，肉质呈水泡状，显得软烂，或出现散裂现象，表面有黑斑，煮不熟，无鲜味，严重的则酸败腐烂。

（4）火腿。如将火腿放入冰箱低温储存，则其中的水分会结冰，脂肪析出，腿肉结块或松散，肉质变味，极易腐败。

（5）巧克力。巧克力在冰箱中冷存后，一旦取出，在室温条件下即会在其表面结出一层白霜，极易发霉变质，失去原味。

（二）厨房切配案台卫生要求

1. 案墩

案墩应生熟分开、标志清晰、定时消毒，不用时立起。

2. 案台

案台用后应随手清理干净，无杂物，四周表面无污渍，台下餐具和物品全部清洁干净，离地分类（有标志的按标志）摆放整齐。

（三）地面卫生要求

1. 地面

地面应无杂物、无污垢、无积水。

2. 下水道

下水道畅通，无异味，侧面干净，盖栏完整无缺。

3. 物品摆放

地面上不能摆放任何与食物无关的物品，操作台、灶、冰箱、货架等设备的下方卫生做重点清理。

4. 工作办法

先铲除、扫净大垃圾和杂物，然后根据污染情况用洗洁精、除垢剂等相应的清洁用品刷或拖洗污迹，再用清水将清洁液拖干净，直至干爽。

（四）厨房垃圾桶卫生要求

使用垃圾桶时应在桶内放置垃圾袋；桶内垃圾必须干湿分开；垃圾桶必须加盖，倒入垃圾后应及时盖好；每餐结束后桶内不得有余物，桶内外干净无污渍；垃圾桶使用后必须随手加盖；运倒垃圾时，垃圾桶不得在地上拖拉，不小心污染地面的要及时清理干净；送往垃圾池的垃圾要分类入池，不得乱倒、乱放。

（五）餐具洗消间卫生要求

1. 餐具清洗

不用洗碗机的餐具严格按照一刮、二洗、三冲、四消毒的顺序进行清洁操作，并做好记录。

2. 餐具存放

要求餐具入消毒柜和保洁时无油渍、无污渍、无破损，分类有序存放。

3. 水槽

每餐收拾后水槽内外清洗干净，无存留残渣。

4. 餐具消毒

严格控制消毒时间，消毒柜内外不得有灰尘、污渍、杂物。红外线消毒柜的隔层架要求使用垫布，并定期更换保持干净。不进洗碗间的餐具也应定期使用食品消毒液浸泡餐具。

（六）厨房调料台卫生要求

1. 调料台

调料台内外光洁无污渍、无杂物。

2. 调料盒

调料盒内外干净，调料用完后先将调料盒内外刷洗干净后再盛装，严禁出现只续加调料而不经常清理盒底的现象。所有的调料盒，摆放整齐，需要冷藏的放入冰箱冷藏，调料盒加盖。

（七）厨房灶台卫生要求

1. 灶台

灶台表面应光洁无污渍，无原材料余渣。

2. 烟罩

灶台上方烟罩外部无积垢，方便清理的罩口边缘清理周期不超过两天，清理难度较大的烟道内部应三个月清洗一次。

二、厨房卫生细节要求

（一）面点间的卫生细节要求

1. 冰箱

冰箱开门，清理出前日的剩余原料，擦净冰箱内部及货架、冰箱封皮和通风口；放入冰箱内的容器必须擦拭干净，所装的食品应加封保鲜膜，底部不能有汤水和杂物；冰箱外部用洗涤剂擦洗，无油污后用干布擦光亮；做好消毒工作。

标准：外表光亮无油渍，内部干净无油污、霉点，食品码入整齐，不堆放，无异味。

2. 烤箱

把烤箱擦干净，重度不洁处用清洁剂清洗，用干布擦干；烤箱用完冷却后，把内部清理干净。

标准：内无杂物，外表光亮，把手光亮。

3. 台面

用完后把杂物清理干净，用洗涤剂清洗去油污，用水擦洗光洁，随时保持周围及底部光亮，无污点，把底部的东西码放整齐。

标准：台面、周围和底部干净、光亮。

4. 发箱

每日清洁发箱内部架子，外表擦干净至光亮，发箱内的水每次用完后都要更换。

标准：干净，光亮。

5. 水池

捡去水池内的杂物，用洗涤剂清除油污。

标准：无杂物，无堵塞，内、外周围及底部干净，无油污、无污迹。

6. 工具抽屉

所有用具需用温水擦拭干净后方可放入抽屉。

标准：整齐干净，无污迹，无杂物。

7. 菜墩

保持墩面干净，用前和用后用洗涤剂刷洗至无油，用清水洗净。

每天用食品消毒液浸泡消毒，用后竖放于通风处。

标准：无油，干净，无霉迹。

8. 调料罐

罐每天清洗一次，吹干后放入调料。随时保持罐的清洁，不用时将盖子盖好，防止落入杂物。

标准：调料分类，不变质，干净。

9. 汽锅

使用前用温水刷净，使用后冲洗干净。

标准：无米粒，无污迹，明亮。

10. 笼屉货架

笼屉内、外需保持干净，用后用清水擦洗干净，把笼屉整齐码放在货架上。

标准：内外干净，码放整齐。

11. 操作案板架

随时保持清洁，案秤、盘、搅刀，使用前后均应擦净。

标准：干净，无面粉，无污粉。

12. 和面机、压面机

使用前用清水擦洗设备表面，刷清面桶；使用中应注意避免将面粉及杂物散落到各处；使用后将设备用湿布擦净。

标准：干净，无面粉，无污粉。

13. 煎扒锅

操作前用洗涤剂将锅刷至无油。

用后剩油倒入油篮子，油篮子要求每天用洗涤剂洗干净，无杂物；手勺、漏勺应洗干净，整齐放好；煎扒锅使用后应用温水将表面擦洗干净。

标准：干净，整洁，无杂物，码放整齐。

14. 货车（推车）

使用后将车擦净，用去污剂从上到下擦去油污，用清水擦净。

标准：干净，无污油，光亮。

15. 灶台

使用后要清理干净，把勺、手勺、漏勺等用清水刷净，捡去灶台上的杂物，用去油剂把灶台从上到下刷一遍，用水冲净，使用中注意保洁。

标准：无杂物，整洁，光亮。

16. 操作台及下面的货架

使用前将台面先用湿布擦拭干净，使用后用洗涤剂将台面及下面擦洗干净，再将台面用干布擦干，将容器摆放整齐。

标准：干净整齐，无杂物，无油迹。

17. 库房

库房内的地面要每天擦净，墙上无油污；随时将货架及所有桶擦净，货物摆放整齐。

标准：整齐，光亮，无杂物，无私人用品。

18. 排气罩

先用湿布从上至下将排气罩内壁擦洗干净，再擦洗排气罩外壁，至内、外干净无污迹。

标准：罩内外光亮，无油迹，无污迹。

(二) 炒菜操作间的卫生细节要求

1. 配菜柜台

及时清除配菜台处的一切杂物，用干净抹布随时擦拭墩面、刀和配菜台上的水迹、血迹、污物等；随时保持干净、整洁。

标准：菜台利落无油垢，无血迹，无水迹，无私人用品。

2. 灶台

关掉所有的火，用洗涤剂水浸泡过的刷子刷台上的每个角落和火眼周围；用清水冲洗灶台至没有泡沫；灶台靠墙的挡板、开关处及灶箱的油垢一并清理干净。

标准：灶台干净无油垢，熄火时无黑烟。

3. 漏水槽

用刷子将槽内的杂物归置漏斗上，提漏斗，将杂物倒入垃圾桶，装好漏斗；倒入少许洗涤剂，用刷子刷洗整个槽，再用清水冲净。

标准：无杂物、无油垢，水流通畅。

4. 不锈钢器具

将器具放在水池内，倒入洗涤剂，用抹布擦洗油垢和杂物；用清水冲洗干净至没有泡沫，再用干布擦干。

标准：器具光亮，无油垢、水迹。

5. 冷冻冰箱

开门清理出前日的剩余原料；用洗涤剂水擦洗干净密封皮条、排风口；清除冰箱里面底部的污物、菜汤及油污；用清水洗干净所有待用原料；按照海鲜、禽、肉分类，原料和半成品分类，依次码放在冰箱内，层次分明，不应堆放；外部擦至无油，光亮。

标准：整齐、清洁，原料码放层次分明，密封皮条无油污、无血水、无异味，托盘干净无污；经常除霜。

6. 不锈钢台

用湿布蘸洗涤剂擦洗，用清水反复擦洗上面各部位，下部的架子和腿部用布擦干净至光亮无油污。

标准：干净、光亮、无油污。

7. 灭蝇灯

关掉电源，每天用干布掸去灯网内的虫蝇，用湿布擦清各部位待干后使用。

标准：灯网内无杂物、无死蝇、无灰尘，使用正常。

8. 地面

用湿拖布蘸洗涤剂水，从厨房的一端横向擦至另一端；用清水洗干净拖布，反复擦至干净无油污。

标准：地面光亮，无油污、无杂物、不滑，无水迹、烟头。

9. 墙壁

用湿布蘸洗涤剂水，从上至下擦洗墙壁；细擦瓷砖的接茬。

标准：光亮、清洁，无水迹、油迹，不沾手。

10. 储存柜

用洗涤剂水擦拭干净，将原料物品码放整齐，食物与洗涤剂不得混放。

标准：无变质原料，干净、整齐、清洁，无私人用品。

11. 炊具架

所有炊具放到一边，用湿布蘸洗涤剂水将架子从上至下擦洗干净；将干净的炊具按勺、漏斗、铲等放在上面，漏盆、箩放在中层，油篮子放在下层。

标准：摆放整齐，干净，有顺序。

12. 餐具、菜盆、盘

把盘或盆内的剩余汤汁倒入泔水桶，用洗涤剂水洗去油渍，清洗菜盘，用清水冲洗干净，按规定摆放摆好在餐具架上（盛生菜盆和盛熟菜盆分类摆放）。

标准：洁净、光亮、无杂物，无油污、无水迹，码放整齐。

13. 抽油烟罩

先用湿布蘸洗涤剂从上至下将油烟罩内壁擦洗干净，油垢较厚处用小刀轻轻刮掉，再用洗涤剂水擦洗，用干净的湿布反复擦至没有油污；继续擦洗烟罩的外壁。

标准：烟罩内外光亮，罩内灯光明亮，无油污。

14. 刀

每日使用后将刀在油石上磨亮、磨快后，用清水冲净；用干布擦干净后保存在规定的地方，不得乱放。

标准：刀锋利，刀面无锈迹，刀柄无油污，干净。

15. 墩子

每日使用完后将墩子放入池中，热水冲洗，洗净擦干后竖放，保持通风。

标准：墩面干净，平整，无霉迹，不得落地存放。

16. 推车

用湿布蘸洗涤剂从上至下擦干净车身各部位。

标准：车面光亮，无油腻，无污迹，车轮无油腻，转动灵活，使用前后须保洁。

17. 不锈钢柜子

取出柜内物品，用洗涤剂水擦拭四壁角落，再用清水擦清、擦干；把要放的东西整理利

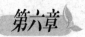

落、干净，依次放入柜内；把外部及柜底部、柜腿依次擦洗干净，用干布擦干至光亮。

标准：柜内无杂物，无私人物品，干净、整洁，外部光亮，干爽。

18. 装菜筐

每次使用完后彻底清洗，刷洗菜筐各个部位，用清水冲洗干净后摆放至规定位置。

标准：干净、无菜屑、无油污、无污泥。用完后摆放到位。

19. 冷菜间的所有操作台面

操作前用洗涤剂把不锈钢操作台面清洗两遍，用3‰的优氯净消毒水擦拭一遍，再用干净无油的布擦干；下脚料不堆放在桌面上，应放入下脚料的盆或盘中，随时保持桌面整洁、利落。

标准：干净，卫生光亮，整洁无油，利落。

20. 水池

捡去水池内的杂物，用洗涤剂去掉油污。

标准：无杂物，无堵塞，内、外周围及底部干净，无油污、无污迹。

21. 加热锅

使用前后清洗干净。

标准：干净，无糊点，锅沿无黑灰。

（三）蒸饭操作间的卫生细节要求

1. 蒸饭车（箱）

关好蒸汽阀门，取出米饭盒，用清水冲洗蒸饭车内壁，清除杂物；用干净湿抹布擦拭蒸车外部至无污迹，无灰尘。

标准：箱内干净，无杂物，无污迹，开气阀门使用有效，不漏气，箱外光亮无灰尘，无污渍。

2. 墙壁

每日擦拭墙面至无污迹。

标准：墙面瓷砖光亮，无污迹，不沾手。

3. 排气罩

先用湿布从上至下将排气罩内壁擦洗干净，再继续擦洗排气罩外壁至内、外干净无污迹。

标准：罩内、外光亮，无油迹，无污迹。

4. 门、窗

用干净布擦拭门窗内、外，擦至无污迹，无油渍。

标准：门窗、框无灰尘、无污迹，玻璃明亮。

5. 推饭车

用湿布从上至下将车身各部位擦干净。

标准：车面光亮，无油腻，无污迹，无水垢，车轮转动灵活，使用完需保洁。

6. 不锈钢米饭桶

使用后应用清水将内外各部位洗干净，按规定倒放于固定位置。

标准：内外干净、光亮，摆放整齐。

7. 蒸饭盒（盘）

使用后用清洁球将饭盒内外擦洗干净。

标准：光洁干净，无饭粒，摆放整齐有序。

8. 地面

用水将地面冲洗干净至无污迹，无水垢，扫清积水。

标准：地面干净，无积水。

9. 水沟

每日清扫下水沟，清除水沟内的杂物。

标准：水沟干净，无异味，水流通畅。

10. 洗米篓

使用完后用清水洗净，摆放于固定位置，用干净纱布罩好，以免落入灰尘及杂物。

标准：无污迹，无米粒，干净。

第六节　烹饪加工人员的个人卫生

餐饮业工作人员，尤其是厨房工作人员，每天都要和食品接触，加强对工作人员的卫生要求，是把住"病从口入"的重要环节。有许多传染病，如伤寒、痢疾、病毒性肝炎、食物中毒和某些寄生虫病等，往往是通过带有病原微生物的工作人员污染食品而引起的。因此，餐饮业工作人员的卫生工作做得好坏，直接影响就餐者的身体健康。

一、个人卫生的一般要求

（一）健康检查

餐饮业工作人员就业前，应进行严格的健康检查，凡患有消化道传染病（或带菌者）、活动性肺结核、化脓性或渗出性皮肤病等疾病的人，不得从事餐饮工作。

对已从业的人员，每年应至少进行一次健康检查，同时要建立登记卡和发放健康证。对患有上述传染病的人员应调离工作岗位，不能直接接触食品，病愈后需经卫生防疫部门检查合格后方可重新从事餐饮工作。

（二）个人卫生

良好的卫生习惯是搞好个人卫生的前提，它直接影响到食品卫生的质量。这就要求所有餐饮业工作人员，要有自觉的卫生意识，能自觉做到：

（1）上班时，穿戴好清洁的工作服、帽，洗净双手，保持整洁，不得穿工作服进厕所，根据工作需要戴口罩；

（2）勤理发、勤洗澡、勤洗衣服被褥、勤洗手、勤剪指甲、勤换工作服，操作前与大小便后必须洗手消毒；

（3）操作场所不得存放个人物品，不准随地吐痰，不准戴首饰、染指甲、光脚、赤膊。

（三）卫生奖惩条例

餐饮管理部门要根据本单位实际情况制定卫生奖惩条例，对认真执行卫生制度的工作人员，要进行表扬和必要的物质奖励。对于不遵守卫生制度，违反食品卫生制度的人员，应视情节予以处罚，情节较轻的要限期改进，情节较重、屡教不改或造成食物中毒等重大事件的人员，应予以处罚、行政处分，直至追究刑事责任。

二、操作时的个人卫生

在进行烹饪操作和餐厅服务时，应搞好个人卫生，同时还应注意以下几点。

1. 操作者仪表

工作前不许化妆，操作时严禁吸烟、吃东西。

2. 操作者习惯

不准面对食品咳嗽、打喷嚏、擤鼻涕，不得在操作时抠鼻孔、掏耳朵等。

3. 操作者操作卫生

要尽量避免用手拿取直接入口的食品，确需直接接触时，应认真洗手并消毒后操作；烹调操作时，应用专用小碗或汤匙尝口味，尝后余汁不能倒回锅内，一般不应用手勺直接尝味。

4. 餐具操作卫生

餐具与食品或顾客的嘴接触的部位，服务员的手尽可能不要触碰，并注意以下几点。

（1）拿杯子或玻璃杯时，应拿杯把或杯的下部，禁止拿杯子的上缘。

（2）拿餐具应拿柄，禁止拿餐勺的勺部、餐刀的刃部、餐叉的叉齿。

（3）端盘子、端碗或端碟子时，应小心不要碰到食品，避免手指伸进餐具的边缘。

5. 食品原料与用具的存放

操作时要按卫生要求放置原料与用具，不得将不洁的原料与清洁的物品混放在一起，不能将生熟食品混放，不能用不洁的厨具、食具接触熟食品，不得将消毒后的厨食具与未消毒的厨食具存放在一起。

第七节 烹饪加工用具的卫生

餐饮业每天都要接待大量的进餐者，其中难免有传染病患者或健康带菌者。如果餐饮具洗涤不彻底、消毒不严格，常会带有金黄色葡萄球菌、致病性大肠杆菌、肝炎病毒、结核杆菌、痢疾杆菌等病原菌，这些餐饮具会成为人群疾病传播的媒介，传播疾病的可能性很大。许多食物中毒参考资料都说明是由于没有彻底洗净消毒的餐饮具造成的。因此，餐饮具的卫生工作，也是防止"病从口入"的重要环节。

饮食业（餐饮业）规定的"五四"制度中，对餐饮具要求实行"四过关"，即洗、刷、冲、消毒四过关，具体可归纳为洗涤过程和消毒过程两方面。

一、餐饮用具的洗涤卫生

一切与食物有关的餐具、设备、陶器和容器，在每次使用后彻底洗净是至关重要的。良好的洗涤规程必须根据厨房的具体设备来制定，而且必须照章遵循。从卫生角度出发，要求餐饮业的洗涤工作不能在烹饪操作间内进行，必须紧靠餐厅一边，自成体系。不管用手洗还是机械洗涤，洗涤过程分以下几步进行。

1. 准备阶段

将餐饮具内的食物残渣倒净，如有可能，所有餐饮具应预先用温水冲洗一下，这样可保持第二步洗涤时的水较为干净，洗涤效果更佳。

2. 洗涤阶段

使用的洗涤剂，应符合下列要求。

（1）在容器上的残留量对人体应安全无毒，一般规定达到食用级（如食用洗涤精、面碱等）。

（2）洗涤性能强，能充分吸取油脂，又能被水冲掉。

（3）洗涤剂排放后容易被分解，不易造成对环境的污染。

使用时应注意，将洗涤剂加到 45～50 ℃ 的温水中，水温不能超过 60 ℃，否则残留于餐饮具表面食物残渣中的蛋白质会凝固于餐饮用具表面，难于清洗干净。水温过低，油污不易洗去。如果在水的表面形成一层浮垢或油脂，洗涤剂就不能有效地发挥作用了。这时应换水，重新加入洗涤剂。

3. 漂净阶段

将餐饮用具从放有水和洗涤剂的洗槽中取出，再放到盛有热水（水温 80 ℃）的洗槽中浸泡漂洗 1～2 分钟。在 80 ℃ 水温条件下，可以漂净餐饮具上残存的微量的洗涤剂，可以杀死部分细菌，使餐饮用具能尽快干燥。漂净后的餐饮用具应进行消毒。

二、餐饮用具的消毒灭菌

餐饮用具经过洗涤以后，只能除去上面的饭菜残渣和油污，有人做过检验，发现经洗涤后的餐饮用具中仍有 36% 的餐饮用具上面带有大肠杆菌，$100 \, m^2$ 的面积上竟有细菌数百个。这说明餐饮用具经洗涤后，虽然细菌减少，但仍达不到彻底灭菌的目的，所以餐饮用具消毒就成为不可缺少的一个环节。

餐饮用具消毒的方法有很多，常用的有物理消毒法和化学消毒法两类。

（一）物理消毒法

物理消毒常采用加热和辐射两种方法，特别是加热灭菌消毒使用最为广泛。

1. 煮沸法

经洗净后的餐饮用具放在筐篓内，连筐篓一起放在沸水中煮沸 3～5 分钟，将筐篓提起沥干，最后把餐饮用具放在清洁的碗柜内保存或用洁净纱布遮盖备用。这种方法简单易行，消毒效果很好。但一次处理量不能过大。

2. 蒸汽法

利用蒸笼或利用炉灶加热水产生的热蒸汽，通过管道进入餐饮具消毒柜内进行消毒。蒸汽温度可达 90 ℃ 以上，消毒时间要求 15 分钟以上。这种方法消毒温度高、效果好、杀菌力强，一次消毒容量大，比较方便和经济。

（二）化学消毒法

利用化学消毒剂对餐饮用具进行消毒灭菌。由于消毒剂种类繁多，方法各异，各有其优缺点，故在使用上要掌握其特点、配制和使用方法。

1. 高锰酸钾

高锰酸钾是靠氧化作用发挥效果的消毒药，为深紫色结晶体，稍具甜味。它适用于厨具、餐饮用具的消毒。

使用时配制成 0.1% 的水溶液，宜现配现用。将洗净的餐饮用具浸泡在溶液中 5～10 分钟即能达到消毒目的。当药液颜色变浅时，要更换新液，以保证消毒效果。此法适于表面消毒，简单易行、效果好。

2. 漂白粉

漂白粉是最常见的、廉价的、杀菌效力较强的消毒剂。漂白粉除可供一般厨房、餐饮用具消毒外，还可用于绞肉机、切肉片机等食品机器的消毒。使用浓度为 0.1%～0.2%，配置好后，不能放置过久，以免失效。餐饮用具的浸泡消毒时间一般为 10～15 分钟。缺点是餐饮用具消毒后常带有余氯味，且性质不稳定，漂白粉本身不适于长期存放。

3. 新洁尔灭

新洁尔灭是一种毒性低、气味小、无刺激性的消毒剂，市售浓度为 5% 左右。使用市场配置成 0.1% 或 0.05% 溶液，浸泡时间 5～30 分钟，适用于手部、餐饮用具等消毒。注意在消毒过程中，不能和肥皂相遇，否则会失去消毒效果。

4. 优安净

优安净是一种新型的洗消液，兼有洗涤和消毒两种作用。优点是安全、可靠、操作简单、价格经济。具体操作时只需先除去餐饮用具上的残渣，然后将餐饮用具放在优安净洗消液中浸泡 2～5 分钟，再用清水漂净，干燥即可。

5. 过氧乙酸

过氧乙酸是一种高效、速效、广谱的消毒剂，市售浓度为 20%，使用时配制成 0.2%～0.3% 的浓度。它能迅速地杀死细菌、酵母、霉菌和病毒等。过氧乙酸易挥发，有刺激性气味，具有腐蚀性，加热或遇各种有机物、金属杂质时，即迅速分解，所以使用范围受到一定限制。适用于各种塑料、玻璃器皿、棉布、人造纤维等制品的消毒，亦可用于一些食品表面的消毒（如水果、蔬菜和鸡蛋的表面消毒）和地面、墙壁等的消毒。过氧乙酸在 0.2%～0.3% 浓度下使用，对人体无害。过氧乙酸的分解产物是醋酸、过氧化氢、水和氧，食用后即使不去除，也无残毒遗留。

餐饮用具无论采用哪种消毒方法，一经消毒后，只能放在清洁的餐柜或架上干燥备用，不应再用抹布擦拭，并做好防尘防蝇工作。取拿餐饮用具时，要拿柄、把手或餐饮用具边缘。任何一个有缺口的盘子、玻璃杯或损坏的器皿都必须扔掉。因为即使采用有效的洗涤、消毒方法，也不易将器皿破损处的细菌除掉。

第八节　食品安全与卫生管理法规制度

一、食品安全法

1.《食品安全法》的意义

"民以食为天，食以安为先"这句人们常挂在口头的谚语，说明了食品安全的重要性。在我国，政府高度重视食品安全，《中华人民共和国食品安全法》（以下简称《食品安全法》）是适应新形势发展的需要，为了从制度上解决现实生活中存在的食品安全问题，更好地保证食品安全而制定的，其中确立了以食品安全风险监测和评估为基础的科学管理制度，明确食品安全风险评估结果作为制定、修订食品安全标准和对食品安全实施监督管理的科学依据；坚持预防为主的原则，对食品的生产、加工、包装、运输、储藏和销售等各个环节，对食品生产经营过程中涉及的食品添加剂、食品相关产品、用于食品生产经营的工具和设备等各有关事项，明确了有关制度，以防患于未然；建立了食品安全预防和处置机制，以提高应急处理能力；明确了食品安全监督管理体制，以提高监督管理效能；加大了对食品生产经营违法行为的处罚力度，以切实保障人民群众的生命安全和身体健康。食品安全法的施行，对于防止、控制、减少和消除食品污染及食品中有害因素对人体的危害，预防和控制食源性疾病的发生，保证食品安全，保障公众身体健康和生命安全，具有十分重要的意义。

2.《食品安全法》的内容

《食品安全法》由中华人民共和国第十一届全国人民代表大会常务委员会第七次会议于2009年2月28日通过，于2015年4月24日第十二届全国人民代表大会常务委员会第十四会议修订，自2015年10月1日起施行。全法共十章、154条，包括总则、食品安全风险监测和评估、食品安全标准、食品生产经营、食品检验、食品进出口、食品安全事故处置、监督管理、法律责任、附则。

二、卫生管理制度

为防止食品污染、食物中毒等事件发生，保证食品的卫生质量，保护使用者的健康，饮食业必须加强食品卫生的科学管理，建立卫生组织机构，健全规章制度和岗位责任制。

1. 经常性卫生制度

针对对食品卫生质量有严重影响的各个生产环节和比较容易出现的卫生问题，如工具、容器、餐具的清洁消毒、个人卫生、原料与成品质量检查等，要建立健全卫生制度和岗位责任制，使饮食卫生工作经常化、制度化、习惯化。

《食品加工、销售、饮食企业卫生"五四"制》是各类食堂、餐馆一项经常性的卫生制度，也是搞好饮食卫生的成功经验，严格执行这项卫生法令，可有效地预防肠道传染病和食物中毒的发生。"五四"制的内容如下。

1）由原料到成品实行"四不"制

（1）采购员不买腐烂变质的原料。

（2）保管验收员不收腐烂变质的原料。

（3）加工人员（厨师）不用腐烂变质的原料。

（4）营业员（服务员）不卖腐烂变质的食品（零售单位不收腐烂变质的食品，不出售腐烂变质的食品，不用手拿食品，不用废纸、污物包装食品）。

2）成品（食物）存放实行"四隔离"制

（1）生食与熟食隔离。

（2）成品与半成品隔离。

（3）食物与杂物、药物隔离。

（4）食品与天然冰隔离。

3）用具实行"四过关"制

"四过关"即一洗、二刷、三冲、四消毒。

4）环境卫生采取"四定"制

"四定"即定人、定物、定时间、定质量。划片分工、包工负责。

5）个人卫生遵守"四勤"制

"四勤"是指勤洗手剪指甲，勤洗澡，勤理发，勤换洗工作服。

2. 健康检查制度

1）定期体检制度

饮食行业从业人员、集体食堂的管理员、炊事员，由生产、经营主管部门每年负责组织健康检查。凡患有危害食品卫生疾病的人员，不得参加入口食品的生产、销售工作，应当迅速调离直接接触食品的工作岗位，治愈后方可恢复原工作。

2）健康证制度

新参加食品经营的人员（含临时工）应进行健康检查，待取得卫生监督机构颁发的"健康证"后方可参加工作。

 课后练习题

一、单项选择题

1.《中华人民共和国食品安全法》自（　　）施行。

    A. 2015 年 10 月 1 日   B. 2009 年 6 月 1 日

    C. 2009 年 7 月 1 日   D. 2009 年 7 月 1 日

2. 下列防范食品污染采取的错误措施是（　　）。

    A. 饮用洁净的水，把水烧开了再喝

    B. 买消毒牛奶，不食用未经加工的牛奶

    C. 菜刀、菜板用前应清洗干净，先切生食后切熟食

    D. 尽量用封闭的容器装食物

3. 食品生产经营人员（　　）应当进行健康检查，取得健康证明后方可参加工作。

    A. 每年   B. 每两年   C. 每三年   D. 每四年

4. 下列属食物中毒范畴的是（　　）。

    A. 伤寒   B. 甲型肝炎

    C. 肉毒中毒   D. 暴饮暴食性胃肠炎

5. 原料处理设施中的各类盛装容器及用具应由（　　）材料制造。

    A. 可承受重复清洗和消毒   B. 耐高温

    C. 耐低温   D. 耐酸

6. 以下有关食品添加剂的表述正确的是（　　）。

    A. 天然的食品添加剂比人工化学合成的食品添加剂安全

    B. 添加剂对身体有害，应该一概禁止

    C. 三聚氰胺、苏丹红、"瘦肉精"都是食品非法添加物，根本不是食品添加剂

    D. 发达国家允许使用的食品添加剂我国就可以使用

7. 发芽马铃薯的主要致毒成分是（　　）。

    A. 亚麻苦苷   B. 苦杏仁苷   C. 秋水仙碱   D. 龙葵素

8. 选购放心肉，正确的做法是（　　）。

A. 看是否有动物检疫合格证明和胴体上是否有红色或蓝色滚花印章

B. 禽类和牛羊肉类是否有塑封标志和动物检疫合格证明

C. 购买熟肉制品，要仔细查看标签

D. 以上做法都正确

9. 食品的储存包括冷藏和冷冻两种方式，食品冷藏的储存温度是指（　　）℃。

A. 4～10　　　　　　　B. −29～0　　　　　　　C. −10～0　　　　　　　D. −18～0

10. 用冰箱保存食品不正确的做法是（　　）。

A. 冰箱内的生、熟食物必须分开放置

B. 准备放入冰箱的生、熟食物要清洗干净

C. 冰箱内的食物都可以存放较长时间，因为冰箱内温度低，所以不必担心食物变质

D. 存放在冰箱内的熟食在食用前要再次加热

二、多项选择题

1. 《食品安全法》中的"食品"是指（　　）。

A. 供人食用或者饮用的成品　　　　　　B. 供人食用或者饮用的原料

C. 按照传统既是食品又是药品的物品　　D. 包括以治疗为目的的物品

2. 下列从业人员中不得从事接触直接入口食品工作的是（　　）。

A. 患有痢疾、伤寒、病毒性肝炎等消化道传染病的人员

B. 患有活动性肺结核、化脓性疾病的人员

C. 患有渗出性皮肤病疾病的人员

D. 患有轻微腰疼疾病的人员

3. 食品生产加工时必须防止（　　）。

A. 原料与半成品、成品交叉污染

B. 待加工食品与直接入口食品的交叉污染

C. 生物性、物理性、化学性污染

D. 食品接触有毒、有害物品或其他不洁物品

4. 优质食用油不应有的特征是（　　）。

A. 有悬浮物　　　　B. 没有沉淀物　　　　C. 清晰透明　　　　D. 油色发暗

5. 不新鲜蟹类具有下列（　　）特征。

A. 背面发白或微黄　　　　　　　　　　B. 腹面变黑

C. 蟹腿、蟹螯松懈　　　　　　　　　　D. 提起有重实感

6. 下列食物中可能含有的致癌物是（　　）。

A. 变黑的蘑菇罐头　　　　　　　　　　B. 发霉的花生

C. 炸焦的鱼　　　　　　　　　　　　　D. 咸肉

7. 食品中常见的化学污染物包括（　　）。

A. 农药　　　　　　　　　　　　　　　B. 重金属

C. N−亚硝基化合物　　　　　　　　　　D. 病毒

E. 以上都是

8. 粮豆类食品的主要卫生问题是（　　）。

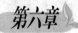

  A. 霉菌和霉菌毒素的污染   B. 农药残留的污染

  C. 寄生虫的污染   D. 仓储虫害的污染

  E. 污水灌溉

9. 以下对合理营养的基本要求，正确的是（   ）。

  A. 摄取的食品应供给足量的营养素和热能

  B. 食物应对人体无毒害

  C. 食物不应有微生物污染及腐败变质

  D. 爆炒、油炸能使食品具有良好的色、香味，所以是良好的烹调方法

三、判断题

1. 食品生产经营人员在进行健康检查，取得健康证以后，无须再进行健康检查。

                             （   ）

2. 反复烧开的水含亚硝酸盐，不宜饮用。   （   ）

3. "痛痛病"由镉化合物污染环境引起。   （   ）

4. 不同批次的食品可以共用一个检验合格证。   （   ）

5. 处理食物中毒时要做的第一件事是对食堂彻底大扫除。 （   ）

6. 防止黄曲霉素污染食品的首要措施是制定食品中的最高允许含量。（   ）

7. 没有煮透的黄豆不能吃的原因是黄豆中所含的天然毒素没有被破坏掉，易引起中毒。

                             （   ）

8. 生熟案板分开有利于防止细菌污染食品。   （   ）

9. 大米的陈化速度和储存时间是成正比的，时间越长，大米越会失去原有的色、香、味，有害物质增加，食用品质下降。   （   ）

10. 冰箱内的食物都可以存放较长时间，因为冰箱中温度低，所以不必担心食物变质。

                             （   ）

四、简答题

1. 食品中可能存在的有害因素有哪些？

2. 什么是食品污染？食品污染可分为哪几类？

3. 什么是食物中毒？食物中毒的特点和分类是什么？

4. 黄曲霉毒素主要产生于哪些食品中？对人体有什么危害？怎样预防？

5. 烧烤为什么会污染食品？应怎样避免多环芳烃对食品的污染？

6. 要防止细菌性食物中毒，饮食企业要做好哪些预防措施？

7. 细菌性食物中毒为什么应特别引起饮食企业的关注？主要有哪几类细菌会引起中毒？

8. 畜禽肉类一般存在哪些卫生问题？

9. 什么叫胖听？什么原因可以引发罐头的胖听现象？

10. 餐具洗消间卫生要求有哪些？

五、论述题

1. 餐饮生产经营企业禁止生产经营的食品包括哪些种类？

2. 厨房生产加工中哪些原因可导致食物中毒等食源性疾病的发生？

3. 饮食企业为什么对食物中毒问题要特别重视？一旦发生中毒事故，饮食业管理人员应进行哪些工作？

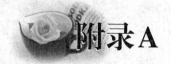

附录A

中国居民膳食营养素参考摄入量表（DRIs）

1. 能量和蛋白质的 RNIs 及脂肪供能比

年龄/岁		能量 Energy#				蛋白质 Protein		脂肪 Fat
		RNI/MJ		RNI/kcal		RNI/g		占能量
		男	女	男	女	男	女	百分比/%
0～		0.4 MJ/kg		95 kcal/kg*		1.5～3 g/（kg·d）		45～50
0.5～		0.4 MJ/kg		95 kcal/kg		1.5～3 g/（kg·d）		35～40
1～		4.60	4.40	1 100	1 050	35	35	35～40
2～		5.02	4.81	1 200	1 150	40	40	30～35
3～		5.64	5.43	1 350	1 300	45	45	30～35
4～		6.06	5.83	1 450	1 400	50	50	30～35
5～		6.70	6.27	1 600	1 500	55	55	30～35
6～		7.10	6.67	1 700	1 600	55	55	30～35
7～		7.53	7.10	1 800	1 700	60	60	25～30
8～		7.94	7.53	1 900	1 800	65	65	25～30
9～		8.36	7.94	2 000	1 900	65	65	25～30
10～		8.80	8.36	2 100	2 000	70	65	25～30
11～		10.04	9.20	2 400	2 200	75	75	25～30
14～		12.00	9.62	2 900	2 400	80	80	25～30
18～								
体力活动 PAL▲	轻	10.03	8.80	2 400	2 100	75	65	20～30
	中	11.29	9.62	2 700	2 300	80	70	20～30
	重	13.38	11.30	3 200	2 700	90	80	20～30
	孕妇		+0.84		+200	+5, +15, +20		20～30
	乳母		+2.09		+500		+20	20～30
50～								
体力活动 PAL▲	轻	9.62	8.00	2 300	1 900	75	65	20～30
	中	10.87	8.36	2 600	2 000	80	70	20～30
	重	13.00	9.23	3 100	2 200	90	80	20～30
60～								
体力活动 PAL▲	轻	7.94	7.53	1 900	1 800	75	65	20～30
	中	9.20	8.36	2 200	2 000	75	65	20～30
70～								
体力活动 PAL▲	轻	7.94	7.10	1 900	1 700	75	65	20～30
	中	8.80	8.00	2 100	1 900	75	65	20～30
80～		7.74	7.10	1 900	1 700	75	65	20～30

注：#表示各年龄组能量的 RNI 与其 EAR 相同。

　　* 为 AI，非母乳喂养应增加 20%。

　　PAL▲指体力活动水平（Physical Activity Level）。

　　凡表中数字缺项之处表示未制定参考值。

2. 常量和微量元素的 RNIs 或 AIs

年龄/岁	钙 Ca AI/mg	磷 P AI/mg	钾 K AI/mg	钠 Na AI/mg	镁 Mg AI/mg	铁 Fe AI/mg		碘 I AI/mg	锌 Zn RNI/mg		硒 Se RNI/μg	铜 Cu AI/mg	氟 F AI/mg	铬 Cr AI/μg	锰 Mn AI/mg	钼 Mo AI/μg
						男	女		男	女						
0～	300	150	500	200	30	0.3		50	1.5		15(AI)	0.4	0.1	10		
0.5～	400	300	700	500	70	10		50	8.0		20(AI)	0.6	0.4	15		
1～	600	450	1 000	650	100	12		50	9.0		20	0.8	0.6	20		15
4～	800	500	1 500	900	150	12		90	12.0		25	1.0	0.8	30		20
7～	800	700	1 500	1 000	250	12		90	13.5		35	1.2	1.0	30		30
11～	1 000	1 000	1 500	1 200	350	16	18	120	18.0	15.0	45	1.8	1.2	40		50
14～	1 000	1 000	2 000	1 800	350	20	25	150	19.0	15.5	50	2.0	1.4	40		50
18～	800	700	2 000	2 200	350	15	20	150	15.0	11.5	50	2.0	1.5	50	3.5	60
50～	1 000	700	2 000	2 200	350	15		150	11.5		50	2.0	1.5	50	3.5	60
孕妇 早期	800	700	2 500	2 200	400	15		200	11.5		50					
中期	1 000	700	2 500	2 200	400	25		200	16.5		50					
晚期	1 200	700	2 500	2 200	400	35		200	16.5		50					
乳母	1 200	700	2 500	2 200	400	25		200	21.5		65					

注：凡表中数字缺项之处表示未制定该参考值。

3. 脂溶性和水溶性维生素的 RNIs 或 AIs

年龄/岁	维生素A VA RNI/(μgRE)	维生素D VD RNI/(μg/d)	维生素E VE AI/(mg/d)(α-TE)	维生素B₁ VB1 RNI/(mg/d)	维生素B₂ VB2 RNI/(mg/d)	维生素B₆ VB6 AI/(mg/d)	维生素B₁₂ VB12 AI/(μg/d)	维生素C VC RNI/(mg/d)	泛酸 Pantothenic acid AI/(mg/d)	叶酸 Folic acid RNI/(μg/d)	烟酸 Niacin RNI/(mg/d NE)	胆碱 Choline AI/(mg/d)	生物素 Biotin AI/(μg/d)
0~	400(AI)	10	3	0.2(AI)	0.4(AI)	0.1	0.4	40	1.7	65(AI)	2(AI)	100	5
0.5~	400(AI)	10	3	0.3(AI)	0.5(AI)	0.3	0.5	50	1.8	(80AI)	3(AI)	150	6
1~	500	10	4	0.6	0.6	0.5	0.9	60	2.0	150	6	200	8
4~	600	10	5	0.7	0.7	0.6	1.2	70	3.0	200	7	250	12
7~	700	10	7	0.9	1.0	0.7	1.2	80	4.0	200	9	300	16
11~	700	5	10	1.2	1.2	0.9	1.8	90	5.0	300	12	350	20
14~	男800 女700	5	14	男1.5 女1.2	男1.5 女1.2	1.1	2.4	100	5.0	400	男15 女12	450	25
18~	男800 女700	5	14	男1.4 女1.3	男1.4 女1.2	1.2	2.4	100	5.0	400	男14 女13	500	30
50~	800	10	14	1.3	1.4	1.5	2.4	100	5.0	400	13	500	30
孕妇早期	800	5	14	1.5	1.7	1.9	2.6	100	6.0	600	15	500	30
孕妇中期	900	10	14	1.5	1.7	1.9	2.6	130	6.0	600	15	500	30
孕妇晚期	900	10	14	1.5	1.7	1.9	2.6	130	6.0	600	15	500	30
乳母	1 200	10	14	1.8	1.7	1.9	2.8	130	7.0	500	18	500	35

注：*α-TE 为 α-生育酚当量(α-Tocopherol Equivalent);DFE 为膳食叶酸当量(Dietary Folate Equivalent)。
凡表中数字缺项之处表示未制定该参考值。

4. 蛋白质及某些微量营养素的 EARs

年龄/岁	蛋白质 Protein/(g/kg)	锌 Zn/mg（男/女）	硒 Se/μg	维生素 A VA/μg RE#	维生素 D VD/μg	维生素 B$_1$ VB$_1$/mg（男/女）	维生素 B$_2$ VB$_2$/mg（男/女）	维生素 C VC/mg	叶酸 Folic acid/μg DFE
0～	2.25～1.25	1.5			8.8*				
0.5～	1.25～1.15	6.7			13.8*				
1～		7.4	17	300		0.4	0.5	13	320
4～		8.7	20			0.5	0.6	22	320
7～		9.7	26	400		0.5	0.8	39	320
11～		13.1　10.8	36	500		0.7	1.0		320
14～		13.9　11.2	40			1.0　0.9	1.3　1.0	63	320
18～	0.92	13.2　8.3	41			1.4　1.3	1.2　1.0	75	320
孕妇 早期		8.3	50			1.3	1.4	66	520
中期			50						
晚期		+5	50						
乳母	+0.18	+10	65			1.3	1.4	96	450
50～	0.92					1.3	1.4	75	320

注：* 0 岁～2.9 岁南方地区为 8.88 μg，北方地区为 13.8 μg

RE 为视黄醇当量（Retinal Equivalent）

凡表中数字缺项之处表示未制定该参考值。

5. 某些微量营养素的 ULs

年龄/岁	钙 Ca/mg	磷 P/mg	镁 Mg/mg	铁 Fe/mg	碘 I/μg	锌 Zn/mg 男	锌 Zn/mg 女	硒 Se/μg	铜 Cu/mg	氟 F/mg	铬 Cr/μg	锰 Mn/mg	钼 Mo/μg	维生素 A VA/μgRE	维生素 D VD/μg	维生素 B₁ VB₁/mg	维生素 C VC/mg	叶酸 Folic acid/mgDFE	烟酸 Niacin/mgNE	胆碱 Choline/mg
0~				10				55		0.4							400			600
0.5~				30		13		80		0.8							500			800
1~	2 000	3 000	200	30		23		120	1.5	1.2	200		80			50	600	300	10	1 000
4~	2 000	3 000	300	30		23		180	2.0	1.6	300		110	2 000	20	50	700	400	15	1 500
7~	2 000	3 000	500	30	800	28		240	3.5	2.0	300		160	2 000	20	50	800	400	20	2 000
11~	2 000	3 500	700	50	800	37	34	300	5.0	2.4	400		280	2 000	20	50	900	600	30	2 500
14~	2 000	3 500	700	50	800	42	35	360	7.0	2.8	400		280	2 000	20	50	1 000	800	30	3 000
18~	2 000	3 500	700	50	1 000	45	37	400	8.0	3.0	500	10	350	3 000	20	50	1 000	1 000	35	3 500
50~	2 000	3 500▲	700	50	1 000	37	37	400	8.0	3.0	500	10	350	3 000	20	50	1 000	1 000	35	3 500
孕妇	2 000	3 000	700	60	1 000	35		400					2 400	20		1 000	1 000		3 500	
乳母	2 000	3 500	700	50	1 000	35		400						20		1 000	1 000		3 500	

注：NE 为烟酸当量（Niacin Equivalent）

DFE 为膳食叶酸当量（Dietary Folate Equivalent）

▲60 岁以上磷的 UL 为 3 000 mg

凡表中数字缺项之处表示未制定该参考值。

食物成分表（部分）

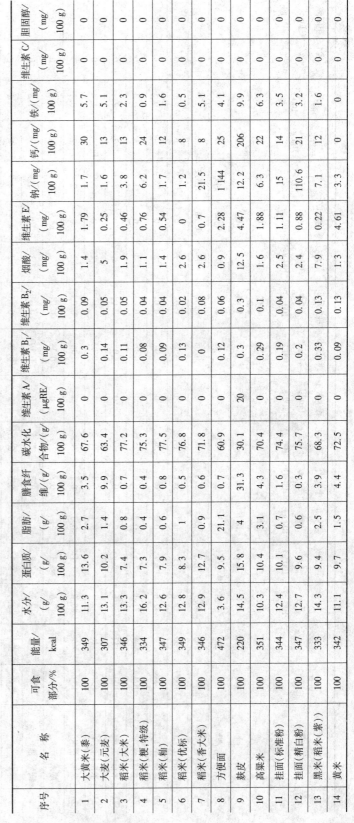

序号	名称	可食部分/%	能量/kcal	水分/(g/100 g)	蛋白质/(g/100 g)	脂肪/(g/100 g)	膳食纤维/(g/100 g)	碳水化合物/(g/100 g)	维生素A/(µgRE/100 g)	维生素B$_1$/(mg/100 g)	维生素B$_2$/(mg/100 g)	烟酸/(mg/100 g)	维生素E/(mg/100 g)	钠/(mg/100 g)	钙/(mg/100 g)	铁/(mg/100 g)	维生素C/(mg/100 g)	胆固醇/(mg/100 g)
1	大黄米(黍)	100	349	11.3	13.6	2.7	3.5	67.6	0	0.3	0.09	1.4	1.79	1.7	30	5.7	0	0
2	大麦(元麦)	100	307	13.1	10.2	1.4	9.9	63.4	0	0.14	0.05	5	0.25	1.6	13	5.1	0	0
3	稻米(大米)	100	346	13.3	7.4	0.8	0.7	77.2	0	0.11	0.05	1.9	0.46	3.8	13	2.3	0	0
4	稻米(粳,特级)	100	334	16.2	7.3	0.4	0.4	75.3	0	0.08	0.04	1.1	0.76	6.2	24	0.9	0	0
5	稻米(籼)	100	347	12.6	7.9	0.6	0.8	77.5	0	0.09	0.04	1.4	0.54	1.7	12	1.6	0	0
6	稻米(优标)	100	349	12.8	8.3	1	0.5	76.8	0	0.13	0.02	2.6	0	1.2	8	0.5	0	0
7	稻米(香大米)	100	346	12.9	12.7	0.9	0.6	71.8	0	0	0.08	2.6	0.7	21.5	8	5.1	0	0
8	方便面	100	472	3.6	9.5	21.1	0.7	60.9	0	0.12	0.06	0.9	2.28	1 144	25	4.1	0	0
9	麸皮	100	220	14.5	15.8	4	31.3	30.1	20	0.3	0.3	12.5	4.47	12.2	206	9.9	0	0
10	高粱米	100	351	10.3	10.4	3.1	4.3	70.4	0	0.29	0.1	1.6	1.88	6.3	22	6.3	0	0
11	挂面(标准粉)	100	344	12.4	10.1	0.7	1.6	74.4	0	0.19	0.04	2.5	1.11	15	14	3.5	0	0
12	挂面(精白粉)	100	347	12.7	9.6	0.6	0.3	75.7	0	0.2	0.04	2.4	0.88	110.6	21	3.2	0	0
13	黑米(稻米(紫))	100	333	14.3	9.4	2.5	3.9	68.3	0	0.33	0.13	7.9	0.22	7.1	12	1.6	0	0
14	黄米	100	342	11.1	9.7	1.5	4.4	72.5	0	0.09	0.13	1.3	4.61	3.3	0	0	0	0

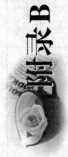

续表

序号	名称	可食部分/%	能量/kcal	水分/(g/100g)	蛋白质/(g/100g)	脂肪/(g/100g)	膳食纤维/(g/100g)	碳水化合物/(g/100g)	维生素A/(μgRE/100g)	维生素B₁/(mg/100g)	维生素B₂/(mg/100g)	烟酸/(mg/100g)	维生素E/(mg/100g)	钠/(mg/100g)	钙/(mg/100g)	铁/(mg/100g)	维生素C/(mg/100g)	胆固醇/(mg/100g)
15	花卷	100	217	45.7	6.4	1	0	45.6	0	0.02	0.02	1.1	0	95	19	0.4	0	0
16	煎饼	100	333	6.8	7.6	0.7	9.1	74.7	0	0.1	0.04	0.2	0	85.5	9	7	0	0
17	烙饼(标准粉)	100	255	36.4	7.5	2.3	1.9	51	0	0.02	0.04	0	1.03	149.3	20	2.4	0	0
18	馒头(蒸,标准粉)	100	233	40.5	7.8	1	1.5	48.3	0	0.05	0.07	0	0.86	165.2	18	1.9	0	0
19	面条(干)	100	355	10.5	11	0.1	0.2	77.5	0	0.28	0.05	2.7	0	60.9	8	9.6	0	0
20	面条(煮,富强粉)	100	109	72.6	2.7	0.2	0.1	24.2	0	0	0.01	1.8	0	26.9	4	0.5	0	0
21	米饭(蒸,籼米)	100	114	71.1	2.5	0.2	0.4	25.6	0	0.02	0.03	1.7	0	1.7	6	0.3	0	0
22	米饭(蒸,粳米)	100	117	70.6	2.6	0.3	0.2	26	0	0	0.03	2	0	3.3	7	2.2	0	0
23	米粉(干,细)	100	346	12.3	8	0.1	0.1	78.2	0	0.03	0	0.2	0	5.9	0	1.4	0	0
24	米粥(粳米)	100	46	88.6	1.1	0.3	0.1	9.8	0	0	0.03	0.2	0	2.8	7	0.1	0	0
25	糯米(江米)	100	348	12.6	7.3	1	0.8	77.5	0	0.11	0.04	2.3	1.29	1.5	26	1.4	0	0
26	糯米(籼)	100	352	12.3	7.9	1.1	0.5	77.5	0	0.19	0.04	2.3	0	1.9	14	1.8	0	0
27	荞麦	100	324	13	9.3	2.3	6.5	66.5	3	0.28	0.16	2.2	4.4	4.7	47	6.2	0	0
28	青稞	100	298	12.1	10.2	1.2	13.4	61.6	0	0.32	0.21	3.6	1.25	0	0	0	0	0
29	烧饼(糖)	100	302	25.9	8	2.1	0	62.7	0	0	0.01	1.1	0.39	62.5	51	1.6	0	0
30	通心面(通心粉)	100	350	11.8	11.9	0.1	0.4	75.4	0	0.12	0.03	1	0	35	14	2.6	0	0
31	小麦粉(标准粉)	100	344	12.7	11.2	1.5	2.1	71.5	0	0.28	0.08	2	1.8	3.1	31	3.5	0	0
32	小米	100	358	11.6	9	3.1	1.6	73.5	17	0.33	0.1	1.5	3.63	4.3	41	5.1	0	0
33	小米粥	100	46	89.3	1.4	0.7	0	8.4	0	0.02	0.07	0.9	0.26	4.1	10	1	0	0
34	燕麦片	100	367	9.2	15	6.7	5.3	61.6	0	0.3	0.13	1.2	3.07	3.7	186	7	0	0
35	薏米(薏苡回回米)	100	357	11.2	12.8	3.3	2	69.1	0	0.22	0.15	2	2.08	3.6	42	3.6	0	0
36	油饼	100	399	24.8	7.9	22.9	2	40.4	0	0.11	0.05	0	0	572.5	46	2.3	0	0

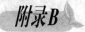

续表

序号	名称	可食部分/%	能量/kcal	水分/（g/100 g）	蛋白质/（g/100 g）	脂肪/（g/100 g）	膳食纤维/（g/100 g）	碳水化合物/（g/100 g）	维生素A/（μgRE/100 g）	维生素B₁/（mg/100 g）	维生素B₂/（mg/100 g）	烟酸/（mg/100 g）	维生素E/（mg/100 g）	钠/（mg/100 g）	钙/（mg/100 g）	铁/（mg/100 g）	维生素C/（mg/100 g）	胆固醇/（mg/100 g）
37	莜麦面	100	385	11	12.2	7.2	0	67.8	3	0.39	0.04	3.9	7.96	2.2	27	13.6	0	0
38	油条	100	386	21.8	6.9	17.6	0.9	50.1	0	0.01	0.07	0.7	3.19	585.2	6	1	0	0
39	玉米（鲜，包谷）	46	106	71.3	4	1.2	2.9	19.9	0	0.16	0.11	1.8	0.46	1.1	0	1.1	0	0
40	玉米面（白）	100	340	13.4	8	4.5	6.2	66.9	0	0.34	0.06	3	6.89	0.5	12	1.3	0	0
41	玉米面（黄）	100	340	12.1	8.1	3.3	5.6	69.6	7	0.26	0.09	2.3	3.8	2.3	22	3.2	0	0
42	扁豆	100	326	9.9	25.3	0.4	6.5	55.4	5	0.26	0.45	2.6	1.86	2.3	137	19.2	0	0
43	蚕豆（去皮）	100	304	11.5	24.6	1.1	10.9	49	8	0.13	0.23	2.2	4.9	21.2	49	2.9	0	0
44	蚕豆（带皮）	93	342	11.3	25.4	1.6	2.5	56.4	50	0.2	0.2	2.5	6.68	2.2	54	2.5	0	0
45	内酯豆腐	100	49	89.2	5	1.9	0.4	2.9	0	0.06	0.03	0.3	3.26	6.4	17	0.8	0	0
46	南豆腐	100	57	87.9	6.2	2.5	0.2	2.4	5	0.02	0.04	1	3.62	3.1	116	1.5	0	0
47	北豆腐	100	98	80	12.2	4.8	0.5	1.5	0	0.05	0.03	0.3	6.7	7.3	138	2.5	0	0
48	豆腐干	100	140	65.2	16.2	3.6	0.8	10.7	5	0.03	0.07	0.3	0	76.5	308	4.9	0	0
49	豆腐卷（老豆腐）	100	201	61.6	17.9	11.6	1	6.2	30	0.02	0.04	0.4	27.63	0	156	6.1	0	0
50	豆腐脑（老豆腐）	100	10	97.8	1.9	0.8	0	0	6	0.04	0.02	0.4	10.46	2.8	18	0.9	0	0
51	豆腐皮	100	409	16.5	44.6	17.4	0.2	18.6	0	0.31	0.11	1.5	20.63	9.4	116	30.8	0	0
52	豆腐丝	100	201	58.4	21.5	10.5	1.1	5.1	5	0.04	0.12	0.5	9.76	20.6	204	9.1	0	0
53	豆腐渣	100	35	89.2	3.2	0.8	2.6	3.7	0	0	0.02	0.1	0.8	3	10	0	0	0
54	豆浆	100	13	96.4	1.8	0.7	1.1	0	15	0.02	0.06	0.3	0.8	3	23	0.5	0	0
55	豆奶	100	30	94	2.4	1.5	0	1.8	0	0.02	0.05	0.3	4.5	3.2	23	0.6	0	0
56	豆沙	100	243	39.2	5.5	1.9	1.7	51	22	0.03	0.04	0.3	4.37	23.5	42	8	0	0
57	腐乳（白）	100	133	68.3	10.9	8.2	0.9	3.9	15	0.03	0.21	1	8.4	2 460	61	3.8	0	0
58	腐乳（红，酱豆腐）	100	151	61.2	12	8.1	0.6	7.6	0	0.02	0.07	0.5	7.24	3 091	87	11.5	0	0
59	腐竹	100	459	7.9	44.6	21.7	1	21.3		0.13		0.8	27.84	26.5	77	16.5	0	0

续表

序号	名称	可食部分/%	能量/kcal	水分/(g/100 g)	蛋白质/(g/100 g)	脂肪/(g/100 g)	膳食纤维/(g/100 g)	碳水化合物/(g/100 g)	维生素A/(μgRE/100 g)	维生素B₁/(mg/100 g)	维生素B₂/(mg/100 g)	烟酸/(mg/100 g)	维生素E/(mg/100 g)	钠/(mg/100 g)	钙/(mg/100 g)	铁/(mg/100 g)	维生素C/(mg/100 g)	胆固醇/(mg/100 g)
60	黑豆(黑大豆)	100	381	9.9	36.1	15.9	10.2	23.3	5	0.2	0.33	2	17.36	3	224	7	0	0
61	红豆馅	100	240	35.9	4.8	3.6	7.9	47.2	0	0.04	0.05	1.7	9.17	3.3	2	1	0	0
62	花豆(红)	100	317	14.8	19.1	1.3	5.5	57.2	72	0.25	0	3	6.13	12.5	38	0.3	0	0
63	花豆(紫)	97	315	13.2	17.2	1.4	7.4	58.4	47	0.14	0	2.7	9.64	19.6	221	5.9	0	0
64	黄豆(大豆)	100	359	10.2	35.1	16	15.5	18.6	37	0.41	0.2	2.1	18.9	2.2	191	8.2	0	0
65	黄豆粉	100	418	6.7	32.8	18.3	7	30.5	63	0.31	0.22	2.5	33.69	3.6	207	8.1	0	0
66	豇豆	100	322	10.9	19.3	1.2	7.1	58.5	10	0.16	0.08	1.9	8.61	6.8	40	7.1	0	0
67	绿豆	100	316	12.3	21.6	0.8	6.4	55.6	22	0.25	0.11	2	10.95	3.2	81	6.5	0	0
68	绿豆面	100	330	9.6	20.8	0.7	5.8	60	15	0.45	0.12	0.7	0	3.3	134	8.1	0	0
69	卤干	100	336	32.4	14.5	16.7	1.6	31.8	0	0.03	0.14	0.2	0	40.9	731	3.9	0	0
70	千张(百页)	100	260	52	24.5	16	1	4.5	5	0.04	0.05	0.2	23.38	20.6	313	6.4	0	0
71	青豆(青大豆)	100	373	9.5	34.6	16	12.6	22.7	132	0.41	0.18	3	10.09	1.8	200	8.4	0	0
72	素鸡	100	192	64.3	16.5	12.5	0.9	3.3	10	0.02	0.03	0.4	17.8	373.8	319	5.3	0	0
73	豌豆	100	313	10.4	20.3	1.1	10.4	55.4	42	0.49	0.14	2.4	8.47	9.7	97	4.9	0	0
74	小豆(红小豆)	100	309	12.6	20.2	0.6	7.7	55.7	13	0.16	0.11	2	14.36	2.2	74	7.4	0	0
75	油豆腐(豆腐泡)	100	244	58.8	17	17.6	0.6	4.3	5	0.05	0.04	0.3	24.7	32.5	147	5.2	0	0
76	芸豆(白)	100	296	14.4	23.4	1.4	9.8	47.4	0	0.18	0.26	2.4	6.16	0.6	0	0	0	0
77	芸豆(红)	100	314	11.1	21.4	1.3	8.3	54.2	30	0.18	0.09	2	7.74	3.8	176	5.4	0	0
78	扁豆(鲜)	91	37	88.3	2.7	0.2	2.1	6.1	25	0.04	0.07	0.9	0.24	3.8	38	1.9	13	0
79	蚕豆(鲜)	31	104	70.2	8.8	0.4	3.1	16.4	52	0.37	0.1	1.5	0.83	4	16	3.5	16	0
80	豆角	96	30	90	2.5	0.2	2.1	4.6	33	0.05	0.07	0.9	2.24	3.4	29	1.5	18	0
81	豆角(白)	97	30	89.7	2.2	0.2	2.6	4.8	97	0.06	0.04	0.9	2.38	9.5	26	0.8	39	0
82	荷兰豆	88	27	91.9	2.5	0.3	1.4	3.5	80	0.09	0.04	0.7	0.3	8.8	51	0.9	16	0

续表

序号	名　称	可食部分/%	能量/kcal	水分/(g/100 g)	蛋白质/(g/100 g)	脂肪/(g/100 g)	膳食纤维/(g/100 g)	碳水化合物/(g/100 g)	维生素A/(μgRE/100 g)	维生素B₁/(mg/100 g)	维生素B₂/(mg/100 g)	烟酸/(mg/100 g)	维生素E/(mg/100 g)	钠/(mg/100 g)	钙/(mg/100 g)	铁/(mg/100 g)	维生素C/(mg/100 g)	胆固醇/(mg/100 g)
83	黄豆芽	100	44	88.8	4.5	1.6	1.5	3	5	0.04	0.07	0.6	0.8	7.2	21	0.9	8	0
84	豇豆(鲜)	97	29	90.3	2.9	0.3	2.3	3.6	42	0.07	0.09	1.4	4.39	2.2	27	0.5	19	0
85	绿豆芽	100	18	94.6	2.1	0.1	0.8	2.1	3	0.05	0.06	0.5	0.19	4.4	9	0.6	6	0
86	毛豆(青豆)	53	123	69.6	13.1	5	4	6.5	22	0.15	0.07	1.4	2.44	3.9	135	3.5	27	0
87	四季豆(菜豆)	96	28	91.3	2	0.4	1.5	4.2	35	0.04	0.07	0.4	1.24	8.6	42	1.5	6	0
88	豌豆(鲜)	42	105	70.2	7.4	0.3	3	18.2	37	0.43	0.09	2.3	1.21	1.2	21	1.7	14	0
89	豌豆苗	98	29	92.7	3.1	0.6	0	2.8	0	0	0	0	0	26.3	59	1.8	0	0
90	芸豆(鲜)	96	25	91.1	0.8	0.1	2.1	5.3	40	0.33	0.06	0.8	0.07	4	88	1	9	0
91	百合	82	162	56.7	3.2	0.1	1.7	37.1	0	0.02	0.04	0.7	0	6.7	11	1	18	0
92	百合(干)	100	342	10.3	6.7	0.5	1.7	77.8	0	0.05	0.09	0.9	0	37.3	32	5.9	0	0
93	荸荠(马蹄,地栗)	78	59	83.6	1.2	0.2	1.1	13.1	3	0.02	0.02	0.7	0.65	15.7	4	0.6	7	0
94	慈姑(乌芋白地果)	89	94	73.6	4.6	0.2	1.4	18.5	0	0.14	0.07	1.6	2.16	39.1	14	2.2	4	0
95	甘薯(红心,山芋,红薯)	90	99	73.4	1.1	0.2	1.6	23.1	125	0.04	0.04	0.6	0.28	28.5	23	0.5	26	0
96	甘薯(白心,红皮,山芋)	86	104	72.6	1.4	0.2	1	24.2	37	0.07	0.04	0.6	0.43	58.2	24	0.8	24	0
97	胡萝卜(红)	96	37	89.2	1	0.2	1.1	7.7	688	0.04	0.03	0.6	0.41	71.4	32	1	13	0
98	胡萝卜(黄)	97	43	87.4	1.4	0.2	1.3	8.9	668	0.04	0.04	0.2	0	25.1	32	0.5	16	0
99	菱芋	77	25	91.1	1.7	0.2	2	4.2	0	0.05	0.04	0.8	0.42	39.8	2	0.5	12	0
100	姜	95	41	87	1.3	0.6	2.7	7.6	28	0.02	0.03	0.8	0	14.9	27	1.4	4	0
101	姜(子姜,嫩姜)	82	19	94.5	0.7	0.6	0.9	2.8	0	0	0.01	0.3	0	1.9	9	0.8	2	0

续表

序号	名称	可食部分/%	能量/kcal	水分/(g/100 g)	蛋白质/(g/100 g)	脂肪/(g/100 g)	膳食纤维/(g/100 g)	碳水化合物/(g/100 g)	维生素A/(μgRE/100 g)	维生素B₁/(mg/100 g)	维生素B₂/(mg/100 g)	烟酸/(mg/100 g)	维生素E/(mg/100 g)	钠/(mg/100 g)	钙/(mg/100 g)	铁/(mg/100 g)	维生素C/(mg/100 g)	胆固醇/(mg/100 g)
102	芥菜头(大头菜、水芥水芥)	83	33	89.6	1.9	0.2	1.4	6	0	0.06	0.02	0.6	0.2	65.6	65	0.8	34	0
103	洋姜(洋生姜、菊芋)	100	56	80.8	2.4	0	4.3	11.5	0	0.01	0.01	1.4	0	11.5	23	7.2	0	0
104	玉兰片	100	43	78	2.6	0.4	11.3	7.3	0	0.04	0.07	0.1	1.9	1.9	42	3.6	1	0
105	芋头(芋艿、毛芋)	84	79	78.6	2.2	0.2	1	17.1	27	0.06	0.05	0.7	0.45	33.1	36	1	6	0
106	竹笋	63	19	92.8	2.6	0.2	1.8	1.8	0	0.08	0.08	0.6	0.05	0.4	9	0.5	5	0
107	竹笋(春笋)	66	20	91.4	2.4	0.1	2.8	2.3	5	0.05	0.04	0.4	0	6	8	2.4	5	0
108	竹笋(毛笋,毛竹笋)	67	21	93.1	2.2	0.2	1.3	2.5	0	0.04	0.05	0.3	0.15	5.2	16	0.9	9	0
109	白菜(大白菜)	92	21	93.6	1.7	0.2	0.6	3.1	42	0.06	0.07	0.8	0.92	89.3	69	0.5	47	0
110	菠菜(赤根菜)	89	24	91.2	2.6	0.3	1.7	2.8	487	0.04	0.11	0.6	1.74	85.2	66	2.9	32	0
111	菜花(花椰菜)	82	24	92.4	2.1	0.2	1.2	3.4	5	0.03	0.08	0.6	0.43	31.6	23	1.1	61	0
112	菜节(油菜薹、油菜心)	93	20	94.2	1.9	0.6	1	1.8	185	0.02	0.1	0.5	0.48	56.2	92	1.3	54	0
113	莼菜(瓶装、花案板)	100	20	94.5	1.4	0.1	0.5	3.3	55	0	0.01	0.1	0.9	7.9	42	2.4	0	0
114	葱头(洋葱)	90	39	89.2	1.1	0.2	0.9	8.1	3	0.03	0.03	0.3	0.14	4.4	24	0.6	8	0
115	大白菜(青白口)	83	15	95.1	1.4	0.1	0.9	2.1	13	0.03	0.04	0.4	0.36	48.4	35	0.6	28	0
116	榨菜	100	29	75	2.2	0.3	2.1	4.4	83	0.03	0.06	0.5	0	4 253	155	3.9	2	0
117	草菇(大黑头细花草)	100	23	92.3	2.7	0.2	1.6	2.7	0	0.08	0.34	8	0.4	73	17	1.3	0	0

附录B 食物成分表（部分）

续表

序号	名称	可食部分/%	能量/kcal	水分/(g/100 g)	蛋白质/(g/100 g)	脂肪/(g/100 g)	膳食纤维/(g/100 g)	碳水化合物/(g/100 g)	维生素A/(μgRE/100 g)	维生素B₁/(mg/100 g)	维生素B₂/(mg/100 g)	烟酸/(mg/100 g)	维生素E/(mg/100 g)	钠/(mg/100 g)	钙/(mg/100 g)	铁/(mg/100 g)	维生素C/(mg/100 g)	胆固醇/(mg/100 g)
118	大红菇（草质红菇）	100	200	15.5	24.4	2.8	31.6	19.3	13	0.26	6.9	19.5	0	1.7	1	7.5	2	0
119	冬菇（干，毛柄金线菌）	86	212	13.4	17.8	1.3	32.3	32.3	5	0.17	1.4	24.4	3.47	20.4	55	10.5	5	0
120	发菜	100	246	10.5	22.8	0.8	21.9	36.8	0	0.23	0	0	21.7	103.3	875	99.3	0	0
121	海带（干，昆布）	98	77	70.5	1.8	0.1	6.1	17.3	40	0.01	0.1	0.8	0.85	327.4	348	4.7	0	0
122	海带（鲜，昆布）	100	17	94.4	1.2	0.1	0.5	1.6	0	0.02	0.15	1.3	1.85	8.6	46	0.9	0	0
123	海冻菜（石花菜，冻菜）	100	314	15.6	5.4	0.1	0	72.9	0	0.06	0.2	3.3	14.84	380.8	167	2	0	0
124	猴头菇（罐装）	100	13	92.3	2	0.2	4.2	0.7	0	0.01	0.04	0.2	0.46	175.2	19	2.8	4	0
125	黄蘑	89	166	39.3	16.4	1.5	18.3	21.8	12	0.15	1	5.8	1.26	0	11	22.5	0	0
126	金针菇	100	26	90.2	2.4	0.4	2.7	3.3	5	0.15	0.19	4.1	1.14	4.3	0	1.4	2	0
127	口蘑（白蘑）	100	242	9.2	38.7	3.3	17.2	14.4	0	0.07	0.08	44.3	8.57	5.2	169	19.4	0	0
128	蘑菇（鲜，鲜蘑）	99	20	92.4	2.7	0.1	2.1	2	2	0.08	0.35	4	0.56	8.3	6	1.2	2	0
129	木耳（黑木耳，云耳）	100	205	15.5	12.1	1.5	29.9	35.7	17	0.17	0.44	2.5	11.34	48.5	247	97.4	0	0
130	平菇（鲜，糙皮）	93	20	92.5	1.9	0.3	2.3	2.3	2	0.06	0.16	3.1	0.79	3.8	5	1	4	0
131	琼脂（紫菜胶）	100	311	21.1	1.1	0.2	0.1	76.2	0	0	0	0	0	3.3	100	7	0	0
132	松蘑（松口蘑，松茸）	100	112	16.1	20.3	3.2	47.8	0.4	0	0.01	1.48	0	3.09	4.3	14	86	0	0
133	香菇（干，香蕈，冬菇）	95	211	12.3	20	1.2	31.6	30.1	3	0.19	1.26	20.5	0.66	11.2	83	10.5	5	0

续表

序号	名称	可食部分/%	能量/kcal	水分/(g/100 g)	蛋白质/(g/100 g)	脂肪/(g/100 g)	膳食纤维/(g/100 g)	碳水化合物/(g/100 g)	维生素A/(μgRE/100 g)	维生素B₁/(mg/100 g)	维生素B₂/(mg/100 g)	烟酸/(mg/100 g)	维生素E/(mg/100 g)	钠/(mg/100 g)	钙/(mg/100 g)	铁/(mg/100 g)	维生素C/(mg/100 g)	胆固醇/(mg/100 g)
134	香菇（鲜，香蕈、香菌、冬菇）	100	19	91.7	2.2	0.3	3.3	1.9	0	0	0.08	2	0	1.4	2	0.3	1	0
135	羊肚菌（干，狼肚）	100	295	14.3	26.9	7.1	12.9	30.8	209	0.1	2.25	8.8	3.58	33.6	87	30.7	3	0
136	银耳（白木耳）	96	200	14.6	10	1.4	30.4	36.9	8	0.05	0.25	5.3	1.26	82.1	36	4.1	0	0
137	榛蘑（假蜜环菌）	77	157	51.1	9.5	3.7	10.4	21.5	7	0.01	0.69	7.5	3.34	0	11	25.1	0	0
138	紫菜	100	207	12.7	26.7	1.1	21.6	22.5	228	0.27	1.02	7.3	1.82	710.5	264	54.9	2	0
139	芭蕉（甘蕉、板蕉、牙蕉）	68	109	68.9	1.2	0.1	3.1	25.8	0	0.02	0.02	0.6	0	1.3	6	0.3	0	0
140	菠萝（凤梨、地波萝）	68	41	88.4	0.5	0.1	1.3	9.5	33	0.04	0.02	0.2	0	0.8	12	0.6	18	0
141	菠萝蜜肉	43	103	73.2	0.2	0.3	0.8	24.9	0	0.06	0.05	0.7	0.52	11.4	9	0.5	9	0
142	草莓	97	30	91.3	1	0.2	1.1	6	5	0.02	0.03	0.3	0.71	4.2	18	1.8	47	0
143	草莓酱	100	269	32.5	0.8	0.2	0.2	66.1	0	0.15	0.1	0.2	0.49	8.7	44	2.1	1	0
144	橙	74	47	87.4	0.8	0.2	0.6	10.5	27	0.05	0.04	0.3	0.56	1.2	20	0.4	33	0
145	番石榴（鸡矢果、番桃）	97	41	83.9	1.1	0.4	5.9	8.3	53	0.02	0.05	0.3	0	3.3	13	0.2	68	0
146	柑	77	51	86.9	0.7	0.2	0.4	11.5	148	0.08	0.04	0.4	0.92	1.4	35	0.2	28	0
147	橄榄（白榄）	80	49	83.1	0.8	0.2	4	11.1	22	0.01	0.01	0.7	0	0	49	0.2	3	0
148	桂圆（鲜）	50	70	81.4	1.2	0.1	0.4	16.2	3	0.01	0.14	1.3	3.9	3.9	6	0.2	43	0
149	桂圆（干、龙眼、圆眼）	37	273	26.9	5	0.2	2	62.8	0	0	0.39	1.3	0	3.3	38	0.7	12	0

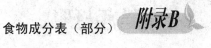

续表

序号	名　称	可食部分/%	能量/kcal	水分/(g/100 g)	蛋白质/(g/100 g)	脂肪/(g/100 g)	膳食纤维/(g/100 g)	碳水化合物/(g/100 g)	维生素A/(μgRE/100 g)	维生素B₁/(mg/100 g)	维生素B₂/(mg/100 g)	烟酸/(mg/100 g)	维生素E/(mg/100 g)	钠/(mg/100 g)	钙/(mg/100 g)	铁/(mg/100 g)	维生素C/(mg/100 g)	胆固醇/(mg/100 g)
150	桂圆肉	100	313	17.7	4.6	1	2	71.5	0	0.04	1.03	8.9	0	7.3	39	3.9	27	0
151	黑枣（无核乌枣软枣）	98	228	39	1.7	0.3	2.6	54.7	7	0	0	2.1	1.88	6.3	108	1.2	0	0
152	红果（山里红，大山楂）	76	95	73	0.5	0.6	3.1	22	17	0.02	0.02	0.4	7.32	5.4	52	0.9	53	0
153	金桔（金枣）	89	55	84.7	1	0.2	1.4	12.3	62	0.04	0.03	0.3	1.58	3	56	1	35	0
154	橘（福橘）	67	45	88.1	1	0.2	0.4	9.9	100	0.05	0.02	0.3	0	0.5	27	0.8	11	0
155	橘（芦柑）	77	43	88.5	0.6	0.2	0.6	9.7	87	0.02	0.03	0.2	0.74	1.3	45	1.4	19	0
156	李（玉皇李）	91	36	90	0.7	0.2	0.9	7.8	25	0.03	0.02	0.4	0	3.8	8	0.6	5	0
157	梨	75	32	90	0.4	0.1	2	7.3	0	0.01	0.04	0.1	0	3.9	11	0	1	0
158	荔枝（鲜）	73	70	81.9	0.9	0.2	0.5	16.1	2	0.1	0.04	1.1	0	1.7	2	0.4	41	0
159	杧果（抹猛果，望果）	60	32	90.6	0.6	0.2	1.3	7	1 342	0.01	0.04	0.3	1.21	2.8	0	0.2	23	0
160	柠檬	66	35	91	1.1	1.2	1.3	4.9	0	0.05	0.02	0.6	1.14	1.1	101	0.8	22	0
161	枇杷	62	39	89.3	0.8	0.2	0.8	8.5	117	0.01	0.03	0.3	0.24	4	17	1.1	8	0
162	苹果（黄元帅）	80	55	84.6	0.2	0.3	1.8	12.9	15	0.02	0.02	0.1	0.21	0.6	5	0.3	4	0
163	苹果（国光）	78	54	85.9	0.3	0.3	0.8	12.5	10	0.02	0.03	0.2	0.11	1.3	8	0.3	4	0
164	苹果（红富士）	85	45	86.9	0.7	0.4	2.1	9.6	100	0.01	0	0	1.46	0.7	3	0.7	2	0
165	葡萄	86	43	88.7	0.5	0.2	0.4	9.9	8	0.04	0.02	0.2	0.7	1.3	5	0.4	25	0
166	葡萄（马奶子）	84	40	89.6	0.5	0.4	0.4	8.7	8	0	0.03	0.8	0	1.3	0	0	0	0
167	葡萄（玫瑰香）	86	50	86.9	0.4	0.4	1	11.1	3	0.02	0.02	0.2	0.86	2.4	8	0.1	4	0
168	葡萄干	100	341	11.6	2.5	0.4	1.6	81.8	0	0.09	0	0	19.1	52	9.1	5	0

续表

序号	名称	可食部分/%	能量/kcal	水分/(g/100 g)	蛋白质/(g/100 g)	脂肪/(g/100 g)	膳食纤维/(g/100 g)	碳水化合物/(g/100 g)	维生素A/(μgRE/100 g)	维生素B₁/(mg/100 g)	维生素B₂/(mg/100 g)	烟酸/(mg/100 g)	维生素E/(mg/100 g)	钠/(mg/100 g)	钙/(mg/100 g)	铁/(mg/100 g)	维生素C/(mg/100 g)	胆固醇/(mg/100 g)
169	桑葚	100	49	82.8	1.7	0.4	4.1	9.7	5	0.02	0.06	0	9.87	2	37	0.4	0	0
170	柿	87	71	80.6	0.4	0.1	1.4	17.1	20	0.02	0.02	0.3	1.12	0.8	9	0.2	30	0
171	柿饼	97	250	33.8	1.8	0.2	2.6	60.2	48	0.01	0	0.5	0.63	6.4	54	2.7	0	0
172	石榴(红粉皮石榴)	57	64	78.7	1.3	0.1	4.9	14.5	0	0.05	0.03	0	3.72	0.8	16	0.2	13	
173	桃	86	48	86.4	0.9	0.1	1.3	10.9	3	0.01	0.03	0.7	1.54	5.7	6	0.8	7	0
174	无花果	100	59	81.3	1.5	0.1	3	13	5	0.03	0.02	0.1	1.82	5.5	67	0.1	2	0
175	香蕉	59	91	75.8	1.4	0.2	1.2	20.8	10	0.02	0.04	0.7	0.24	0.8	7	0.4	8	0
176	杏	91	36	89.4	0.9	0.1	1.3	7.8	75	0.02	0.03	0.6	0.95	2.3	14	0.6	4	0
177	杨梅(树梅,山杨梅)	82	28	92	0.8	0.2	1	5.7	7	0.01	0.05	0.3	0.81	0.7	14	1	9	0
178	桃(杨桃)	88	29	91.4	0.6	0.2	1.2	6.2	3	0.02	0.03	0.7	0	1.4	4	0.4	7	0
179	椰子	33	231	51.8	4	12.1	4.7	26.6	0	0.01	0.01	0.5	0	55.6	2	1.8	6	0
180	樱桃	80	46	88	1.1	0.2	0.3	9.9	35	0.02	0.02	0.6	2.22	8	11	0.4	10	0
181	柚(文旦)	69	41	89	0.8	0.2	0.4	9.1	2	0	0	0.3	0	3	4	0.3	23	0
182	枣(鲜)	87	122	67.4	1.1	0.3	1.9	28.6	40	0.06	0.09	0.9	0.78	1.2	22	1.2	243	0
183	枣(干)	80	264	26.9	3.2	0.5	6.2	61.6	2	0.04	0.16	0.9	3.04	6.2	64	2.3	14	0
184	猕猴桃	83	56	83.4	0.8	0.6	2.6	11.9	22	0.05	0.02	0.3	2.43	10	27	1.2	62	0
185	白果	100	355	9.9	13.2	1.3	0	72.6	0	0.15	0.14	0.9	0.73	17.5	54	0.2	0	0
186	核桃(干,胡桃)	43	627	5.2	14.9	58.8	9.5	9.6	5		0.04	0.9	43.21	6.4	56	2.7	1	0
187	花生(生,)	53	298	48.3	12.1	25.4	7.7	5.2	2	0.13	0.12	14.1	2.93	3.7	8	3.4	14	0
188	花生(炒)	71	589	4.1	21.9	48	6.3	17.3	10			18.9	12.94	34.8	47	1.5	0	0

续表

序号	名称	可食部分/%	能量/kcal	水分/(g/100 g)	蛋白质/(g/100 g)	脂肪/(g/100 g)	膳食纤维/(g/100 g)	碳水化合物/(g/100 g)	维生素A/(μgRE/100 g)	维生素B_1/(mg/100 g)	维生素B_2/(mg/100 g)	烟酸/(mg/100 g)	维生素E/(mg/100 g)	钠/(mg/100 g)	钙/(mg/100 g)	铁/(mg/100 g)	维生素C/(mg/100 g)	胆固醇/(mg/100 g)
189	肠（茶肠）	100	329	52.4	9	29.6	0	6.7	0	0.14	0.08	3.1	0.21	723.2	2	2.1	0	72
190	肠（风干肠）	100	283	55.8	12.4	23.3	0	5.9	0	0.12	0.09	12.6	0	618	18	3.5	0	47
191	肠（火腿肠）	100	212	57.4	14	10.4	0	15.6	5	0.26	0.43	2.3	0.71	771.2	9	4.5	0	57
192	肠（腊肠）	100	584	8.4	22	48.3	0	15.3	0	0.04	0.12	3.8	0	1 420	24	3.2	0	88
193	肠（松江肠）	100	402	30.4	12.3	26.5	0	28.5	10	0.2	0.1	3.1	0.09	759	5	2.8	0	38
194	肠（蒜肠）	100	297	52.5	7.5	25.4	0	9.5	5	0.06	0.15	1	0.27	561.5	13	1.9	0	51
195	叉烧肉	100	279	49.2	23.8	16.9	0	7.9	16	0.66	0.23	7	0.68	818.8	8	2.6	0	68
196	方腿	100	117	73.9	16.2	5	0	1.9	0	0.5	0.2	17.4	0.15	424.5	1	3	0	45
197	狗肉	80	116	76	16.8	4.6	0	1.8	157	0.34	0.2	3.5	1.4	47.4	52	2.9	0	62
198	火腿（金华火腿）	100	318	48.7	16.4	28	0	0	20	0.51	0.18	4.8	0.18	233.4	9	2.1	0	98
199	酱牛肉	100	246	50.7	31.4	11.9	0	3.2	11	0.05	0.22	4.4	1.25	869.2	20	4	0	76
200	腊肉（培根）	100	181	63.1	22.3	9	0	2.6	0	0.9	0.11	4.5	0.11	51.2	2	2.4	0	46
201	驴肉（熟）	100	251	57.7	32.3	13.5	0	0	25	0.03	0.1	0	0.39	207.4	13	8.3	0	0
202	马肉	100	122	74.1	20.1	4.6	0	0.1	28	0.06	0.25	2.2	1.42	115.8	5	5.1	0	84
203	牛肚	100	72	83.4	14.5	1.6	0	0	2	0.03	0.13	2.5	0.51	60.6	40	1.8	0	104
204	牛肉（肥瘦）	100	190	68.1	18.1	13.4	0	0	9	0.03	0.11	7.4	0.22	57.4	8	3.2	0	84
205	牛肉（瘦）	100	106	75.2	20.2	2.3	0	1.2	6	0.07	0.35	6.3	0.35	53.6	9	2.8	0	58
206	牛肉干	100	550	9.3	45.6	40	0	1.9	0	0.06	0.26	15.2	0	412.4	43	15.6	0	120
207	牛蹄筋（熟）	100	147	64	35.2	0.6	0	0.1	0	0	0	0	0	99.3	13	1.7	0	51
208	兔肉	100	102	76.2	19.7	2.2	0	0.9	212	0.11	0.1	5.8	0.42	45.1	12	2	0	59
209	午餐肉	100	229	59.9	9.4	15.9	0	12	0	0.24	0.05	11.1	0	981.9	57	0	0	56

序号	名称	可食部分/%	能量/kcal	水分/(g/100 g)	蛋白质/(g/100 g)	脂肪/(g/100 g)	膳食纤维/(g/100 g)	碳水化合物/(g/100 g)	维生素A/(μgRE/100 g)	维生素B₁/(mg/100 g)	维生素B₂/(mg/100 g)	烟酸/(mg/100 g)	维生素E/(mg/100 g)	钠/(mg/100 g)	钙/(mg/100 g)	铁/(mg/100 g)	维生素C/(mg/100 g)	胆固醇/(mg/100 g)
210	羊肝	100	134	69.7	17.9	3.6	0	7.4	20 972	0.21	1.75	22.1	29.93	123	8	7.5	0	349
211	羊肉(肥,瘦)	90	198	66.9	19	14.1	0	0	22	0.05	0.14	4.5	0.26	80.6	6	2.3	0	92
212	羊肉(瘦)	90	118	74.2	20.5	3.9	0	0.2	11	0.15	0.16	5.2	0.31	69.4	9	3.9	0	60
213	羊肉串(炸)	100	217	57.4	18.3	11.5	0	10	40	0.04	0.41	4.7	6.56	580.8	38	4.2	0	93
214	猪大肠	100	191	74.8	6.9	18.7	0	0	7	0.06	0.11	1.9	0.5	116.3	10	1	0	137
215	猪大排	68	264	58.8	18.3	20.4	0	1.7	12	0.8	0.15	5.3	0.11	44.5	8	0.8	0	165
216	猪肚	96	110	78.2	15.2	5.1	0	0.7	3	0.07	0.16	3.7	0.32	75.1	11	2.4	0	165
217	猪耳	100	190	69.4	22.5	11.1	0	0		0.05	0.12	3.5	0.85	68.2	6	1.3	0	92
218	猪脯	97	84	83.1	12.2	3.9	0	0.1	10	0.04	0.18	1.8	0.45	81.4	6	5.3	0	290
219	猪肝	99	129	70.7	19.3	3.5	0	5	4 972	0.21	2.08	15	0.86	68.6	6	22.6	0	288
220	猪肝(卤煮)	100	203	56.4	26.4	8.3	0	5.6	37	0.36	0.42	0	0.14	674.7	68	2	0	469
221	猪肝(肥)	100	816	8.8	2.4	90.4	0	0	29	0.08	0.05	0.9	0.24	19.5	3	1	0	109
222	猪肉(肥,瘦)	100	395	46.8	13.2	37	0	2.4	0	0.22	0.16	3.5	0.49	59.4	6	1.6	0	80
223	猪肉(后蹄膀,后肘)	73	320	57.6	17	28	0	0	8	0.37	0.18	2.6	0.48	76.8	6	1	0	79
224	猪肉(脊,里脊)	100	155	70.3	20.2	7.9	0	0.7	5	0.47	0.12	5.2	0.59	43.2	6	1.5	0	81
225	猪肉(奶脯,软五花)	85	349	56.8	7.7	35.3	0	0	39	0.14	0.06	2	0.49	36.7	5	0.8	0	98
226	猪肉(奶面硬五花排骨肉)	79	339	53	13.6	30.6	0	2.2	10	0.36	0.15	3.1	0.2	52	6	1.3	0	79
227	猪舌(口条)	94	233	63.7	15.7	18.1	0	1.7	15	0.13	0.3	4.6	0.73	79.4	13	2.8	0	158

续表

序号	名称	可食部分/%	能量/kcal	水分/(g/100 g)	蛋白质/(g/100 g)	脂肪/(g/100 g)	膳食纤维/(g/100 g)	碳水化合物/(g/100 g)	维生素A/(μgRE/100 g)	维生素B₁/(mg/100 g)	维生素B₂/(mg/100 g)	烟酸/(mg/100 g)	维生素E/(mg/100 g)	钠/(mg/100 g)	钙/(mg/100 g)	铁/(mg/100 g)	维生素C/(mg/100 g)	胆固醇/(mg/100 g)
228	猪肾(猪腰子)	93	96	78.8	15.4	3.2	0	1.4	41	0.31	1.14	8	0.34	134.2	12	6.1	0	354
229	猪蹄(熟,爪尖)	43	260	55.8	23.6	17	0	3.2	0	0.13	0.04	2.8	0	363.2	32	2.4	0	86
230	猪心	97	119	76	16.6	5.3	0	1.1	13	0.19	0.48	6.8	0.74	71.2	12	4.3	0	151
231	猪血	100	55	85.8	12.2	0.3	0	0.9	0	0.03	0.04	0.3	0.2	56	4	8.7	0	51
232	鹌鹑	58	110	75.1	20.2	3.1	0	0.2	40	0.04	0.32	6.3	0.44	48.4	48	2.3	0	157
233	鹅	63	245	62.9	17.9	19.9	0	0	42	0.07	0.23	4.9	0.22	58.8	4	3.8	0	74
234	鹅肝	100	129	70.7	15.2	3.4	0	9.3	6 100	0.27	0.25	0	5.29	70.2	2	7.8	0	285
235	鸽	42	201	66.6	16.5	14.2	0	1.7	53	0.06	0.2	6.9	0.99	63.6	30	3.8	0	99
236	鸡	66	167	69	19.3	9.4	0	1.3	48	0.05	0.09	5.6	0.67	63.3	9	1.4	0	106
237	鸡(乌骨鸡)	48	111	73.9	22.3	2.3	0	0.3	0	0.02	0.2	7.1	1.77	64	17	2.3	0	106
238	鸡翅	69	194	65.4	17.4	11.8	0	4.6	68	0.01	0.11	5.3	0.25	50.8	8	1.3	0	113
239	鸡肝	100	121	74.4	16.6	4.8	0	2.8	10 414	0.33	1.1	11.9	1.88	92	7	12	0	356
240	鸡心	69	181	70.2	16.4	13	0	0	44	0.02	0.14	6	0.03	64.4	6	1.5	0	162
241	鸡胸脯肉	100	172	70.8	15.9	11.8	0	0.6	910	0.46	0.26	11.5	0	108.4	54	4.7	0	194
242	鸡爪	100	133	72	19.4	5	0	2.5	16	0.07	0.13	10.8	0.22	34.4	3	0.6	0	82
243	鸡肫	60	254	56.4	23.9	16.4	0	2.7	37	0.01	0.13	2.4	0.32	169	36	1.4	0	103
244	鸡肫(鸡胗)	100	118	73.1	19.2	2.8	0	4	36	0.04	0.09	3.4	0.87	74.8	7	4.4	0	174
245	烤鸡	73	240	59	22.4	16.7	0	0.1	37	0.05	0.19	3.5	0.22	472.3	25	1.7	0	99
246	烧鸡	73	289	52.8	19.7	21.5	0	4.2	9	0.09	0.11	3.6	0.07	240	91	3.8	0	116
247	鸭	68	240	63.9	15.5	19.7	0	0.2	52	0.08	0.22	4.2	0.27	69	6	2.2	0	94
248	鸭掌	59	150	64.7	13.4	1.9	0	19.7	11		0.17	1.1	0	61.1	24	1.3	0	36

续表

序号	名称	可食部分/%	能量/kcal	水分/(g/100 g)	蛋白质/(g/100 g)	脂肪/(g/100 g)	膳食纤维/(g/100 g)	碳水化合物/(g/100 g)	维生素A/(μgRE/100 g)	维生素B$_1$/(mg/100 g)	维生素B$_2$/(mg/100 g)	烟酸/(mg/100 g)	维生素E/(mg/100 g)	钠/(mg/100 g)	钙/(mg/100 g)	铁/(mg/100 g)	维生素C/(mg/100 g)	胆固醇/(mg/100 g)
249	炸鸡(肯德基)	70	279	49.4	20.3	17.3	0	10.5	23	0.03	0.17	16.7	6.44	755	109	2.2	0	198
250	黄油	100	892	0.5	1.4	98.8	0		0	0	0.02	0	0	40.3	35	0.8	0	296
251	炼乳(罐头,甜)	100	332	26.2	8	8.7	0	55.4	41	0.03	0.16	0.3	0.28	211.9	242	0.4	0	36
252	奶酪(干酪)	100	328	43.5	25.7	23.5	0	3.5	152	0.06	0.91	0.6	0.6	584.6	799	2.4	0	11
253	奶油	100	720	18	2.5	78.6	0	0.7	1 042	0	0.05	0.1	66.01	29.6	1	0.7	0	168
254	牛乳	100	54	89.8	3	3.2	0	3.4	24	0.03	0.14	0.1	0.21	37.2	104	0.3	0	15
255	牛乳粉(全脂)	100	478	2.3	20.1	21.2	0	51.7	141	0.11	0.73	0.9	0.48	260.1	676	1.2	0	110
256	酸奶	100	72	84.7	2.5	2.7	0	9.3	26	0.03	0.15	0.2	0.12	39.8	118	0.4	0	15
257	羊乳(鲜)	100	59	88.9	1.5	3.5	0	5.4	84	0.04	0.12	2.1	0.19	20.6	82	0.5	0	31
258	鹌鹑蛋	86	160	73	12.8	11.1	0	2.1	337	0.11	0.49	0.1	3.08	106.6	47	3.2	0	515
259	鹌鹑蛋(五香罐头)	89	152	74.4	11.6	11.7	0	0	98	0.01	0.06	0.3	5.34	711.5	157	2.6	0	480
260	鹅蛋	87	196	69.3	11.1	15.6	0	2.8	192	0.08	0.3	0.4	4.5	90.6	34	4.1	0	704
261	鸡蛋(白皮)	87	138	75.8	12.7	9	0	1.5	310	0.09	0.31	0.2	1.23	94.7	48	2	0	585
262	鸡蛋(红皮)	88	156	73.8	12.8	11.1	0	1.3	194	0.13	0.32	0.2	2.29	125.7	44	2.3	0	585
263	鸡蛋粉(全蛋粉)	100	545	2.5	43.4	36.2	0	11.3	525	0.05	0.4	0	11.56	393.2	954	10.5	0	2 251
264	松花蛋(鸡)	83	178	66.4	14.8	10.6	0	5.8	310	0.02	0.13	0.2	1.06		26	3.9	0	595
265	松花蛋(鸭,皮蛋)	90	171	68.4	14.2	10.7	0	4.5	215	0.06	0.18	0.1	3.05	542.7	63	3.3	0	608
266	鸭蛋	87	180	70.3	12.6	13	0	3.1	261	0.17	0.35	0.2	4.98	106	62	2.9	0	565
267	鲍鱼(杂色鲍)	65	84	77.5	12.6	0.8	0	6.6	24	0.01	0.16	0.2	2.2	2 012	266	22.6	0	242
268	鲍鱼(干)	100	322	18.3	54.1	5.6	0	13.7	28	0.02	0.13	7.2	0.85	2 316	143	6.8	0	0

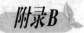

续表

序号	名 称	可食部分/%	能量/kcal	水分/(g/100 g)	蛋白质/(g/100 g)	脂肪/(g/100 g)	膳食纤维/(g/100 g)	碳水化合物/(g/100 g)	维生素A/(μgRE/100 g)	维生素B$_1$/(mg/100 g)	维生素B$_2$/(mg/100 g)	烟酸/(mg/100 g)	维生素E/(mg/100 g)	钠/(mg/100 g)	钙/(mg/100 g)	铁/(mg/100 g)	维生素C/(mg/100 g)	胆固醇/(mg/100 g)
269	蛏子	57	40	88.4	7.3	0.3	0	2.1	59	0.02	0.12	1.2	0.59	175.9	134	33.6	0	131
270	干贝	100	264	27.4	55.6	2.4	0	5.1	11	0	0.21	2.5	1.53	306.4	77	5.6	0	348
271	海参	93	262	18.9	50.2	4.8	0	4.5	39	0.04	0.13	1.3	0	4 968	0	9	0	62
272	海参（鲜）	100	71	77.1	16.5	0.2	0	0.9	0	0.03	0.04	0.1	3.14	502.9	285	13.2	0	51
273	海蜇皮	100	33	76.5	3.7	0.3	0	3.8	0	0.03	0.05	0.2	2.13	325	150	4.8	0	8
274	海蜇头	100	74	69	6	0.3	0	11.8	14	0.07	0.04	0.3	2.82	467.7	120	5.1	0	10
275	蛤蜊	45	31	91	5.8	0.4	0	1.1	19	0.01	0.1	0.5	0.86	317.3	138	2.9	0	156
276	蛤蜊（花蛤）	46	45	87.2	7.7	0.6	0	2.2	23	0	0.13	1.9	0.51	309	59	6.1	0	63
277	蛤蜊（毛蛤蜊）	25	97	75.6	15	1	0	7.1	0	0.01	0.14	1.4	3.54	363	137	15.3	0	113
278	蚶子（银蚶）	27	71	82.7	12.2	1.4	0	2.3	0	0	0.06	0.9	0.55	280.1	49	7.3	0	89
279	河蚌	23	36	89.8	6.8	0.6	0	0.8	202	0.01	0.13	1	1.36	28.7	306	3.1	0	57
280	河蚬（蚬子）	35	47	88.5	7	1.4	0	1.7	37	0.08	0.13	1.4	0.38	18.4	39	11.4	0	257
281	螺（东风螺，黄螺）	43	106	70.7	19.8	1	0	4.5	2	0.06	1.02	2.1	0.33	129.4	55	3.3	0	0
282	螺蛳	37	59	83.3	7.5	0.6	0	6	0	0	0.28	2	0.43	252.6	156	1.4	0	86
283	墨鱼	69	82	79.2	15.2	0.9	0	3.4	0	0.02	0.04	1.8	1.49	165.5	15	1	0	226
284	牡蛎	100	73	82	5.3	2.1	0	8.2	27	0.01	0.13	1.4	0.81	462.1	131	7.1	0	100
285	生蚝	100	57	87.1	10.9	1.5	0	0	0	0.04	0.13	1.5	0.13	270	35	5.5	0	94
286	乌贼（鲜）	97	84	80.4	17.4	1.6	0	0	35	0.02	0.06	1.6	1.68	110	44	0.9	0	268
287	鲜贝	100	77	80.3	15.7	0.5	0	2.5	0	0	0.21	2.5	1.46	120	28	0.7	0	116
288	鲜蛔贝	35	60	84.2	11.1	0.6	0	2.6	0	0	0.1	0.2	11.85	339	142	7.2	0	0

续表

序号	名称	可食部分/%	能量/kcal	水分/(g/100 g)	蛋白质/(g/100 g)	脂肪/(g/100 g)	膳食纤维/(g/100 g)	碳水化合物/(g/100 g)	维生素A/(μgRE/100 g)	维生素B₁/(mg/100 g)	维生素B₂/(mg/100 g)	烟酸/(mg/100 g)	维生素E/(mg/100 g)	钠/(mg/100 g)	钙/(mg/100 g)	铁/(mg/100 g)	维生素C/(mg/100 g)	胆固醇/(mg/100 g)
289	鱿鱼(干,台湾枪乌贼)	98	313	21.8	60	4.6	0	7.8	0	0.02	0.13	4.9	9.72	965.3	87	4.1	0	871
290	鱿鱼(水浸)	98	75	81.4	18.3	0.8	0	0	16	0	0.03	0	0.94	134.7	43	0.5	0	0
291	鳌虾	31	93	80.1	14.8	3.8	0	0	1	0.02	0.18	2.7	4.31	225.2	85	6.4	0	0
292	斑节对虾(草虾)	59	103	73.6	17.6	0.8	0	5.4	81	0	0	2.4	1.64	168.8	59	2	0	148
293	东方对虾(中国对虾)	67	84	78	18.3	0.5	0	1.6	87	0.02	0.11	0.9	3.92	133.6	35	1	0	183
294	对虾	61	93	76.5	18.6	0.8	0	2.8	15	0.01	0.07	1.7	0.62	165.2	62	1.5	0	193
295	海虾	51	79	79.3	16.8	0.6	0	1.5	0	0.01	0.05	1.9	2.79	302.2	146	3	0	117
296	蚕豆(烤)	100	372	4.3	27	2	2.2	61.6	18	0.22	0.12	4.8	5.16	10.9	229	5.3	0	0
297	蚕豆(炸,开花豆)	100	446	10.5	26.7	20	0.5	39.9	5	0.16	0.12	7.7	5.15	547.9	207	3.6	0	0
298	春卷	100	463	23.5	6.1	33.7	1	33.8	0	0.01	0.01	3	3.89	485.8	10	1.9	0	0
299	蛋糕(奶油)	100	378	21.9	7.2	13.9	0.6	55.9	175	0.13	0.11	1.4	3.31	80.7	38	2.3	0	161
300	蛋糕	100	347	18.6	8.6	5.1	0.4	66.7	86	0.09	0.09	0.8	2.8	67.8	39	2.5	0	0
301	豆腐脑(带卤)	100	47	88.1	2.6	1.8	0.2	5.2	0	0.01	0.01	0.4	0.87	235.6	301	1.7	0	0
302	凉粉(带调料)	100	50	87.8	0.3	0.5	0.1	11.2	0	0	0	0	0	0	9	0.8	0	0
303	绿豆糕	100	349	11.5	12.8	1	1.2	72.2	47	0.23	0.02	6.1	3.68	11.6	24	7.3	0	0
304	麻花	100	524	6	8.3	31.5	1.5	51.9	0	0.05	0.01	3.2	21.6	99.2	26	2	0	0
305	面包	100	312	27.4	8.3	5.1	0.5	58.1	0	0.03	0.06	1.7	1.66	230.4	49	2	0	0
306	面包(法式配餐)	100	282	28.3	10	1.2	1	57.7	0	0.02	0	6.1	1.44	478.4	127	1.9	0	0

续表

序号	名称	可食部分/%	能量/kcal	水分/(g/100 g)	蛋白质/(g/100 g)	脂肪/(g/100 g)	膳食纤维/(g/100 g)	碳水化合物/(g/100 g)	维生素A/(μgRE/100 g)	维生素B₁/(mg/100 g)	维生素B₂/(mg/100 g)	烟酸/(mg/100 g)	维生素E/(mg/100 g)	钠/(mg/100 g)	钙/(mg/100 g)	铁/(mg/100 g)	维生素C/(mg/100 g)	胆固醇/(mg/100 g)
307	面包（法式牛角）	100	375	21.3	8.4	14.3	1.5	53.1	0	0.05	0.01	5	3.75	352.3	83	1.7	0	0
308	烧饼	100	326	27.3	11.5	9.9	2.5	47.6	0	0.03	0.01	0	5.19	84.1	40	6.9	0	0
309	烧麦	100	238	51	9.2	11	2.3	25.6	0	0.07	0.07	14.6	0.68	0	10	2.1	0	0
310	桃酥	100	481	5.4	7.1	21.8	1.1	64	0	0.02	0.05	2.3	14.14	7.73	33.9	48	0	0
311	冰激凌	100	126	74.4	2.4	5.3	0	17.3	48	0.01	0.03	0.2	0.24	54.2	126	0.5	0	51
312	萝卜（白）	95	20	93.4	0.9	0.1	1	4	3	0.02	0.03	0.3	0.92	61.8	36	0.5	21	0
313	萝卜（红皮）	94	26	91.6	1.2	0.1	1.2	5.2	3	0.03	0.04	0.6	1.8	68	45	0.6	24	0
314	萝卜（红心）	94	39	88	1.2	0	1.4	8.4	13	0.02	0.02	0.1	0.68	49.1	86	0.9	20	0
315	萝卜（青）	95	31	91	1.3	0.2	0.8	6	10	0.04	0.06	0	0.22	69.9	40	0.8	14	0
316	萝卜（水）	93	20	92.9	0.8	0	1.4	4.1	42	0.03	0.05	0	0	9.7	0	0	45	0
317	萝卜（心里美）	88	21	93.5	0.8	0.2	0.8	4.1	2	0.02	0.04	0.4	0.34	85.4	68	0.5	23	0
318	马铃薯（土豆洋芋）	94	76	79.8	2	0.2	0.7	16.5	5	0.08	0.04	1.1		2.7	8	0.8	27	0
319	马铃薯片（油炸）	100	612	4.1	4	48.4	1.9	40	8	0.09	0.05	6.4	5.22	60.9	11	1.2	0	0
320	甘蓝	61	29	88	2.3	0.2	3.6	5	5	0.06	0.04	0.6	0		16	0.3	13	0
321	藕（莲藕）	88	70	80.5	1.9	0.2	1.2	15.2	3	0.09	0.03	0.3	0.73	44.2	39	1.4	44	0
322	藕粉	100	372	6.4	0.2	0	0.1	92.9	0	0	0.01	0.4		10.8	8	41.8	0	0
323	山药	83	56	84.8	1.9	0.2	0.8	11.6	7	0.05	0.02	0.3	0.24	18.6	16	0.3	5	0
324	大葱（鲜）	82	30	91	1.7	0.3	1.3	5.2	10	0.03	0.05	0.5	0.3	4.8	29	0.7	17	0
325	大蒜（蒜头）	85	126	66.6	4.5	0.2	1.1	26.5	5	0.04	0.06	0.6	1.07	19.6	39	1.2	7	0
326	大蒜（紫皮）	89	136	63.8	5.2	0.2	1.2	28.4	3	0.29	0.06	0.8	0.68	8.3	10	1.3	7	0
327	红胡萝卜缨	100	73	82.2	1.7	0.4	0	15.7	162	0.04	0	0	3.65	74.6	350	8.1	41	0

续表

序号	名 称	可食部分/%	能量/kcal	水分/(g/100 g)	蛋白质/(g/100 g)	脂肪/(g/100 g)	膳食纤维/(g/100 g)	碳水化合物/(g/100 g)	维生素 A/(μgRE/100 g)	维生素 B₁/(mg/100 g)	维生素 B₂/(mg/100 g)	烟酸/(mg/100 g)	维生素 E/(mg/100 g)	钠/(mg/100 g)	钙/(mg/100 g)	铁/(mg/100 g)	维生素 C/(mg/100 g)	胆固醇/(mg/100 g)
328	茴香菜（小茴香）	86	24	91.2	2.5	0.4	1.6	2.6	402	0.06	0.09	0.8	0.94	186.3	154	1.2	26	0
329	茭白（茭笋茭粑）	74	23	92.2	1.2	0.2	1.9	4	5	0.02	0.03	0.5	0.99	5.8	4	0.4	5	0
330	芥菜（大叶芥菜）	71	14	94.6	1.8	0.4	1.2	0.8	283	0.02	0.11	0.5	0.64	29	28	1	72	0
331	芥蓝（甘蓝菜）	78	19	93.2	2.8	0.4	1.6	1	575	0.02	0.09	1	0.96	50.5	128	2	51	0
332	金针菜黄黄花菜	98	199	40.3	19.4	1.4	7.7	27.2	307	0.05	0.21	3.1	4.92	59.2	301	8.1	10	0
333	韭菜	90	26	91.8	2.4	0.4	1.4	3.2	235	0.02	0.09	0.8	0.96	8.1	42	1.6	24	0
334	韭芽（韭黄）	88	22	93.2	2.3	0.2	1.2	2.7	43	0.03	0.05	0.7	0.34	6.9	25	1.7	15	0
335	苦苦菜	100	38	88.2	2.5	0.9	1.8	5	357	0	0	0	0	0	0	0	62	0
336	牛俐生菜（油麦菜）	81	15	95.7	1.4	0.4	0.6	1.5	60	0	0.1	0.2	0	80	70	1.2	20	0
337	芹菜（水芹菜）	60	13	96.2	1.4	0.2	0.9	1.3	63	0.01	0.19	1	0.32	40.9	38	6.9	5	0
338	青蒜	84	30	90.4	2.4	0.3	1.7	4.5	98	0.06	0.04	0.6	0.8	9.3	24	0.8	16	0
339	生菜	94	13	95.8	1.3	0.3	0.7	1.3	298	0.03	0.06	0.4	1.02	32.8	34	0.9	13	0
340	蒜苗（蒜苔）	82	37	88.9	2.1	0.4	1.8	6.2	47	0.11	0.08	0.5	0.81	5.1	29	1.4	35	0
341	茼蒿（蓬蒿菜艾菜）	82	21	93	1.9	0.3	1.2	2.7	252	0.04	0.09	0.6	0.92	161.3	73	2.5	18	0
342	蕹菜（空心菜）	76	20	92.9	2.2	0.3	1.4	2.2	253	0.03	0.08	0.8	1.09	94.3	99	2.3	25	0
343	乌菜（塌菜,塌棵菜）	89	25	91.8	2.6	0.4	1.4	2.8	168	0.06	0.11	1.1	1.16	115.5	186	3	45	0
344	小白菜（青菜,白菜）	81	15	94.5	1.5	0.3	1.1	1.6	280	0.02	0.09	0.7	0.7	73.5	90	1.9	28	0
345	小葱	73	24	92.7	1.6	0.4	1.4	3.5	140	0.05	0.06	0.4	0.59	10.4	72	1.3	21	0

续表

序号	名　称	可食部分/%	能量/kcal	水分/(g/100 g)	蛋白质/(g/100 g)	脂肪/(g/100 g)	膳食纤维/(g/100 g)	碳水化合物/(g/100 g)	维生素A/(µgRE/100 g)	维生素B₁/(mg/100 g)	维生素B₂/(mg/100 g)	烟酸/(mg/100 g)	维生素E/(mg/100 g)	钠/(mg/100 g)	钙/(mg/100 g)	铁/(mg/100 g)	维生素C/(mg/100 g)	胆固醇/(mg/100 g)
346	西蓝花（绿菜花）	83	33	90.3	4.1	0.6	1.6	2.7	1 202	0.09	0.13	0.9	0.91	18.8	67	1	51	0
347	雪里蕻（雪菜;雪里红）	94	24	91.5	2	0.4	1.6	3.1	52	0.03	0.11	0.5	0.74	30.5	230	3.2	31	0
348	油菜	87	23	92.9	1.8	0.5	1.1	2.7	103	0.04	0.11	0.7	0.88	55.8	108	1.2	36	0
349	圆白菜（甘蓝,卷心菜）	86	22	93.2	1.5	0.2	1	3.6	12	0.03	0.03	0.4	0.5	27.2	49	0.6	40	0
350	芫荽（香菜,香荽）	81	31	90.5	1.8	0.4	1.2	5	193	0.04	0.14	2.2	0.8	48.5	101	2.9	48	0
351	菜瓜（生瓜,白瓜）	88	18	95	0.6	0.2	0.4	3.5	3	0.02	0.01	0.2	0.03	1.6	20	0.5	12	0
352	冬瓜	80	11	96.6	0.4	0.1	0.7	1.9	13	0.01	0.01	0.3	0.08	1.8	19	0.2	18	0
353	哈密瓜	71	34	91	0.5	0.1	0.2	7.7	153	0	0.01	0	0	26.7	4	0	12	0
354	黄瓜（胡瓜）	92	15	95.8	0.8	0.2	0.5	2.4	15	0.02	0.03	0.2	0.46	4.9	24	0.5	9	0
355	苦瓜（凉瓜,癞葡萄）	81	19	93.4	1	0.1	1.4	3.5	17	0.03	0.03	0.4	0.85	2.5	14	0.7	56	0
356	木瓜	86	27	92.2	0.4	0.1	0.8	6.2	145	0.01	0.02	0.3	0.3	28	17	0.2	43	0
357	南瓜（饭瓜番瓜,倭瓜）	85	22	93.5	0.7	0.1	0.8	4.5	148	0.03	0.04	0.4	0.36	0.8	16	0.4	8	0
358	丝瓜	83	20	94.3	1	0.2	0.6	3.6	15	0.02	0.04	0.4	0.22	2.6	14	0.4	5	0
359	甜瓜（香瓜）	78	26	92.9	0.4	0.1	0.4	5.8	5	0.02	0.03	0.3	0.47	8.8	14	0.7	15	0
360	西瓜	56	25	93.3	0.6	0.1	0.3	5.5	75	0.02	0.03	0.2	0.1	3.2	8	0.3	6	0
361	西葫芦	73	18	94.9	0.8	0.2	0.6	3.2	5	0.01	0.01	0.2	0.34	5	15	0.3	6	0

续表

序号	名称	可食部分/%	能量/kcal	水分/(g/100 g)	蛋白质/(g/100 g)	脂肪/(g/100 g)	膳食纤维/(g/100 g)	碳水化合物/(g/100 g)	维生素A/(μgRE/100 g)	维生素B$_1$/(mg/100 g)	维生素B$_2$/(mg/100 g)	烟酸/(mg/100 g)	维生素E/(mg/100 g)	钠/(mg/100 g)	钙/(mg/100 g)	铁/(mg/100 g)	维生素C/(mg/100 g)	胆固醇/(mg/100 g)
362	青椒(灯笼椒,柿子椒)	82	22	93	1	0.2	1.4	4	57	0.03	0.03	0.9	0.59	3.3	14	0.8	72	0
363	番茄(西红柿,番柿)	97	19	94.4	0.9	0.2	0.5	3.5	92	0.03	0.03	0.6	0.57	5	10	0.4	19	0
364	番茄酱(罐头)	100	81	75.8	4.9	0.2	2.1	14.8	0	0.03	0.03	5.6	4.45	37.1	28	1.1	0	0
365	辣椒(红尖,干)	88	212	14.6	15	12	41.7	11	0	0.53	0.16	1.2	8.76	1.8	12	6	0	0
366	辣椒(尖,青)	84	23	91.9	1.4	0.3	2.1	3.7	57	0.03	0.04	0.5	0.88	2.2	15	0.7	62	0
367	奶柿子西红柿	100	13	95.6	0.6	0.1	0.8	2.4	88	0.05	0.02	1	1.19	0	15	0.4	8	0
368	茄子	93	21	93.4	1.1	0.2	1.3	3.6	8	0.02	0.04	0.6	1.13	5.4	24	0.5	5	0
369	茄子(绿皮)	90	25	92.8	1	0.6	1.2	4	20	0.02	0.2	0.6	0.55	6.8	12	0.1	7	0
370	秋葵(黄秋葵,羊角豆)	88	37	86.2	2	0.1	3.9	7.1	52	0.05	0.09	1	1.03	3.9	45	0.1	4	0
371	大头菜(桂花,佛手)	100	51	65.3	3.2	0.4	1.8	8.6	0	0.03	0.06	0.8	0	6 061	257	7.5	0	0
372	芥菜头(腌,水芥,水疙瘩)	100	38	70.5	2.8	0.1	2.7	6.6	0	0.07	0.02	0.8	0	7 251	87	2.9	0	0
373	韭菜花(腌)	100	17	79.6	1.3	0.3	1.1	2.2	25	0.01	0.06	0.6	0	5 031	84	6.5	0	0
374	萝卜干	100	60	67.7	3.3	0.2	3.4	11.2	0	0.04	0.09	0.9	0	4 203	53	3.4	17	0
375	花生仁(生)	100	563	6.9	25	44.3	5.5	16	5	0.72	0.13	17.9	18.09	3.6	39	2.1	2	0
376	花生仁(炒)	100	581	1.8	24.1	44.4	4.3	21.2	5	0.12	0.1	18.9	14.97	445.1	284	6.9	0	0
377	葵花子(炒)	52	616	2	22.6	52.8	4.8	12.5	0	0.43	0.26	4.8	26.46	1 322	72	6.1	0	0
378	葵花子仁	100	606	7.8	19.1	53.4	4.5	12.2	0	1.8	0.16	4.5	79.09	50	1	2.9	0	0

续表

序号	名　称	可食部分/%	能量/kcal	水分/(g/100g)	蛋白质/(g/100g)	脂肪/(g/100g)	膳食纤维/(g/100g)	碳水化合物/(g/100g)	维生素A/(μgRE/100g)	维生素B₁/(mg/100g)	维生素B₂/(mg/100g)	烟酸/(mg/100g)	维生素E/(mg/100g)	钠/(mg/100g)	钙/(mg/100g)	铁/(mg/100g)	维生素C/(mg/100g)	胆固醇/(mg/100g)
379	莲子（干）	100	344	9.5	17.2	2	3	64.2	0	0.16	0.08	4.2	2.71	5.1	97	3.6	5	0
380	栗子（干）	73	345	13.4	5.3	1.7	1.2	77.2	5	0.08	0.15	0.8	11.45	8.5	0	1.2	25	0
381	栗子（鲜，板栗）	80	185	52	4.2	0.7	1.7	40.5	32	0.14	0.17	0.8	4.56	13.9	17	1.1	24	0
382	南瓜子仁	100	566	9.2	33.2	48.1	4.9	0	0	0.2	0.09	1.8	13.25	20.6	16	1.5	0	0
383	山核桃（干）	24	601	2.2	18	50.4	7.4	18.8	5	0.16	0.09	0.5	65.55	250.7	57	6.8	0	0
384	松子（炒）	31	619	3.6	14.1	58.5	12.4	9	5	0	0.11	3.8	25.2	3	161	5.2	0	0
385	西瓜子仁	100	555	9.2	32.4	45.9	5.4	3.2	0	0.2	0.08	1.4	27.37	9.4	0	4.7	0	0
386	杏仁	100	514	5.6	24.7	44.8	19.2	2.9	0	0.08	1.25	0	18.53	7.1	71	1.3	26	0
387	榛子（炒）	21	594	2.3	30.5	50.3	8.2	4.9	12	0.21	0.22	9.8	25.2	153	815	5.1	0	0
388	鸭蛋（咸）	88	190	61.3	12.7	12.7	0	6.3	134	0.16	0.33	0.1	6.25	2 706	118	3.6	0	647
389	鲅鱼（马鲛鱼，燕鲅鱼）	80	122	72.5	21.2	3.1	0	2.2	19	0.03	0.04	2.1	0.71	74.2	35	0.8	0	75
390	八爪鱼（八角鱼）	78	135	65.4	18.9	0.4	0	14	0	0.04	0.06	5.4	1.34	65.4	21	0.6	0	0
391	鳊鱼（鲂鱼，武昌鱼）	59	135	73.1	18.3	6.3	0	1.2	28	0.02	0.07	1.7	0.52	41.1	89	0.7	0	94
392	草鱼（白鲩，草包鱼）	58	112	77.3	16.6	5.2	0	0	11	0.04	0.11	2.8	2.03	46	38	0.8	0	86
393	鲳鱼（平鱼，银鲳）	70	142	72.8	18.5	7.8	0	0	24	0.04	0.07	2.1	1.26	62.5	46	1.1	0	77
394	大黄鱼（大黄花鱼）	66	96	77.7	17.7	2.5	0	0.8	10	0.03	0.1	1.9	1.13	120.3	53	0.7	0	86

续表

序号	名　称	可食部分/%	能量/kcal	水分/(g/100 g)	蛋白质/(g/100 g)	脂肪/(g/100 g)	膳食纤维/(g/100 g)	碳水化合物/(g/100 g)	维生素A/(μgRE/100 g)	维生素B₁/(mg/100 g)	维生素B₂/(mg/100 g)	烟酸/(mg/100 g)	维生素E/(mg/100 g)	钠/(mg/100 g)	钙/(mg/100 g)	铁/(mg/100 g)	维生素C/(mg/100 g)	胆固醇/(mg/100 g)
395	带鱼(白带鱼,刀鱼)	76	127	73.3	17.7	4.9	0	3.1	29	0.02	0.06	2.8	0.82	150.1	28	1.2	0	76
396	大麻哈鱼(大马哈鱼)	72	143	74.1	17.2	8.6	0	0	45	0.07	0.18	4.4	0.78	0	13	0.3	0	101
397	鳜鱼(桂鱼)	61	117	74.5	19.9	4.2	0	0	12	0.02	0.07	5.9	0.87	68.6	63	1	0	124
398	海鲫鱼(九九鱼)	60	206	64.3	17	13.7	0	3.6	0	0.02	0.02	4.3	1.06	15.8	69	1.9	0	70
399	黄鳝(鳝鱼)	67	89	78	18	1.4	0	1.2	50	0.06	0.98	3.7	1.34	70.2	42	2.5	0	126
400	鲋鱼(喜头鱼,海鲋鱼)	54	108	75.4	17.1	2.7	0	3.8	17	0.04	0.09	2.5	0.68	41.2	79	1.3	0	130
401	鲢鱼(白鲢,胖子)	61	102	77.8	17.8	3.6	0	0	20	0.03	0.07	2.5	1.23	57.5	53	1.4	0	99
402	鲤鱼(鲤拐子)	54	109	76.7	17.6	4.1	0	0.5	25	0.03	0.09	2.7	1.27	53.7	50	1	0	84
403	罗非鱼	55	98	76	18.4	1.5	0	2.8	0	0.11	0.17	3.3	1.91	19.8	12	0.9	0	78
404	鲈鱼(鲈花)	58	100	77.7	18.6	3.4	—	0	19	0.03	0.17	3.1	0.75	144.1	138	2	0	86
405	鳗鲡(鳗鱼,河鳗)	84	181	67.1	18.6	10.8	0	2.3	14	0.02	0.02	3.8	3.6	58.8	42	1.5	0	177
406	泥鳅	60	96	76.6	17.9	2	0	1.7	42	0.1	0.33	6.2	0.79	74.8	299	2.9	0	136
407	鲆(片口鱼,比目鱼)	68	105	75.9	20.8	3.2	0	0		0.11	0	4.5	0.5	66.7	55	1	0	0
408	青鱼	63	116	73.9	20.1	4.2	0	0.2	42	0.03	0.07	2.9	0.81	47.4	31	0.9	0	108
409	小黄鱼(小黄花鱼)	63	99	77.9	17.9	3	0	0.1		0.04	0.04	2.3	1.19	103	78	0.9	0	74

续表

序号	名 称	可食部分/%	能量/kcal	水分/(g/100 g)	蛋白质/(g/100 g)	脂肪/(g/100 g)	膳食纤维/(g/100 g)	碳水化合物/(g/100 g)	维生素A/(μgRE/100 g)	维生素B₁/(mg/100 g)	维生素B₂/(mg/100 g)	烟酸/(mg/100 g)	维生素E/(mg/100 g)	钠/(mg/100 g)	钙/(mg/100 g)	铁/(mg/100 g)	维生素C/(mg/100 g)	胆固醇/(mg/100 g)
410	鳕鱼（鳕狭，明太鱼）	45	88	77.4	20.4	0.5	0	0.5	14	0.04	0.13	2.7	0	130.3	42	0.5	0	114
411	银鱼（面条鱼）	100	119	76.2	17.2	5.6	0	0	0	0.03	0.05	0.2	1.86	8.6	46	0.9	0	361
412	鱼片干	100	303	20.2	46.1	3.4	0	22	0	0.11	0.39	5	0.88	2 321	106	4.4	0	307
413	鱼子酱（大麻哈鱼）	100	252	49.4	10.9	16.8	0	14.4	111	0.33	0.19	0.5	12.25	0	23	2.8	0	486
414	鳟鱼（红鳟鱼）	57	99	77	18.6	2.6	0	0.2	206	0.08	0	0	3.55	110	34	0	0	102
415	河虾	86	84	78.1	16.4	2.4	0	3.9	48	0.04	0.03	0	5.33	138.8	325	4	0	240
416	基围虾	60	101	75.2	18.2	1.4	0			0.02	0.07	2.9	1.69	172	83	2	0	181
417	龙虾	46	90	77.6	18.9	1.1	0	1	21	0	0.03	4.3	3.58	190	21	1.3	0	121
418	虾米（海米）	100	195	37.4	43.7	2.6	0		30	0.01	0.12	5	1.46	4 892	555	11	0	525
419	蟹（海蟹）	55	95	77.1	13.8	2.3	0	4.7	389	0.01	0.1	2.5	2.99	260	208	1.6	0	125
420	蟹（河蟹）	42	103	75.8	17.5	2.6	0	2.3		0.06	0.28	1.7	6.09	193.5	126	2.9	0	267
421	菜籽油	100	899	0.1	0	99.9	0			0	0	0	60.89	7	9	3.7	0	0
422	豆油	100	899	0.1	0	99.9	0			0	0	0	93.08	4.9	13	2	0	0
423	花生油	100	899	0.1	0	99.9	0			0	0	0	42.06	3.5	12	2.9	0	0
424	葵花籽油	100	899	0.1	0	99.9	0			0	0	0	54.6	2.8	2	1	0	0
425	辣椒油	100	900	0	0	100	0			0	0	0	87.24	0		0	0	0
426	棉籽油	100	899	0.1	0	99.8	0	0.1		0	0	0	86.45	4.5	17	0	0	0
427	牛油	100	835	6.2	0	92	0	1.8	54	0	0	0		9.4	9	3	0	0
428	色拉油	100	898	0.2	0	99.8	0			0	0	0	24.01	5.1	18	1.7	0	0

续表

序号	名称	可食部分/%	能量/kcal	水分/(g/100 g)	蛋白质/(g/100 g)	脂肪/(g/100 g)	膳食纤维/(g/100 g)	碳水化合物/(g/100 g)	维生素A/(μgRE/100 g)	维生素B₁/(mg/100 g)	维生素B₂/(mg/100 g)	烟酸/(mg/100 g)	维生素E/(mg/100 g)	钠/(mg/100 g)	钙/(mg/100 g)	铁/(mg/100 g)	维生素C/(mg/100 g)	胆固醇/(mg/100 g)
429	玉米油	100	895	0.2	0	99.2	0	0.5	0	0	0	0	51.94	1.4	1	1.4	0	0
430	芝麻油(香油)	100	898	0.1	0	99.7	0	0.2	0	0	0	0	68.53	1.1	9	2.2	0	0
431	猪油(大油)	100	897	0.2	0	99.6	0	0.2	27	0.02	0.03	0	5.21	0	0	0	0	93
432	棕榈油	100	900	0	0	100	0	0	0	0	0	0	15.24	1.3	0	3.1	0	0
433	白砂糖	100	400	0	0	0	0	99.9	0	0	0	0	0	0.4	20	0.6	0	0
434	白糖(绵白糖)	100	396	0.9	0.1	0	0	98.9	0	0	0	0.2	0	2	6	0.2	0	0
435	冰糖	100	397	0.6	0	0	0	99.3	0	0	0.03	0	0	2.7	23	1.4	0	0
436	蜂蜜	100	321	22	0.4	1.9	0	75.6	0	0	0.05	0.1	0	0.3	4	1	3	0
437	红糖	100	389	1.9	0.7	0	0	96.6	0	0.01	0.08	0.3	0	18.3	157	2.2	0	0
438	巧克力	100	586	1	4.3	40.1	1.5	51.9	0	0.06	0.08	1.4	1.62	111.8	111	1.7	0	0
439	淀粉(蚕豆,大豆淀粉)	100	341	14.1	0.5	0	0.5	84.8	0	0.04	0	0	0	18.2	36	2.3	0	0
440	淀粉(玉米)	100	345	13.5	1.2	0.1	0.1	84.9	0	0.03	0.04	1.1	0	6.3	18	4	0	0
441	粉皮	100	64	84.3	0.2	0.3	0	15	0	0.03	0.01	0	0	3.9	5	0.5	0	0
442	粉丝	100	335	15	0.8	0.2	1.1	82.6	0	0.03	0.02	0.4	0	9.3	31	6.4	0	0
443	粉条	100	337	14.3	0.5	0.1	0.6	83.6	0	0.01	0	0.1	0	9.6	35	5.2	0	0
444	凉粉	100	37	90.5	0.2	0.3	0.6	8.3	0	0.02	0.01	0.2	0	2.8	9	1.3	0	0
445	醋	100	31	90.6	2.1	0.3	0	4.9	0	0.03	0.05	1.4	0	262.1	17	6	0	0
446	豆瓣酱	100	178	46.6	13.6	6.8	1.5	15.6	0	0.11	0.46	2.4	0.57	6 012	53	16.4	0	0
447	豆豉(五香)	100	244	22.7	24.1	0	5.9	36.8	0	0.02	0.09	0.6	40.69	263.8	29	3.7	0	0
448	黄酱(大酱)	100	131	50.6	12.1	1.2	3.4	17.9	13	0.05	0.28	2.4	14.12	3 606	70	7	0	0

续表

序号	名称	可食部分/%	能量/kcal	水分/(g/100 g)	蛋白质/(g/100 g)	脂肪/(g/100 g)	膳食纤维/(g/100 g)	碳水化合物/(g/100 g)	维生素A/(μgRE/100 g)	维生素B_1/(mg/100 g)	维生素B_2/(mg/100 g)	烟酸/(mg/100 g)	维生素E/(mg/100 g)	钠/(mg/100 g)	钙/(mg/100 g)	铁/(mg/100 g)	维生素C/(mg/100 g)	胆固醇/(mg/100 g)
449	花生酱	100	594	0.5	6.9	53	3	22.3	0	0.01	0.15	2	2.09	2 340	67	7.2	0	0
450	酱油	100	63	67.3	5.6	0.1	0.2	9.9	0	0.05	0.13	1.7	0	5 757	66	8.6	0	0
451	芥末	100	476	7.2	23.6	29.9	7.2	28.1	32	0.17	0.38	4.83	9.83	7.8	656	17.2	0	0
452	韭菜花（腌）	100	15	79	1.3	0.3	1	1.8	28	0.04	0.06	0.7	0.25	5 184	76	5.3	0	0
453	辣酱（豆瓣辣酱）	100	59	64.5	3.6	2.4	7.2	5.7	417	0.02	0.2	1.5	13.62	1 269	207	5.3	0	0
454	辣酱（郫县辣酱）	100	89	51.4	4	1	8.88	15.9	173	0.04	0.22	2.1	8.33	5 658	106	11.8	0	0
455	辣酱（蒜蓉）	100	88	59.2	4.8	0.6	3.7	15.9	162	0.03	0.1	0.9	16.28	3 236	71	11	0	0
456	甜面酱	100	136	53.9	5.5	0.6	1.4	27.1	5	0.03	0.14	2	2.16	2 097	29	3.6	0	0
457	味精	100	268	0.2	40.1	0.2	0	26.5	0	0.08	0	0.3	0	21 053	100	1.2	0	0
458	盐	100	0	0.1	0	0	0	0	0	0	0	0	0	25 127	22	1	0	0
459	芝麻酱	100	618	0.3	19.2	52.7	5.9	16.8	17	0.16	0.22	5.8	35.09	0	1 170	9.8	0	0
460	蚕蛹	100	230	57.5	21.5	13	0	6.7	0	0.07	2.23	2.2	9.89	140.2	81	2.6	0	155
461	甲鱼	70	118	75	17.8	4.3	0	2.1	139	0.07	0.14	3.3	1.88	96.9	70	2.8	0	101
462	芝麻（白）	100	517	5.3	18.4	39.6	9.8	21.7	0	0.36	0.26	3.8	38.28	32.2	620	14.1	0	0
463	芝麻（黑）	100	531	5.7	19.1	46.1	14	10	0	0.66	0.25	5.9	50.4	8.3	780	22.7	0	0
464	二锅头（58度）		352	0	0	0	0	0	0	0.05			0	0.5	1	0.1	0	0
465	白葡萄酒（11度）	100	62	0	0.1	0	0	0	0	0.01			0	2.8	23	0.2	0	0
466	红葡萄酒（11.6度）	100	65	0	0.1	0	0	0	0		0.08		0	0.7	0	0.1	0	0
467	黄酒（状元红）	100	0	0	1.3	0	0	0	0	0.01	0.1		0	1.7	17	0.1	0	0
468	黄酒（加饭）	100	0	0	1.6	0	0	0	0	0.01			0	1.5	12	0.1	0	0
469	啤酒（5.5度）	100	31	0	0	0	0	0	0	0	0.05	1.2	0	8.3	4	0.1	0	0

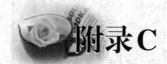

附录C

餐饮服务单位食品安全管理人员
培训管理办法

第一条 为加强和规范餐饮服务单位食品安全管理人员管理，提高餐饮服务单位食品安全管理能力和水平，根据《食品安全法》、《食品安全法实施条例》和《餐饮服务许可管理办法》、《餐饮服务食品安全监督管理办法》等规定，制定本办法。

第二条 餐饮服务单位食品安全管理人员的培训和考核，适用本办法。

第三条 餐饮服务单位食品安全管理人员（以下简称"餐饮安全管理人员"），是指餐饮服务单位法定代表人（负责人）或者协助法定代表人（负责人）负责餐饮服务食品安全具体管理工作的人员。

第四条 国家食品药品监督管理局负责全国餐饮安全管理人员培训、考核等管理工作。

地方各级食品药品监督管理部门负责本行政区域内餐饮安全管理人员培训、考核等管理工作。

第五条 餐饮安全管理人员主要承担以下管理职责：

（一）餐饮服务单位食品、食品添加剂、食品相关产品采购索证索票、进货查验和采购记录管理；

（二）餐饮服务单位场所环境卫生管理；

（三）餐饮服务单位食品加工制作设施设备清洗消毒管理；

（四）餐饮服务单位人员健康状况管理；

（五）餐饮服务单位加工制作食品管理；

（六）餐饮服务单位食品添加剂储存、使用管理；

（七）餐饮服务单位餐厨垃圾处理管理；

（八）有关法律、法规、规章、规范性文件确定的其他餐饮服务食品安全管理。

第六条 餐饮安全管理人员原则上每年应接受不少于40小时的餐饮服务食品安全集中培训。

第七条 餐饮服务食品安全培训的内容主要包括：

（一）与餐饮服务有关的食品安全法律、法规、规章、规范性文件、标准；

（二）餐饮服务食品安全基本知识；

（三）餐饮服务食品安全管理技能；

（四）食品安全事故应急处置知识；

（五）其他需要培训的内容。

第八条 国家食品药品监督管理局负责制定全国餐饮安全管理人员培训大纲。

第九条 餐饮安全管理人员完成培训后，应参加食品药品监督管理部门组织的考核。

第十条 餐饮安全管理人员在从事相关食品安全管理工作前，应取得餐饮服务食品安全培训合格证明。

第十一条 餐饮安全管理人员考核成绩合格的，由考核部门发给培训合格证明。培训合格证明有效期3年，样式由各省、自治区、直辖市食品药品监督管理部门规定。

第十二条 餐饮安全管理人员培训机构、培训方式以及考核机关由各省、自治区、直辖市食品药品监督管理部门确定。

鼓励有条件的地区开展计算机网络在线培训和考核。

第十三条 食品药品监督管理部门建立餐饮安全管理人员培训档案，详细记录培训情况。培训档案建立和记录情况纳入餐饮服务单位食品安全信用档案管理。

第十四条 申请人申请《餐饮服务许可证》时，应提交餐饮安全管理人员有效培训合格证明。

第十五条 食品药品监督管理部门应加强对餐饮安全管理人员培训和考核工作的监督检查。重点检查以下内容：

（一）餐饮服务单位配备食品安全管理人员情况；

（二）餐饮安全管理人员持有培训合格证明情况；

（三）餐饮安全管理人员培训及考核情况；

（四）其他需要检查的内容。

第十六条 食品药品监督管理部门应严格规范餐饮安全管理人员培训和考核工作。考核不得收费。

第十七条 各省、自治区、直辖市食品药品监督管理部门可以根据本办法的规定，结合本地实际情况，制定本行政区域内餐饮服务单位食品安全管理人员管理实施细则。

第十八条 餐饮服务单位其他从业人员的培训和考核管理由各省、自治区、直辖市食品药品监督管理部门规定。

第十九条 本办法由国家食品药品监督管理局负责解释。

第二十条 本办法自2011年7月1日起实施。

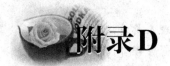

附录 D

餐具、饮具集中消毒服务单位
卫生监督工作规范

第一条 为加强和规范对餐具、饮具集中消毒服务单位的卫生监督检查工作，督促餐具、饮具集中消毒服务单位落实主体责任，根据《中华人民共和国食品安全法》（以下简称《食品安全法》），制定本规范。

第二条 卫生计生行政部门依法对餐具、饮具集中消毒服务单位实施监督检查时，适用本规范。

第三条 监督检查应当遵循客观公正、公开透明、程序合法、规范高效的原则。

第四条 对餐具、饮具集中消毒服务单位的监督检查内容：

（一）作业场所；

（二）清洗消毒设备或者设施；

（三）生产用水和使用的洗涤剂、消毒剂；

（四）餐具、饮具的出厂检验；

（五）餐具、饮具的包装标识。

第五条 卫生计生行政部门应当督促餐具、饮具集中消毒服务单位建立自查制度、落实生产过程质量控制措施，提高餐具、饮具集中消毒服务单位卫生安全管理水平。

第六条 卫生计生行政部门对餐具、饮具集中消毒服务单位履行监督检查职责时有权采取下列措施：

（一）查阅有关资料；

（二）询问有关情况；

（三）核查生产经营情况；

（四）开展抽样检验。

第七条 市、县级卫生计生行政部门应当按照《餐具、饮具集中消毒服务单位卫生监督检查表》（见附表），对本行政区域的餐具、饮具集中消毒服务单位每年至少开展1次覆盖全项目的检查，对发现问题的，应当责令被检查单位进行整改，并对整改落实情况跟踪监督检查。省级卫生计生行政部门应当制定本行政区域餐具、饮具集中消毒服务单位年度随机抽查计划。

第八条 餐具、饮具集中消毒服务单位违反《食品安全法》规定用水，使用洗涤剂、消毒剂，或者出厂的餐具、饮具未按规定检验合格并随附消毒合格证明，或者未按规定在独立包装上标注相关内容的，依照《食品安全法》第一百二十六条的规定给予处罚。

  第九条 餐具、饮具集中消毒服务单位拒绝、阻挠、干涉卫生计生行政部门及其工作人员依法开展监督检查的，依照《食品安全法》第一百三十三条的规定给予处罚。

  第十条 卫生计生行政部门在抽样检验中发现餐具、饮具检验不合格的，应当向当地餐饮服务监管部门通报，向社会公布。

  第十一条 卫生计生行政部门应当公布投诉举报联系方式，接到投诉举报时应当及时答复、核实、处理。

  第十二条 本规范自发布之日起施行。原卫生部2010年5月11日发布的《餐饮具集中消毒单位卫生监督规范（试行）》同时废止。

  附表：餐具、饮具集中消毒服务单位卫生监督检查表（略）

课后练习题参考答案

第一章

一、单项选择题

1. A 2. B 3. B 4. C 5. A 6. B 7. C 8. A 9. A 10. A

二、多项选择题

1. ABC 2. ACD 3. ABCD 4. AB 5. CE 6. ACD 7. BCD 8. ABC 9. ABCD 10. ABDE

三、判断题

1. × 2. √ 3. √ 4. × 5. × 6. × 7. × 8. × 9. × 10. ×

第二章

一、单项选择题

1. B 2. D 3. A 4. A 5. C 6. D 7. C 8. B 9. C 10. A

二、多项选择题

1. BCD 2. ABCD 3. ABCD 4. ABC 5. ABC

三、判断题

1. × 2. √ 3. √ 4. √ 5. ×

第三章

一、单项选择题

1. B 2. B 3. A 4. C 5. C 6. B 7. B 8. D 9. C 10. D

二、多项选择题

1. ABCD 2. ABC 3. ABCD 4. BCD 5. ABC 6. BCDE 7. ABD 8. ABCD 9. ABCDE 10. ABC

三、判断题

1. √ 2. × 3. × 4. √ 5. √ 6. √ 7. √ 8. √ 9. √ 10. ×

第四章

一、单项选择题

1. A 2. A 3. D 4. A 5. C

二、多项选择题

1. ABCDE 2. ACD 3. ABCD 4. ABD 5. ABCD 6. ACD 7. ABC

第五章

一、单项选择题

1. D 2. D 3. C 4. D 5. A 6. E

二、多项选择题

1. BCD 2. ABCD 3. ABC 4. ABC 5. ABCD

三、判断题

1. √ 2. √ 3. √ 4. × 5. ×

第六章

一、单项选择题

1. A 2. C 3. A 4. C 5. A 6. C 7. D 8. D 9. A 10. C

二、多项选择题

1. AB 2. ABC 3. ABCD 4. AD 5. ABC 6. ABCD 7. ABC 8. ABDE 9. ABC

三、判断题

1. × 2. √ 3. √ 4. × 5. × 6. × 7. √ 8. √ 9. √ 10. ×

参 考 文 献

[1] 杨月欣.营养配餐和膳食评价实用指导营养师必读.北京:人民卫生出版社,2008.

[2] 葛可佑.中国营养科学全书.北京:人民卫生出版社,2004.

[3] 杨月欣.中国食物成分表:2002.北京:北京大学医学出版社,2002.

[4] 杨月欣.中国食物成分表:2004.北京:北京大学医学出版社,2005.

[5] 中国营养学会.中国居民膳食指南:2016.北京:人民卫生出版社,2016.

[6] 徐丽.配餐顾问.厦门:鹭江出版社,2000.

[7] 陈觉,何贤满.餐饮管理经典参考资料及点评.沈阳:辽宁科学技术出版社,2003.

[8] 沈立荣.关注身边的食品安全.北京:中国轻工业出版社,2007.

[9] 孙远明.食品营养学.北京:科学出版社,2006.

[10] 孙魁.食品安全健康咨询.北京:中国林业出版社,2004.

[11] 杨明铎.餐饮概论.北京:科学出版社,2008.

[12] 林长青.餐饮饭店六常管理.北京:经济管理出版社,2007.

[13] 赵霖.营养配餐员.北京:中国劳动社会保障出版社,2005.

[14] 谢敏强,顾振华.食品和化妆品安全监管工作指南.上海:上海科学技术出版社,2009.

[15] 王尔茂.食品营养与卫生.北京:中国轻工业出版社,2006.

[16] 任盈盈.食品安全调查.北京:东方出版社,2004.

[17] 赵涛.酒店规范化管理全书.北京:电子工业出版社,2007.

[18] 高宣亮,秦洁贞.食物药物毒物.北京:人民卫生出版社,1998.

[19] 王红梅.营养与食品卫生学.上海:上海交通大学出版社,2005.

[20] 刘志皋.食品营养学.北京:中国轻工业出版社,2006.

[21] 劳动和社会保障部.中式烹调师.北京:中国劳动社会保障出版社,2001.

[22] 卢亚萍.现代酒店营养配餐.哈尔滨:哈尔滨工业大学出版社,2009.

[23] 张怀玉,蒋建基.烹饪营养与卫生.北京:高等教育出版社,2008.

[24] DeFRANCO A,ABBOTT J,王向宁.酒宴管理.北京:清华大学出版社,2006.

[25] 杨继远,袁仲.食品污染的危害及其防治措施.农产品加工学刊,2008(7).